THÉRAPEUTIQUE

DES MALADIES

DE L'ESTOMAC

THÉRAPEUTIQUE

DES MALADIES

DE L'ESTOMAC

PAR LE Dr Albert MATHIEU

Médecin des Hôpitaux de Paris
(Hôpital Andral)

Troisième édition revue et corrigée

PARIS
OCTAVE DOIN, ÉDITEUR
8, PLACE DE L'ODÉON, 8

1898

BIBLIOTHÈQUE
DE
THÉRAPEUTIQUE MÉDICALE
ET CHIRURGICALE

PUBLIÉE SOUS LA DIRECTION DE MM.

DUJARDIN-BEAUMETZ	O. TERRILLON
Membre de l'Académie de Médecine Médecin de l'Hôpital Cochin etc.	Professeur agrégé à la Faculté de Médecine de Paris Chirurgien de la Salpêtrière

PARTIE MÉDICALE

Art de formuler. 1 vol. 2ᵉ édit., par DUJARDIN-BEAUMETZ.

Thérapeutique des maladies du cœur et de l'aorte. 1 volume, par E. BARIÉ, médecin de l'hôpital Tenon.

Thérapeutique des maladies des organes respiratoires. 1 volume, par H. BARTH, médecin de l'hôpital Broussais. 2ᵉ édition.

Thérapeutique de la tuberculose. 1 volume, par H. BARTH, médecin de l'hôpital Broussais.

Thérapeutique des maladies de l'estomac. 1 volume, 3ᵉ *édition*, par A. MATHIEU, médecin des hôpitaux.

Thérapeutique des maladies de l'intestin, 1 volume, 2ᵉ *édition*, par A. MATHIEU.

Thérapeutique des maladies du foie. 1 volume, par L. GALLIARD, médecin des hôpitaux.

Thérapeutique des maladies de la peau. 2 volumes, par G. THIBIERGE, médecin des hôpitaux.

Thérapeutique des maladies du rein. 2 volumes, par E. GAUCHER, médecin de l'hôpital Saint-Antoine, agrégé à la Faculté, et E. GALLOIS, chef de clinique de la Faculté de Médecine.

Thérapeutique du rhumatisme et de la goutte. 1 volume, par W. ŒTTINGER, médecin des hôpitaux.

Thérapeutique de la fièvre typhoïde. 1 vol., par P. LE GENDRE, médecin des hôpitaux.

Thérapeutique des maladies vénériennes. 1 volume, par F. Balzer, médecin de l'hôpital du Midi.

Thérapeutique du diabète. 1 volume, par L. Dreyfus-Brisac, médecin de l'hôpital Tenon.

Thérapeutique des névroses. 1 volume, par P. Oulmont, médecin de l'hôpital Laënnec.

Thérapeutique infantile. 2 volumes, par A. Josias, médecin de l'hôpital Trousseau.

Prophylaxie des maladies infectieuses. 2 volumes, par A. Chantemesse, médecin des hôpitaux, agrégé à la Faculté, et M. Besançon.

Thérapeutique des maladies infectieuses. 1 volume, par A. Chantemesse, médecin des hôpitaux, agrégé à la Faculté, et M. Besançon.

Thérapeutique des maladies des fosses nasales, des sinus et du pharynx nasal. 2 volumes, par M. Lermoyez, médecin des hôpitaux.

Thérapeutique des maladies du pharynx et du larynx. 1 volume, par M. Lermoyez.

Thérapeutique des maladies de l'oreille, par M. Lermoyez et M. Boullay. 1 vol.

PARTIE CHIRURGICALE

Asepsie et Antisepsie chirurgicales. 1 volume, par O. Terrillon et H. Chaput, chirurgiens des hôpitaux.

Thérapeutique chirurgicale des maladies du crâne, 1 volume, par P. Sebileau, agrégé à la Faculté de Paris.

Thérapeutique chirurgicale des maladies du rachis. 1 volume, par P. Sebileau, agrégé à la Faculté de Paris.

Thérapeutique oculaire. 1 vol., par F. Brun, agrégé à la Faculté, chirurgien de Bicêtre.

Thérapeutique chirurgicale des maladies de la poitrine. 1 volume, par Ch. Walther, chirurgien des hôpitaux.

Thérapeutique chirurgicale des maladies de l'estomac et du foie. 1 volume, par H. Chaput, chirurgien des hôpitaux.

Thérapeutique chirurgicale de l'intestin et du rectum. 1 volume, par H. Chaput, chirurgien des hôpitaux.

Thérapeutique chirurgicale de l'urètre et de la prostate. 1 volume, par J. Albarran, agrégé à la Faculté de Paris.

Thérapeutique chirurgicale de la vessie et du rein. 1 volume, par J. Albarran, agrégé à la Faculté de Paris.

Thérapeutique obstétricale. 1 volume, par A. Auvard, accoucheur des hôpitaux.

Thérapeutique gynécologique. 1 volume, par A. Auvard, accoucheur des hôpitaux.

Thérapeutique chirurgicale des maladies des articulations, muscles, tendons et synoviales tendineuses. 2 volumes avec 165 figures, par L. Picqué, chirurgien des hôpitaux, et P. Mauclaire, ancien prosecteur de la Faculté.

Thérapeutique chirurgicale post-opératoire, par E. Rochard, chirurgien de hôpitaux.

LA COLLECTION SERA COMPLÈTE EN 40 VOLUMES

Tous les volumes sont publiés dans le format in-18 jésus; ils sont reliés en peau pleine et comportent chacun de 200 à 400 pages avec figures.

Prix de chaque volume indistinctement : **4 fr.**
Tous les ouvrages se vendent séparément.

VOLUMES PARUS LE 1er MAI 1898 :

Dujardin-Beaumetz : Art de formuler. (2ᵉ édit.)
H. Barth : Organes respiratoires. (2ᵉ édit.)
H. Barth : Tuberculose.
A. Mathieu : Estomac. (3ᵉ édit.)
A. Mathieu : Intestin. (2ᵉ édit.)
L. Dreyfus-Brisac : Diabète.
P. Oulmont : Névroses.
F. Barié : Cœur et Aorte.
F. Balzer : Maladies vénériennes.
P. Le Gendre : Fièvre typhoïde.
E. Gaucher et P. Gallois : Rein. 2 vol.
G. Thibierge : Peau. 2 vol.
L. Galliard : Foie.

W. Œttinger : Rhumatisme et Goutte.
M. Lermoyez : Fosses nasales, Sinus et Pharynx nasal. 2 vol.
A. Josias : Thérapeutique infantile. 2 vol.
Terrillon et Chaput : Asepsie et Antisepsie chirurgicales
A. Auvard : Thérapeutique obstétricale.
A. Auvard : Thérapeutique gynécologique. 1 vol.
Chaput : Intestin, Rectum et Péritoine.
Picqué et Mauclaire : Articulations, muscles, etc. 2 vol.
P. Sebileau : Crâne.

PRÉFACE

DE LA DEUXIÈME ÉDITION

L'accueil favorable que le public médical a fait à cet ouvrage nous amène à en faire une seconde édition.

Cette fois, il comprendra deux volumes : le premier consacré au traitement des maladies de l'estomac, le second au traitement des maladies de l'intestin. C'est là une division artificielle ; car, du cardia à l'extrémité inférieure du gros intestin, le tube digestif ne constitue qu'un seul appareil : le pylore y marque une séparation beaucoup plus anatomique que physiologique. L'estomac commence la digestion, l'intestin la termine ; à la rigueur, il peut faire la besogne tout entière. En tout cas, il supplée souvent l'estomac.

Très souvent les troubles fonctionnels de la dyspepsie portent sur le segment intestinal aussi bien que sur le segment gastrique. La viciation de l'action de l'un retentit souvent sur l'action de l'autre ; nos deux volumes devront donc se compléter et il sera souvent besoin de renvoyer de l'un à l'autre.

La séparation en deux volumes a été rendue nécessaire par les remaniements et l'accroissement qu'a subis notre texte primitif. Presque tous les chapitres ont été revus, corrigés et mis au courant; des chapitres complètement nouveaux ont été ajoutés. Le traitement des maladies de l'intestin, un peu sacrifié dans la première édition, recevra, dans la seconde, des développements plus étendus.

Nous avons cependant conservé dans son ensemble le même plan d'exposition; il repose essentiellement sur la séméiologie et la physiologie pathologique. En regard des grands complexus physiologiques et séméiologiques, nous avons placé les médications correspondantes.

Les lésions anatomiques se trouvent ainsi très volontairement laissées à l'arrière-plan. C'est que la thérapeutique se base beaucoup plus sur la physiologie que sur l'anatomie pathologique. Sauf lorsqu'elles comportent un traitement spécifique, ce qui est malheureusement exceptionnel dans l'état actuel de la science, la connaissance des lésions donne des indications beaucoup plus pour le pronostic que pour le traitement.

Novembre 1894.

PRÉFACE

DE LA TROISIÈME ÉDITION

Sous l'influence des nombreux travaux publiés de divers côtés et des faits que nous avons nous-mêmes observés, notre façon de comprendre et de traiter les maladies de l'estomac a subi de très appréciables modifications. Amené à préparer une troisième édition de ce volume, nous avons dû lui faire subir d'importantes corrections : nous en avons écrit à nouveau complètement près de la moitié.

Nous n'avons nullement la prétention, malgré l'importance de ces remaniements, de publier une œuvre définitive. La pathologie et la thérapeutique de l'estomac sont en pleine évolution, elles sont très loin encore d'être définitivement fixées. En attendant, les malades réclament nos soins : que peut-on faire avec le moins de chance de leur nuire et le plus de chance de leur être utile dans l'état actuel de la science ? Voilà ce que nous avons eu l'intention de dire le plus clairement possible, en exposant les règles de notre pratique personnelle. On nous permettra de faire remarquer que, dans notre doctrine qui repose exclusivement sur la séméiologie et la physiologie pathologiques, rien ne s'oppose à ce que nous acceptions, sans aucun embarras, les nouvelles acquisitions pathologiques ou thérapeutiques. Elle est assez élastique pour enregistrer tous les progrès d'où qu'ils viennent.

Paris, le 9 mai 1898.

THÉRAPEUTIQUE

DES

MALADIES DE L'ESTOMAC

PREMIÈRE PARTIE

TECHNIQUE SÉMÉIOLOGIQUE

Nous ne pouvons guère nous dispenser de placer, au début de ce travail, un exposé sommaire de la technique à suivre dans l'examen séméiologique du tube digestif et de son fonctionnement. De réels progrès ont été accomplis à ce point de vue depuis quelques années, et, bien que ce que l'on sait soit peu de chose auprès de ce qu'on ignore, bien que les perfectionnements apportés ne concernent guère que l'estomac, il est certain cependant que des faits nouveaux ont été acquis d'une importance véritable au point de vue de l'étude des formes et du traitement de la dyspepsie.

La dyspepsie et ses formes cliniques ne peuvent se comprendre et se diagnostiquer, à l'heure actuelle, sans la connaissance de ces procédés nouveaux d'examen.

Nous ne voulons pas passer en revue ici, exposer et critiquer successivement les divers procédés d'examen chimique du suc gastrique proposés par les divers auteurs. Nous nous contenterons de faire connaître, le plus clairement et le plus brièvement possible, celles de ces méthodes qui ont le plus d'importance, celles surtout qui peuvent rendre le plus de services en clinique. Nous insisterons d'une façon toute particulière sur la description des procédés d'étude qu'une pratique personnelle déjà relativement longue nous a fait préférer.

Cette étude séméiologique se divise naturellement de la façon suivante :

I. — Exploration extérieure.
II. — Exploration intérieure et étude chimique de la digestion gastrique.
III. — Etude des excreta.

I. Exploration extérieure. — Nous insisterons peu sur cette exploration extérieure, désirant appeler surtout l'attention sur quelques points particuliers.

La simple *inspection* de l'abdomen peut déjà fournir des renseignements d'une certaine valeur. On peut constater le degré plus ou moins marqué de *ballonnement* et sa répartition. Le ballonnement peut être prédominant dans la région de l'estomac, ou bien uniformément réparti sur l'abdomen.

Quelquefois on aperçoit, à travers les parois abdominales amincies et distendues, des contractions exagérées, soit de l'estomac, soit de l'intestin ; c'est un fait sur lequel Kussmaul a particulièrement insisté. Ces contractions excessives peuvent être purement nerveuses ou trahir à l'extérieur l'effort que fait le tube digestif pour lutter contre un obstacle, un rétrécissement de son calibre, le rétrécissement du pylore, par exemple.

La simple inspection fournira encore des données sur le plus ou moins de relâchement des parois du ventre. Lorsqu'elles sont lâches et flaccides, le ventre s'étale en quelque sorte latéralement vers les flancs dans le décubitus dorsal ; il tombe en bas et en avant à la façon d'un sac inerte et demi-plein, dans la station debout. Cela se rencontre surtout chez les personnes obèses après un amaigrissement prononcé et chez les femmes après des accouchements répétés. C'est le signe principal de l'*entéroptose* dont il a été si souvent question depuis les travaux de Fr. Glénard. Cette chute du ventre a une réelle valeur dans les conditions particulières que nous venons de spécifier : elle appelle l'ordonnance d'une ceinture abdominale, dont le port, sans suffire à leur guérison, sera cependant très utile aux malades.

La *palpation*, la *percussion* et la *succussion* fournissent au diagnostic des données plus importantes.

Par la palpation, on recherchera les *tumeurs vraies* et les *fausses tumeurs* et, en particulier, les *scybales*, si souvent prises pour des néoplasmes chez les individus constipés et surtout chez les vieillards. Par elle encore, on recherchera les empâtements, les tuméfactions, les points douloureux ; inutile d'insister sur ces généralités. Chapowsky recommande, dans les cas difficiles, de pratiquer la palpation de l'abdomen dans un bain chaud : on obtient un relâchement des muscles qui favorise beaucoup l'exploration (1).

Le rein déplacé, mobile ou réellement flottant, devra être systématiquement recherché chez tous les dyspeptiques nerveux et surtout chez les femmes; on sait qu'il est beaucoup plus fréquent à droite qu'à gauche.

Arrêtons-nous un peu plus sur la *percussion* qui réclame quelques précautions particulières lorsqu'elle s'applique à l'étude de la dyspepsie gastro-intestinale.

Tout d'abord, la percussion de l'estomac. Voici comment nous conseillons de la pratiquer. Le malade sera couché, le ventre découvert, les parois abdominales aussi relâchées que possible. Il faut d'abord percuter de haut en bas, en suivant la ligne mamelonnaire, du poumon vers l'estomac. Il est facile ainsi de déterminer la limite supérieure de l'estomac. Cette limite, on la trouvera souvent élevée d'une façon anormale dans des cas d'atonie gastro-intestinale et de dyspepsie flatulente, suivant la très juste remarque de Malibran. En percutant l'espace semi-lunaire, on se met alors nettement dans l'oreille la sonorité spéciale de l'estomac dans chacun des cas particuliers, et cette sonorité, par son timbre et sa tonalité, donne souvent déjà une idée très nette de la capacité et du degré de distension de la poche stomacale. Pour déterminer sa limite inférieure, il faut percuter en sens inverse, du flanc ou même de la fosse iliaque vers l'estomac. Comme on a dans l'oreille la sonorité de celui-ci,

---

(1) *Wien. med. Wochensch.*, 1896, n° 22.

il est quelquefois aisé de discerner nettement le moment et l'endroit où cesse la sonorité intestinale pour reparaître la sonorité gastrique. On peut, pour rendre cette recherche plus facile, distendre l'estomac en introduisant dans sa cavité du bicarbonate de soude, puis une solution d'acide tartrique, ou en y insufflant de l'air atmosphérique.

La percussion ne suffit pas toujours à reconnaître la limite inférieure de l'estomac; cette limite, on peut quelquefois la déterminer par la *succussion*.

Il faut distinguer deux variétés de succussion de l'estomac : la *succussion digitale* et la succussion totale, que l'on peut appeler, par comparaison, la *succussion hippocratique*.

La *succussion digitale* a pris une importance considérable depuis les travaux de Bouchard et de ses élèves, sur la dilatation de l'estomac. On sait comment elle se pratique. Le malade étant couché les muscles abdominaux dans le relâchement, on imprime à la paroi de l'abdomen, aux environs d'une ligne allant de l'ombilic au rebord des fausses côtes à gauche, à l'aide des extrémités digitales, une série de secousses rapides. Lorsqu'il existe une certaine quantité de liquide et de gaz dans l'estomac, on perçoit alors une sensation de clapotage, à l'existence et à la situation de laquelle Bouchard attribue une signification pathologique de premier ordre. Si cette sensation est perçue longtemps après le repas, et surtout le matin à jeun, elle indique l'existence d'un résidu non évacué, d'un liquide stagnant susceptible de devenir le siège de fermentations anormales. De ces fermentations résulterait la production de substances toxiques, cause d'une auto-intoxication à jet continu, et d'une sorte de diathèse acquise qui se traduirait par une grande variété de manifestations morbides.

On ne peut attribuer d'importance à ce signe que lorsqu'il se produit longtemps après le repas et *surtout le matin à jeun*, sans ingestion de liquide au moment même de l'exploration. La clef de voûte de la doctrine de l'auto-intoxication stomacale, c'est en effet la stase permanente de liquide dans l'estomac. et cette stase n'est démontrée que lorsqu'on peut prouver qu'il y a *réellement* et *spontanément* stagnation des liquides gastriques à jeun (Debove).

La *succussion hippocratique* donne une certitude plus grande. Elle détermine un bruit de flot dont il est en général facile de discerner, d'après son timbre, l'origine stomacale ou intestinale ; son timbre et sa tonalité donnent de plus une indication sur les dimensions de la cavité dans laquelle le flot se produit.

Si l'on s'astreint à ne diagnostiquer la dilatation de l'estomac avec stase permanente que par l'exploration pratiquée le matin à jeun, et surtout si l'on contrôle les résultats de cette exploration par le lavage de l'estomac, on arrive à restreindre singulièrement la proportion des vrais dilatés de l'estomac.

La dilatation avec stase permanente n'est pas du reste une unité pathologique ; c'est l'aboutissant commun d'états morbides différents. On peut y trouver les processus chimiques les plus opposés, l'hyperchlorhydrie aussi bien que l'hypochlorhydrie.

L' *exploration du gros intestin* se fait d'une façon générale d'après les mêmes principes que l'exploration de l'estomac, et, *mutatis mutandis*, l'on peut appliquer à celle-ci ce que nous avons dit de celle-là.

Pour favoriser l'exploration du côlon et la détermination de ses limites, on peut le distendre par des gaz. V. Ziemssen, qui a le premier conseillé cette manœuvre, introduisait dans le rectum d'abord une solution de bicarbonate de soude, puis une solution d'acide tartrique.

Il est plus simple d'introduire directement, soit de l'acide carbonique tout préparé, soit de l'air atmosphérique ; on a prétendu, il est vrai, qu'il valait mieux se servir de l'acide carbonique parce que l'excitation qu'exerce ce gaz sur la muqueuse amène l'occlusion de la valvure iléo-cœcale, tandis que l'air pénétrerait dans l'intestin grêle et distendrait sa partie inférieure.

En tout cas, pour faire l'insufflation du côlon, il faut le vider préalablement par un lavement évacuateur ; on introduit alors le plus profondément possible dans le rectum, soit une sonde uréthrale, soit une sonde œsophagienne en caoutchouc rouge. La sonde est mise en communication soit avec un appareil insufflateur *ad hoc*, soit avec un siphon d'eau de Seltz renversé, soit encore avec un réservoir renfermant de l'acide carbonique liquide. Cette insufflation doit se faire lentement, de façon à ne produire qu'une dilatation progressive, sans secousses et sans tension exagérée.

L'avantage de cette pratique est de permettre de mieux déterminer les limites du côlon, de le différencier de l'estomac, d'indiquer plus facilement quels sont ses rapports avec une tumeur abdominale, de savoir s'il est atteint de rétrécissement.

Ce procédé d'examen n'est guère usité en France, sans doute à cause de ses inconvénients possibles.

Simon a recommandé, dans un but analogue de diagnostic, d'injecter de l'eau par le rectum. A l'état normal, le malade étant placé dans la position génupectorale, on pourrait, par une sonde profondément enfoncée, introduire 2 à 5 litres d'eau ; en cas de rétrécissement de la partie inférieure du gros intestin, on ne pourrait faire pénétrer qu'une quantité d'eau beaucoup moins considérable.

Pour juger de la situation de certaines tumeurs abdominales, Minkowski a conseillé d'emplir le côlon d'eau, et l'estomac de gaz. On aurait ainsi deux points de repère importants.

II. Exploration intérieure et examen chimique de la digestion gastrique (1). — L'exploration intérieure de l'estomac se fait à l'aide du siphon élastique, l'usage de la pompe de Kussmaul ayant été complètement abandonné. Cette exploration permet de savoir comment se fait l'évacuation des aliments après le repas. C'est le procédé d'examen dû à Leube. Elle permet aussi d'extraire du liquide de l'estomac pendant la digestion et de l'étudier chimiquement. Cette étude du chimisme stomacal, inauguré en Allemagne il y a quelques années, a provoqué de nombreux travaux. Ce mouvement n'est pas terminé encore. Après avoir étudié le suc gastrique par des réactifs purement *qualitatifs*, on a proposé divers procédés d'examen *quantitatif*. Le meilleur est celui de Winter. Malheureusement, on n'a pas fait, pour l'exploration chimique de l'intestin en clinique, les mêmes progrès que pour l'estomac ; il en résulte que l'in-

(1) Nous laisserons de côté l'examen de l'estomac par l'éclairage de sa cavité à l'aide d'une petite lampe électrique montée sur une sonde œsophagienne : la gastrodiaphanie ne fait guère que confirmer les diagnostics certains, sans trancher les cas de diagnostic incertain.

certitude reste grande en ce qui concerne la digestion intestinale dans les diverses dyspepsies. Les anomalies de la digestion stomacale étant mieux connues, on tend à leur donner, en pathologie et en clinique, une importance exagérée. C'est une tendance contre laquelle il importe de réagir.

Il est malheureusement peu à espérer de voir bientôt se dissiper notre ignorance sur le processus digestif dans l'intestin chez les dyspeptiques de divers ordre, à cause des difficultés considérables que présente une étude de ce genre. L'analyse du contenu de l'intestin au cours de la digestion ne pouvant se faire comme celle du contenu stomacal, on ne peut qu'analyser les aliments à leur entrée, déterminer le chimisme gastrique et doser les excreta de divers ordres. Dans cette étude, l'analyse méthodique des matières fécales devrait tenir la première place. Malheureusement des recherches de ce genre réclament non seulement beaucoup de temps, une installation de laboratoire compliquée, mais aussi des connaissances de chimie pratique que des médecins ne peuvent guère posséder.

Nous en sommes donc réduits, pour la dyspepsie intestinale, à ne retenir que ces données brutes : l'existence de la diarrhée ou de la constipation, du tympanisme et de la douleur. C'est peu ; malgré cela, on a fait depuis quelques années de sérieux progrès dans la connaissance des dyspepsies gastro-intestinales, primitives et secondaires.

Revenons à l'exploration intérieure de l'estomac par le siphon élastique. Nous allons en indiquer la technique avec quelque détail. Le passage de la sonde est, en effet, l'opération principale du repas d'épreuve, du lavage de l'estomac et du gavage, qui ont une si grande importance pour le diagnostic et pour le traitement des maladies de cet organe.

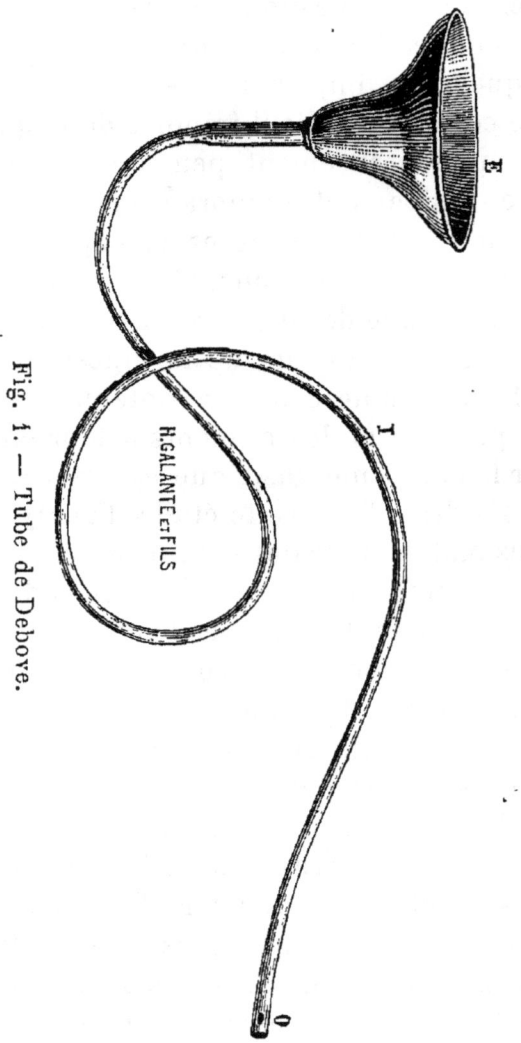

Fig. 1. — Tube de Debove.

Tout d'abord, quel instrument emploiera-t-on ?

Le siphon en caoutchouc rouge dont s'est servi d'abord Faucher, et que Debove a sensiblement amélioré, a complètement éliminé la pompe stomacale.

Le *tube de Debove* est parfaitement lisse, demi-rigide ; il est d'un maniement plus facile que le tube de Faucher. Nous lui préférons cependant encore le tube de Frémont (de Vichy), et c'est lui que nous employons ordinairement.

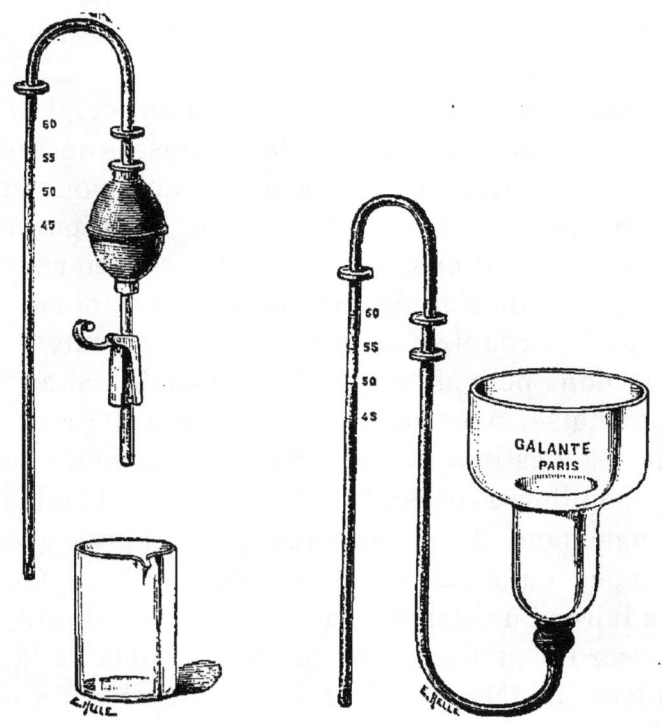

Fig. 2. — Tube de Frémont.

Le *tube de Frémont* est lisse comme celui de Debove et un peu moins rigide. Il l'est assez cependant pour qu'on franchisse facilement l'isthme du pharynx, même chez des malades dont l'œsophage n'a jamais été sondé. Il est plus long que les autres tubes, ce qui augmente le pouvoir d'aspiration de la branche descendante du siphon ; il porte sur son trajet un ajutage de verre à l'aide duquel on peut savoir si les liquides qui viennent de l'estomac ou qui s'y rendent s'écoulent, ou s'ils sont stationnaires. Enfin l'extrémité gastrique est largement ouverte, et d'une façon telle, que le pincement de la muqueuse gastrique s'y ferait beaucoup plus difficilement que dans les autres tubes. Cette large ouverture s'oblitère moins facilement aussi au cours des repas d'épreuve.

L'aspirateur de Frémont est d'un emploi commode. Il évite aux malades les secousses nécessaires pour l'*expression*. Toutefois nous employons encore beaucoup ce dernier procédé; il nous permet de faire les opérations nécessaires pour la mensuration du volume du liquide contenu dans l'estomac.

Pour introduire la sonde, voici comment nous procédons pour notre part. Le malade est assis sur une chaise, avec une alèze nouée autour du cou; elle est destinée à protéger les vêtements contre les souillures possibles. La sonde est introduite franchement dans l'arrière-bouche après avoir été trempée dans un peu d'eau fraîche. Il ne faut pas l'enduire d'un corps gras. Parfois il est utile d'abaisser le bas de la langue avec l'index de la main gauche, de façon à éviter d'aller heurter le voile du palais et chatouiller la luette. L'extrémité de la sonde doit arriver d'emblée, un peu obliquement de haut en bas et d'avant en arrière, contre la paroi postérieure du pharynx. Elle parvient facilement au niveau du sphincter situé à hauteur du cartilage cricoïde, à la partie inférieure de l'entonnoir pharyngé. Là on éprouve quelquefois une certaine résistance, et il convient de passer d'*autorité*, sans cependant mettre de violence. La violence n'est du reste pas possible avec des sondes demi-rigides, comme l'est celle de Frémont. Ce point franchi, la pénétration devient très facile et l'on parvient sans obstacle appréciable, jusque dans l'estomac, à moins qu'il n'existe un rétrécissement de l'œsophage. Les points de repère marqués sur la sonde permettent de savoir toujours où l'on est.

Il est utile de faire faire au patient des mouvements de déglutition ; en poussant au moment où les mouvements se produisent, on est directement amené dans l'œsophage ; mais malheureusement on ne peut pas toujours les obtenir.

Il est bon de faire au sujet cathétérisé un certain nombre de recommandations : il faut l'engager d'avance à ne pas serrer les dents, à laisser la salive s'écouler librement de la bouche et tomber passivement sur l'alèze qui garantit ses vêtements. Il faut de plus, et cette recommandation est importante, lui recommander de respirer largement, fortement, de façon qu'on l'entende. Certains malades, surtout lorsqu'on leur passe la sonde pour la première fois, s'arrêtent de respirer, ils deviennent rouges, congestionnés, violacés. C'est à se demander si l'on n'a pas fait fausse route et si l'on n'a pas pénétré dans le larynx. Il faut, en cas semblable, ordonner avec autorité au malade de respirer fortement et, alors, la respiration se faisant, la congestion de la face cesse. Le médecin est absolument certain, s'il pouvait en douter, que c'est bien dans l'œsophage qu'il a pénétré.

Nous engageons à ne jamais pratiquer le lavage ou le gavage sans avoir pris la précaution de faire fortement respirer le malade. C'est le meilleur moyen de faire que ce malade sorte de la période d'affolement que provoque parfois le passage de la sonde et reprenne conscience de lui-même.

Il faut savoir que, dans certains cas exceptionnels, il est possible qu'une sonde molle, même de calibre assez gros, pénètre dans la trachée sans rencontrer de résistance bien marquée au niveau du larynx et sans provoquer de mouvements de défense de cet organe. Il faut donc toujours assez enfoncer la sonde pour être certain que l'on est bien dans l'estomac et *toujours* faire respirer fortement le patient.

Le passage de la sonde peut être fait en vue d'extraire le contenu de l'estomac par aspiration ou par expression, de pratiquer le lavage ou le gavage.

En quoi consiste l'expression (*Ewalds expression*)?

La sonde étant introduite au moment voulu, soit à jeun, soit après un repas d'épreuve, on engage le malade à tousser. Il doit tousser surtout du *diaphragme* de façon à produire sur l'estomac une série de secousses expulsives. Cela suffit souvent pour amorcer le tube, et le liquide stomacal s'écoule précisément par le mécanisme du siphon.

Ne pas oublier qu'on a presque toujours tendance à trop introduire le tube, et que c'est souvent en le dégageant qu'on obtient l'écoulement du liquide.

Parfois, en le dégageant et en l'enfonçant par petits mouvements successifs de va-et-vient, on provoque des efforts de vomissements, et, si le tube n'est pas trop enfoncé, le vomissement a lieu à travers sa lumière, et le but cherché est obtenu. C'est pour cela, encore, qu'il vaut mieux avoir un tube largement ouvert à son extrémité et pourvu non seulement d'yeux latéraux, mais aussi et surtout d'une ouverture terminale égale par son étendue à l'étendue même de la section de son calibre intérieur.

Pour le lavage, l'eau est versée dans l'entonnoir; l'entonnoir est élevé et l'eau qu'il renferme pénètre ainsi dans l'estomac. On l'abaisse vivement avant qu'il soit complètement vide, le siphon est ainsi amorcé et l'écoulement de l'eau a lieu, plus ou moins mélangée de suc gastrique et de détritus alimentaires. La même manœuvre est répétée plusieurs fois de façon à pousser le lavage aussi loin qu'il est nécessaire.

Pour faire le gavage, il faut procéder rapidement et s'assurer que le malade respire bien, que tout le liquide versé dans l'entonnoir est bien parvenu dans l'estomac. Sans cela, on s'expose, lorsqu'on retire le tube, à ce qu'une partie de ce liquide pénètre dans le larynx. A ce point de vue, il est utile d'avoir un index de verre interposé sur le trajet du tube, comme dans l'appareil de Frémont. Il ne faut verser le liquide du gavage d'avance dans l'entonnoir tenu en contre-bas que chez les malades déjà bien habitués au gavage.

Nous insistons sur tous ces détails parce que, de leur connaissance, dépendent souvent le succès du sondage de l'estomac et la réussite de l'opération qu'on s'était proposée : exploration, repas d'épreuve, lavage ou gavage.

Examen chimique du contenu de l'estomac. — Le liquide extrait à jeun sera directement examiné ; mais, dans la plupart des cas, l'estomac s'exonère complètement six à huit heures après un repas normal (Leube) et, au delà de ce temps, il est vide. Pour en obtenir du liquide, il faut que l'exploration soit faite pendant la digestion. Le repas que l'on fait prendre dans ce but spécial porte le nom de repas d'épreuve.

Leube donnait une sorte de déjeuner d'épreuve assez semblable à un déjeuner ordinaire ; il explorait l'estomac de cinq à huit heures après ce repas, recherchant ainsi au bout de combien de temps cet organe se vidait complètement. C'est encore un des meilleurs moyens de contrôler quel est l'état de la motricité gastrique.

Lorsqu'il s'agit de l'examen chimique, un repas de ce genre aurait des inconvénients de plusieurs ordres. Le maximum du processus digestif ne se produirait que tardivement, et souvent l'extraction serait rendue difficile par des détritus alimentaires susceptibles de boucher la sonde. Aussi donne-t-on généralement un repas d'épreuve beaucoup plus simple et beaucoup moins copieux. Un des plus usités est le *repas d'Ewald* composé de 60 grammes de pain rassis et de 300 grammes de thé léger ou d'eau. L'extraction se fait au bout d'une heure. On compte le temps à partir de l'ingestion des premières bouchées.

Ce repas est excellent lorsqu'il s'agit de rechercher l'état de la sécrétion de la muqueuse stomacale, et de se procurer du suc gastrique en vue de l'examen par le procédé Winter ou par la digestion artificielle, *in vitro*. Il est beaucoup moins bon lorsqu'il s'agit de rechercher et de déterminer l'importance des fermentations acides secondaires. On pourrait alors employer un repas plus compliqué comprenant par exemple des œufs ou de la viande. Il faudrait dans ce cas retarder le moment de l'examen, de façon à le faire coïncider avec le maximum du processus de sécrétion et de digestion.

Comment opérer l'examen chimique du contenu de l'estomac qu'on vient d'extraire ?

Nous nous contenterons d'exposer la façon dont, après une expérience déjà longue de cet ordre de recherches, nous procédons nous-même à cet examen, sans nous inquiéter des très nombreuses autres méthodes que l'on a proposées. La plupart, du reste, n'ont de fidèles que leurs auteurs — et encore!...

Le liquide extrait sera d'abord *filtré*. On aurait tort de conclure d'une façon absolue que la lenteur de la filtration mesure la richesse du suc gastrique en mucus. En effet, nous avons vu, L. H. Hallopeau et moi, des produits de digestion artificielle filtrer d'autant plus lentement qu'ils renfermaient plus de substances albuminoïdes dissoutes et, en particulier, plus de peptone.

On commencera par *doser l'acidité totale*. Pour cela, il suffit d'avoir une solution de soude caustique à 4 grammes pour 1000 (solution déci-normale). Un centimètre cube de cette solution correspond à 3 milligr. 65 d'acide chlorhydrique. On laisse tomber goutte à goutte cette solution d'un tube ou d'une burette graduée dans un verre à expérience qui renferme 10 cent. cubes de suc gastrique filtré, et auquel on a ajouté quelques gouttes d'une solution alcoolique de phtaléine du phénol. La fin de l'opération est marquée par l'apparition d'une vive et belle coloration rouge due à l'excès de base alcaline.

La phtaléine du phénol est très usité comme réactif indicateur dans le dosage de l'acidité du suc gastrique; il vaudrait cependant beaucoup mieux employer pour cet usage le tournesol. On obtiendrait ainsi toujours une acidité inférieure à l'acidité obtenue en présence de la phtaléine; mais ni les peptones, ni la xanthine, l'hippoxanthine, etc., ne seraient comptées dans l'acidité totale. D'autre part, lorsqu'on recherche les acides libres par les procédés de Gautier, on est obligé de se servir de la teinture de tournesol. En se servant de la phtaléine du phénol pour l'acidité totale et du tournesol pour l'acidité organique, on aurait toujours pour cette dernière, des chiffres trop forts.

Une manœuvre relativement simple (A. Mathieu et Rémond, de Metz) permet de mesurer la quantité du liquide contenu dans l'estomac, et cela de la façon la plus exacte.

Après avoir extrait une certaine quantité de suc gastrique, on ajoute dans l'estomac une quantité donnée d'eau distillée ; on fait descendre à plusieurs reprises le suc gastrique dilué dans l'entonnoir, puis on le reverse dans l'estomac de façon que le mélange soit complet. On extrait alors le plus possible du suc gastrique dilué, et on le recueille dans un récipient particulier.

Soit v la quantité de liquide extrait sans dilution, a l'acidité de ce liquide, a' l'acidité du liquide dilué, q la quantité d'eau distillée introduite dans l'estomac.

La quantité d'acide étant évidemment la même dans le liquide dilué que dans le liquide non dilué, on peut établir l'équation suivante :

$$ax = a'q + a'x,$$

d'où l'on tire

$$x = \frac{a'q}{a - a'}.$$

La quantité de liquide primitivement contenue dans l'estomac est donc représentée par la formule :

$$V = v + \frac{a'q}{a - a'}.$$

Cette formule très simple permet de déterminer

quelle est exactement la quantité de liquide contenue dans l'estomac au moment de l'exploration, ce qui peut être utile dans bien des circonstances, à bien des points de vue différents.

Examen qualitatif du suc gastrique. — C'est par l'emploi des réactifs colorants que l'on a commencé à rechercher la présence ou l'absence de l'acide chlorhydrique dans le suc gastrique. On se servait primitivement du violet de Paris, qui de violet devient bleu en présence d'une proportion, même très faible, d'un acide minéral libre. On a proposé beaucoup d'autres réactifs qualitatifs. Le réactif d'Uffelmann servait surtout à déterminer la présence de l'acide lactique. Dans 100 ou 150 grammes de solution d'acide phénique à 1 0/0, on ajoute une ou deux gouttes de perchlorure de fer ; le liquide prend une coloration violet-améthyste. Cette coloration passe au jaune-urine en présence d'une solution faible d'acide lactique ; le liquide se décolore en présence de l'acide chlorhydrique. Cette réaction, qui expose, il faut le dire, à de nombreuses causes d'erreurs, n'a du reste qu'une importance très relative. Le réactif de Günzburg à la phloroglucine-vanilline reste un excellent réactif qualitatif de l'acide chlorhydrique. En voici la formule :

```
Phloroglucine....  ................ .      2 gr.
Vanilline .......................      1 —
Alcool.........  ......... ........     60 — à 100 gr.
```

Une petite quantité de cette solution est légèrement chauffée soit au bain-marie, soit à la lampe à alcool dans une capsule de porcelaine. On y ajoute un peu de suc gastrique et on chauffe de nouveau. Lorsqu'il existe de l'HCl libre, on voit apparaître sur la capsule de porcelaine, avant que la dessiccation soit complète au centre, un anneau périphérique d'une coloration rouge carmin très vive, très caractéristique.

Pour notre compte personnel, nous ne nous servons que du *vert brillant*, tout aussi sensible que le réactif de Günzburg et d'un emploi beaucoup plus facile.

La solution doit être faite dans l'eau distillée. Elle est non pas verte, mais *bleue*.

La proportion de 0 gr. 20 de vert brillant pour un litre d'eau est celle qui convient le mieux.

Pour rendre les changements de teintes plus facilement appréciables, on mélangera dans un tube à essais volumes égaux de cette solution et de suc gastrique à essayer, et on comparera la teinte obtenue avec celle de la solution primitive étendue de son volume d'eau distillée. En présence d'une petite proportion d'HCl libre, la solution vire au vert-pré ; avec une proportion plus forte, au vert-jaunâtre, au vert feuille-morte, avec une acidité chlorhydrique très forte. Ce n'est pas tout, la solution ainsi additionnée d'HCl ou de suc gastrique renfermant de l'HCl *se décolore* avec une rapidité d'autant plus grande que cet acide existe en quantité plus considérable.

Il faut une quantité beaucoup plus élevée d'acides organiques (6 à 8 1/000 d'acide lactique) pour produire un virage au vert-pré, semblable à celui qu'on obtient avec moins de 1 1/000 d'HCl, et, de plus, la décoloration ultérieure est beaucoup plus lente et plus incomplète.

Le vert brillant est donc un excellent réactif, et, dans bien des cas, il permet un diagnostic du chimisme gastrique suffisant pour que l'on puisse établir le traitement en connaissance de cause, lorsqu'on a déterminé auparavant l'acidité totale. Supposons, par exemple, que cette acidité totale soit élevée de 2,50 à 3,50 1/000, et le virage positif du vert brillant très accentué, sa décoloration ultérieure rapide et complète, il n'y a pas de doute, il y a hyperchlorhydrie ; si le liquide examiné est extrait le matin à jeun d'un estomac dilaté, il y a hypersécrétion continue avec stase et dilatation de l'estomac.

Si, au contraire, l'acidité totale est faible (1,30 à 1 1/000 et moins) et le virage nul ou douteux, sans décoloration ultérieure, il y a hypochlorhydrie, sécrétion insuffisante de l'HCl.

Une acidité moyenne (1,60 à 2 1/000), avec virage positif évident, correspond probablement à un état voisin de la normale.

Une stase gastrique évidente, une acidité élevée (3 à 4 1/000) et un virage nul indiquent une dilatation de l'estomac avec hypochlorhydrie, stase et fermentation acides anormales.

On voit que la recherche de l'acidité totale et l'examen qualitatif du suc gastrique peuvent servir à trancher bon nombre de problèmes diagnostiques. Les résultats obtenus sont toutefois inférieurs à ceux que donnent la méthode Winter, qui réclame en revanche un outillage plus compliqué et beaucoup plus de temps. Elle a l'avantage de n'être pas qualitative, mais quantitative, *proportionnellement quantitative*, tout au moins. Elle permet de déterminer non seulement la quantité d'HCl du suc gastrique, mais aussi son HCl combiné. On retrouve ainsi tout l'HCl fourni par l'estomac, et l'on acquiert des renseignements beaucoup plus complets sur l'état physiologique et même anatomique de la muqueuse.

Méthode de Winter. — Le suc gastrique est filtré ; on détermine son acidité totale par le procédé indiqué plus haut. Cinq centimètres cubes de ce suc filtré sont versés dans trois capsules de porcelaine numérotées 1, 2 et 3. Dans la capsule 1, on ajoute un excès de carbonate de soude. Les trois capsules sont mises sur un bain-marie jusqu'à dessiccation complète. On ajoute alors un excès de carbonate de soude dans la capsule 2, et on évapore de nouveau jusqu'à siccité.

Les trois capsules sont alors calcinées au bec de Bunsen. La chaleur ne doit pas être portée trop loin ; on arrête la calcination dès qu'il n'y a plus de points en ignition. Dans les capsules 1 et 2, on ajoute un léger excès d'acide azotique pur, puis de l'eau distillée ; on fait bouillir, et on jette sur un filtre. La capsule 3 est traitée simplement par l'eau bouillante ; cette eau est également jetée sur un filtre.

Dans les liquides recueillis, on dose les chlorures alcalins par le nitrate d'argent, en présence du chromate jaune de potasse comme réactif indicateur.

On commence par saturer l'acide azotique en excès par un excès de carbonate de chaux pur, on ajoute quelques gouttes d'une solution de chromate jaune de potasse au 1/10, puis on laisse tomber goutte à goutte une solution déci-normale de nitrate d'argent. La fin de l'opération est indiquée par l'apparition et surtout la *persistance* d'une coloration d'un rouge brunâtre. Un centimètre cube de la solution déci-normale d'argent correspond à 3 millig. 65 d'HCl. Le chlore est évalué en acide chlorhydrique.

Que s'est-il passé et quelle est la signification des chiffres obtenus ? Dans la capsule 1, l'HCl libre et l'acide chlorhydrique en combinaison organique ont été fixés par le carbonate de soude à l'état de chlorure de sodium. Le chlore trouvé par l'analyse correspond donc au chlore total du suc gastrique.

Dans la capsule 2, l'HCl libre a été chassé par l'évaporation. La différence entre la capsule 1 et la capsule 2 représente donc l'HCl libre, ou mieux volatil, du suc gastrique examiné.

Dans la capsule 3, l'HCl libre a été évaporé et l'HCl en combinaison organique détruit par la calcination et évaporé également; il ne reste donc que le chlore des chlorures minéraux, le chlore fixe. La différence entre le chlore de la capsule 2 et celui de la capsule 3 indique la quantité de chlorures détruits par la calcination ou, en d'autres termes, le chlore en combinaison organique.

On obtient ainsi les données suivantes, que l'on calcule pour 1000 parties de suc gastrique :

1° Le chlore total, T (1);

2° L'acide chlorhydrique libre, H ;

3° Le chlore en combinaison organique, C ;

4° Le chlore fixe (chlore des chlorures minéraux), F.

H + C, la *chlorhydrie*, représente la quantité totale d'HCl fourni par l'estomac. C'est de beaucoup la donnée la plus importante que fournisse la méthode Winter. Il est à remarquer qu'elle représente la différence des chiffres de la capsule 1 et de la capsule 3. On peut donc, en se servant d'un réactif qualitatif de l'HCl, et surtout du vert brillant, se dispenser de faire le dosage du chlore dans la capsule 2. C'est celle dont l'examen demande le plus de

---

(1) Ces notations sont celles qu'emploient Hayem et Winter.

temps, car elle doit être soumise deux fois à l'évaporation.

Hayem et Winter veulent tirer de cette méthode des renseignements sur la qualité de la digestion et sur la richesse du suc gastrique en acides organiques. Ils font pour cela l'opération suivante : ils retranchent de l'acidité totale l'acidité due à l'HCl libre, A — H, et comparent le produit au chlore en combinaison organique : $\dfrac{A - H}{C} = \alpha$. Or l'état normal $\alpha = 0,86$ environ, parce que C est toujours alors supérieur à A — H. Si α est supérieur à la moyenne physiologique, c'est, disent ces auteurs, que les acides organiques sont en quantité considérable dans le suc gastrique. Si au contraire α est inférieur à la normale, c'est qu'une quantité considérable, exagérée, de chlore se trouve liée aux substances d'origine organique sous forme de combinaisons neutres ou alcalines ; cela indique un processus chimique vicié, les combinaisons chloro-organiques dues à l'action directe de l'acide chlorhydrique sur les substances albuminoïdes étant toujours acides. Malheureusement les choses sont beaucoup plus complexes. L'acidité totale du suc gastrique, surtout lorsqu'on la mesure en présence de la phtaléine du phénol, est la somme de l'acidité de substances diverses, les unes connues, les autres inconnues. On ne connaît que les principaux facteurs de cette acidité. Quant aux composés chloro-organiques représentés par C, on ignore à peu près complètement leur nature. Comment estimer la signification du quotient d'une division dont le dividende et le diviseur sont eux-mêmes de nature incomplètement déterminée ?

Ce n'est pas le lieu d'insister davantage ici sur ce

point particulier. Ce que nous venons de dire suffira pour montrer que l'analyse chimique du suc gastrique par la méthode Winter ne donne en somme de résultats certains, utilisables, que sur la sécrétion de la muqueuse gastrique en HCl, libre ou combiné. Il est vrai qu'elle donne ces renseignements d'une façon beaucoup plus exacte que toutes les autres méthodes, et que cela suffit pour les indications thérapeutiques.

Hayem tend, avec raison, à attribuer une certaine importance au rapport $\frac{T}{F}$, c'est-à-dire au rapport du chlore total au chlore fixe. Le quotient est d'autant plus élevé que la quantité d'acide chlorhydrique libre et combinée est plus considérable. Il indiquerait aussi comment se fait l'évolution du processus de digestion chlorhydrique. L'avantage principal que nous sommes tenté de lui attribuer, pour notre part, c'est qu'il est indépendant de la dilution du suc gastrique.

Par contre, il est également indépendant de la quantité de suc gastrique sécrété, et un quotient élevé peut ici se présenter avec une sécrétion d'un très faible volume total.

La sécrétion de la pepsine est en général parallèle à la sécrétion de l'HCl, bien que cela ne soit pas absolu et qu'un suc gastrique très riche en acide chlorhydrique ne soit pas forcément très riche en pepsine.

On ne peut juger de la valeur de cette sécrétion que d'une façon indirecte, par la recherche qualitative ou quantitative de la peptone et par les digestions artificielles.

La *recherche qualitative de la peptone* se fait par le

procédé dit du biuret; on peut se servir de la liqueur de Fehling. On verse dans un tube à essai d'urine deux ou trois centimètres cubes de suc gastrique filtré. On y ajoute quelques gouttes de liqueur de Fehling. S'il y a de la peptone, ou de la propeptone, on obtient une coloration rose d'autant plus nette que la quantité de peptone est plus considérable. Les substances albuminoïdes donnent une coloration violacée. La recherche *quantitative* de la peptone est chose trop délicate, exigeant des manipulations trop minutieuses, pour que nous la décrivions ici.

Les *digestions artificielles* sont d'une exécution facile lorsqu'on possède une étuve susceptible d'être réglée à 40°. Il suffit alors d'y placer pendant 24 heures une quantité déterminée de blanc d'œuf cuit dur et une quantité donnée du suc gastrique à examiner. On peut ajouter une certaine proportion d'HCl. Il est facile ainsi de déterminer approximativement la valeur en pepsine de tel ou tel échantillon de suc gastrique. Cette méthode, autrefois très usitée, est actuellement quelque peu délaissée, malgré sa réelle valeur.

Recherche des acides organiques. — En général, quand il y a une acidité marquée avec peu d'acide chlorhydrique libre ou combiné, on doit admettre la présence d'une proportion élevée d'acides de fermentation organique.

Le *réactif d'Uffelmann* sert à caractériser qualitativement l'acide lactique. Pour le préparer, on verse, au moment de s'en servir, une ou deux gouttes de perchlorure de fer dans une petite quantité d'une solution phéniquée au centième. On obtient un liquide d'une coloration violette très foncée. Ce liquide se décolore en présence d'une solution faible d'acide chlorhydrique; en présence d'une solution d'acide lactique, il prend une coloration jaune-paille. Cette réaction qualitative est sujette à d'assez nombreuses causes d'erreur. Récemment Boas a cherché à caractériser l'acide lactique par un procédé chimique beaucoup trop compliqué pour que nous puissions l'exposer ici. On retiendra seulement qu'il est arrivé à cette conclusion que l'acide lactique ne se rencontre guère que dans le cancer : ce serait un signe important pour le diagnostic.

Le professeur A. Gautier propose un ingénieux moyen de doser les acides organiques libres ou combinés. On sature exactement l'acidité du suc gastrique à examiner par la soude. C'est du reste exactement l'opération faite pour le dosage de l'acidité totale. Le suc gastrique ainsi neutralisé est évaporé au bain-marie jusqu'à siccité. On calcine, comme dans le procédé Winter. On traite par l'eau bouillante le résidu de la calcination. On obtient ainsi une solution alcaline. On dose alors par une solution titrée décinormale d'acide sulfurique l'*alcalinité* de cette solution. Le chiffre obtenu représente la quantité d'acides organiques, libres ou combinés, détruits par la calcination.

En effet, l'adjonction de soude transforme les acides organiques libres ou faiblement combinés en sels correspondants (lactate, acétate, etc.). La calcination les réduit à l'état de carbonates alcalins ; en dosant ces sels alcalins par l'acide sulfurique, on détermine à quelle quantité d'acides organiques ils étaient combinés.

Le dosage des acides organiques permet de mesurer les fermentations acides de l'estomac et de savoir si elles sont faibles, normales ou excessives. Nous avons dit que, dans bien des cas, le simple dosage de l'acidité totale et l'épreuve du vert brillant suffisent pour donner des renseignements d'une certaine valeur sur ces fermentations.

Une remarque pour terminer : le dosage de l'alcalinité de la solution obtenue après calcination doit être fait en présence du tournesol : en effet, on ne peut retourner en arrière avec la phénol-phtaléine et de la coloration rouge revenir progressivement à la coloration blanche. Il convient donc, pour avoir des résultats comparables, de faire également le dosage de l'acidité totale du suc gastrique en présence du tournesol. Cette opération doit être faite à chaud.

On recherche la *présure* en ajoutant au lait une certaine quantité de suc gastrique exactement saturée par la soude. Quand il y a de la présure, on observe la coagulation du lait en le portant à l'étuve à 38°. La disparition de la présure et de son zymogène indique, d'après Boas, la destruction des éléments sécréteurs de la muqueuse stomacale. Leur conservation indique, au contraire, que la sécrétion n'est que momentanément suspendue. De là des données importantes pour le pronostic et le traitement. Il serait parfaitement inutile de chercher à exciter la sécrétion d'une muqueuse qui ne produit plus ni ferment lab (présure), ni labzymogène (1).

Les renseignements que nous avons sur le processus chimique de la digestion gastrique sont encore très incomplets. Malgré leur imperfection flagrante, ils peuvent servir de base à une classification clinique des divers modes de la dyspepsie gastrique et fournir au traitement des indications importantes.

(1) *D. medic. Wochenschrift.* 1891. p. 370.

Nos connaissances sont malheureusement beaucoup plus restreintes encore en ce qui concerne l'intestin, et ce n'est guère que par les excreta que nous pouvons juger de l'état de ses sécrétions et du travail digestif exécuté par lui et ses annexes. Boas a cependant fait connaître un procédé d'extraction qui permettrait de se procurer quelquefois du suc duodénal par la voie stomacale. Il a obtenu ainsi un liquide susceptible de peptoniser l'albumine dans un milieu alcalin, renfermant, par conséquent, du suc pancréatique.

Ce procédé n'a amené, jusqu'à présent, à aucune donnée applicable d'une façon suivie au diagnostic et au traitement.

Motricité gastrique. — Il serait d'une importance primordiale de pouvoir mesurer la motricité de l'estomac, et les auteurs n'ont pas manqué de s'ingénier à résoudre ce problème. En effet, on a beau connaître la composition du contenu de l'estomac, si on ne sait pas comment il se vide, on ne peut pas apprécier son travail total, et nous ne savons pas en réalité mesurer ce travail. Il est donc difficile de faire la part de l'estomac et de l'intestin dans la nutrition vicieuse qui peut résulter d'un état morbide de ces organes.

D'un autre côté, l'affaiblissement de la motricité mène à la distension gazeuse, à la stase des liquides et aux fermentations anormales. Nous avons dit déjà comment on recherchait la flatulence et la stase. On a proposé d'autres méthodes souvent très ingénieuses que nous ne pouvons pas passer complètement sous silence pour apprécier l'état de la motricité stomacale.

On a injecté dans l'estomac et dans le gros intestin

des mélanges effervescents (bicarbonate de soude et acide tartrique). Grâce à la distension obtenue, on pouvait plus facilement déterminer la situation relative de ces organes, et le degré même de cette distension pouvait servir à apprécier le degré de tonicité des parois musculaires.

Klemperer introduit dans l'estomac une certaine quantité d'huile (150 ou 200 grammes); au bout d'une ou deux heures, il évacue le contenu stomacal. La quantité d'huile retrouvée serait inversement proportionnelle au pouvoir moteur de l'estomac. Ce procédé, auquel on peut faire de sérieuses objections, a été souvent employé en Allemagne.

Ewald et Siewers ont proposé l'épreuve du salol. Ce sel aurait la propriété de ne se dédoubler en acide salicylique et en phénol qu'au contact du suc pancréatique. Dans l'estomac il ne serait nullement attaqué. Dans les cas d'atonie et de stase gastriques, il séjournerait d'une façon exagérée dans l'estomac, il ne serait que tardivement dédoublé à cause de son arrivée tardive dans le duodénum, et son apparition dans les urines ne se ferait ainsi que plus tard. Les objections n'ont pas manqué à se produire : on a dit que ce qui avait de l'importance c'était non pas le moment de l'apparition de l'acide salicylique dans les urines (1), mais la persistance de l'élimination par les reins. Enfin on a dit, ce qui enlèverait toute valeur à l'épreuve par le salol, que le dédoublement du sel pouvait se faire dans l'estomac lui-même (2).

---

(1) Cette apparition se constate par une réaction des plus sensibles : l'adjonction de quelques gouttes de perchlorure de fer produit une coloration d'un rouge foncé très intense.

(2) REALE et GRANDE. Sulla scomposizione del salolo nello stomaco (*Rivista clinica e terapeut.*, octobre 1891).

La méthode est donc plus élégante que sûre.

Méthode nouvelle. — Nous avons fait connaître au Congrès de médecine interne de Lyon, G. Hallot et moi, une méthode nouvelle de mensuration de la motricité de l'estomac et d'appréciation du transit des liquides dans sa cavité qui paraît préférable aux précédentes.

On donne un repas d'épreuve représenté par 60 gr. de pain rassis et le liquide suivant:

Huile d'amandes douces...............	16 gr.
Gomme arabique....................	5 —
Sirop simple.......................	30 —
Thé léger............... Q. S. pour	400 cent. c.

L'huile est intimement émulsionnée grâce à la gomme.

Le liquide est extrait comme il est dit plus haut (p. 15) pour mesurer la quantité totale du liquide contenu dans l'estomac. On prélève toutefois un premier échantillon plus considérable. On calcule la quantité totale du liquide gastrique comme il a été dit.

On met une quantité connue de suc gastrique pur non filtré à évaporer avec du sable fin. On traite ensuite ce sable par de l'éther anhydre dans un appareil à déplacement, de façon à lui enlever toute son huile. L'éther de lavage est reçu dans une capsule tarée ; on pèse après évaporation de l'éther. La différence en plus donne la quantité d'huile.

Il est facile, à l'aide de cette donnée, de calculer combien il restait d'huile dans l'estomac, combien par conséquent il restait du liquide primitivement ingéré, combien il y a de liquide de sécrétion. On détermine combien sur 100 centimètres cubes il y a de liquide de sécrétion et de liquide ingéré.

Cela permet d'apprécier la façon dont se vide l'estomac et de prendre une idée du transit des liquides dans sa cavité.

III. Étude des excreta. — Ces excreta sont les urines et les matières fécales. Ils n'ont été que trop rarement étudiés d'une façon complète, simultanément et comparativement, dans les maladies de l'appareil digestif. Les recherches de ce genre, longues et pénibles, il est vrai, donneront certainement des résultats intéressants. On sait quelles notions importantes pour la pathologie générale et la clinique Bouchard a tirées de l'étude des poisons organiques des matières fécales et de l'urine.

Von Noorden (1) a fait quelques expériences dans lesquelles il a dosé l'azote dans les aliments ingérés, dans les urines et les matières fécales. Il a pu de cette façon se rendre compte de l'état réel de la digestion totale des substances albuminoïdes dans quelques cas. Un des résultats les plus frappants qu'il ait obtenu de cette façon a été de démontrer que des individus, dont la digestion stomacale laissait beaucoup à désirer, élaboraient cependant, tout compte fait, les aliments azotés d'une façon normale : preuve nouvelle que nos divers moyens d'exploration de l'estomac nous donnent des indications beaucoup plutôt sur l'état anatomique et le fonctionnement physiologique, chimique et moteur de cet organe que sur la dyspepsie gastro-intestinale dans son ensemble. Les renseignements qu'on en tire sont utilisables beaucoup plus pour le diagnostic anatomo-physiologique de l'état de la muqueuse

---

(1) *Ztschr. f. klinische Medicin.*, 1890.

stomacale que pour la mensuration totale de la dyspepsie elle-même.

Il était naturel d'étudier les urines pour y trouver des renseignements sur le processus digestif dans les maladies de l'estomac et de l'intestin : nous exposerons sommairement où en est la question.

Ce qui concerne la technique de l'examen des matières fécales trouvera plus naturellement sa place en tête du volume consacré à la thérapeutique des maladies de l'intestin.

Urines. — On peut, à propos des urines qui seront toujours examinées par les procédés ordinaires, au point de vue du sucre et de l'albumine, déterminer :

Leur quantité totale ;
Leur acidité totale ;
Leur richesse en urée ;
— en chlorures, en phosphates ;
— en substances toxiques ;
— en indican, en phénol, etc.

Quantité des urines. — Les urines sont très diminuées ou même supprimées dans les cas de vomissements abondants, de diarrhée considérable, d'hémorrhagie gastro-intestinale, d'occlusion intestinale siégeant sur un point élevé.

Après des crises gastralgiques chez les névropathes, les hystériques surtout, on pourra constater, à la fin de la crise, une polyurie qui ne sera pas sans valeur pour le diagnostic de la névropathie.

Acidité de l'urine. — Elle sera mesurée par la même technique que l'acidité du suc gastrique, dans un échantillon prélevé sur la totalité des urines. En effet, l'acidité de l'urine varie beaucoup dans le cours de 24 heures ; il en est de même, du reste, des chlorures et de l'urée : il ne faut pas l'oublier sous peine de n'obtenir que des chiffres dépourvus de toute valeur.

Il semble y avoir une sorte de balancement entre l'acidité du suc gastrique et l'acidité des urines. En effet, lorsque le suc gastrique est évacué artificiellement par la sonde ou naturellement par les vomissements, les urines deviennent alcalines. Leur acidité est au contraire augmentée lorsqu'il y a diminution de l'acidité gastrique ; de plus, d'après certains travaux, on ne constaterait pas alors les variations diurnes d'acidité et d'alcalinité que l'on trouve à l'état normal.

Après le repas, les urines deviennent alcalines au bout de deux ou trois heures ; elles ne redeviennent acides qu'au bout de cinq à six heures.

D'après Sticker et Hübner (1), on peut, de l'examen de l'acidité de l'urine, tirer les conclusions suivantes :

a) L'alcalinité de l'urine après le lavage de l'estomac ou le vomissement plaide en faveur de l'hyperchlorhydrie et de l'hypersécrétion : un défaut de variation indique en cas semblable une acidité d'origine organique.

b) L'absence des variations de réaction de l'urine ou l'augmentation de son acidité quelque temps après un grand repas est un indice de la quantité insuffisante ou de l'absence de l'HCl dans l'estomac.

Urée totale. — La quantité d'urée excrétée en vingt-quatre heures, avec une alimentation normale, ni trop riche, ni trop pauvre en substances albumi-

---

(1) *Ztschr. f. klin. Med.*, Bd 7. — *Supplement Heft.*, S. 25 cité par Boas).

noïdes, peut fournir des renseignements d'une certaine valeur pour le diagnostic.

Chez les hyperchlorhydriques il y a, en général, lorsqu'il ne se produit pas de vomissements trop abondants, une quantité élevée d'urée dans l'urine.

Une quantité normale d'urée, chez un hypochlorhydrique qui ne maigrit pas, indique que la digestion des substances albuminoïdes se fait d'une façon suffisante, malgré la pauvreté du suc gastrique en HCL.

Chez les cancéreux arrivés à une période assez avancée de l'évolution de leur cancer, il y a, dans la majorité des cas, diminution marquée du taux de l'urée éliminée (G. Rauzier) (1). L'hypoazoturie n'est donc qu'une probabilité en faveur du cancer, du cancer de l'estomac en particulier, et non un signe pathognomique, ainsi que Rommelaere l'avait prétendu. On peut être en effet hypoazoturique sans être cancéreux, et cancéreux sans être hypoazoturique.

Chlorures. — Les vomissements abondants font baisser beaucoup la quantité des chlorures éliminés par les urines, ce qui s'explique facilement. Bouveret a voulu voir, dans l'élévation du rapport entre l'urée et les chlorures, un signe diagnostique de l'hyperchlorhydrie. Au lieu de 2,3 à l'état normal (2), le rapport pourrait devenir notablement plus élevé. Nous pensons que ce rapport n'a pas plus de valeur que la richesse de l'urine en urée (3).

Phosphates. — Les phosphates n'ont pas plus de

---

(1) Th. de Montpellier, 1889.
(2) 25 gr. d'urée pour 11 gr. de chlorure.
(3) Albert MATHIEU et L.-A. HALLOPEAU. Soc. méd. des hôpit., décembre 1891.

valeur que l'urée pour le diagnostic du cancer de l'estomac. Des urines riches en phosphates se rencontrent fréquemment chez les névropathes, et par conséquent chez les dyspeptiques. Elles se troublent fortement par le refroidissement, et s'éclaircissent lorsqu'on les chauffe.

Substances toxiques. — On a parfois constaté que les urines avaient une odeur manifeste d'acide sulfhydrique. Cette odeur peut être due à leur putréfaction (Müller). Plus rarement (Bezt, Senator) on a trouvé de l'hydrogène sulfuré d'origine intestinale dans les urines sans putréfaction. Dans le cas de Senator il y avait eu des phénomènes d'indigestion grave avec collapsus (1).

La présence en quantité notable des acides sulfoconjugués dans l'urine indiquerait qu'il se fait dans le tube digestif un processus excessif de fermentations putrides. Ces recherches sont trop spéciales pour que nous puissions y insister ici.

Il en est de même de la recherche du pouvoir toxique des urines qui ne peut se faire que dans un laboratoire suffisamment installé.

Indican, Phénol, Paracrésol, etc. — On peut démontrer dans l'urine, dans certains cas, la présence de substances aromatiques, qui doivent leur origine à la décomposition putride des substances albuminoïdes. Ce sont : l'indol, le phénol, le paracrésol, etc.

L'indol est éliminé par l'urine sous forme d'indican, dont la recherche qualitative est très facile. Sa présence en quantité considérable indique dans l'in-

---

(1) H. Leo. *Diagnostik der Krankheiten der Verdauungsorgane*, p. 293-294.

testin des fermentations putrides exagérées. C'est le cas dans certains faits de constipation, de diarrhée et surtout dans l'occlusion intestinale, dans le cancer de l'estomac, la péritonite suppurée.

On a prétendu que l'indican manquait dans les urines lorsque la digestion pancréatique des albuminoïdes était insuffisante. La chose est peut-être vraie quelquefois ; mais l'indican fait si souvent défaut dans les urines qu'il est impossible d'attribuer quelque valeur à ce signe. D'autre part, Thiroloix a pu constater l'indican dans l'urine de chiens chez lesquels il avait supprimé le pancréas.

Pour rechercher l'indican, on ajoute à 10 centimètres cubes d'urine une quantité égale d'acide chlorhydrique et un centimètre cube environ de chloroforme. On ajoute alors avec une baguette de verre une ou deux gouttes d'une solution concentrée de chlorure de calcium ; on agite et, s'il y a de l'indican, le chloroforme se colore en bleu par l'indigo qui s'est formé. Un excès de chlorure de calcium empêche la réaction de se produire. Lorsque les urines renferment une trace d'iodure, on obtient une coloration d'un rouge intense ; c'est une excellente réaction de l'iodure.

D'après J. Munk (1), l'homme élimine à l'état normal 0 gr. 017 à 0 gr. 031 de phénol et de paracrésol par les urines. A l'état pathologique, cette quantité peut s'élever à 0,31 et même 0,63. Cela peut se voir dans l'iléus, la dilatation de l'estomac, le cancer stomacal et rectal.

(1) Leo. *Loc. citat.*, p. 433, Zte Aufl., 1895.

DEUXIÈME PARTIE

CONSIDÉRATIONS GÉNÉRALES SUR LE RÉGIME

Avant de passer successivement en revue les diverses formes cliniques de la dyspepsie, nous croyons avantageux de donner sur le régime dans les dyspepsies une courte étude d'ensemble. Nous pourrons exposer ainsi un certain nombre de notions préalables qui auraient difficilement trouvé place dans des chapitres spéciaux, et nous éviterons d'inutiles répétitions (1).

Ration d'entretien. — La ration d'entretien, c'est la quantité et la proportion des substances alimentaires nécessaires pour entretenir la vie, à l'état de santé, sans augmentation ni perte de poids, avec une structure et une composition normales de l'organisme.

Les expériences faites par les physiologistes ont montré que l'alimentation doit comprendre des substances alimentaires des trois ordres : albuminoïdes, hydrates de carbone et graisses.

---

(1) Pour plus de détails, voir Albert Mathieu. *Le Régime alimentaire dans le traitement des dyspepsies*, 1894.

La vie ne peut pas être entretenue par l'usage isolé des albuminoïdes, des hydrates de carbone (1) ou des substances grasses.

Toutefois les substances azotées ou albuminoïdes sont les seules qui soient absolument indispensables ; en effet, l'homme peut se nourrir de substances albuminoïdes et de graisse, ou encore de substances albuminoïdes et d'hydrates de carbone, mais il ne peut pas s'alimenter d'une façon suivie avec les hydrates de carbone et la graisse.

Les physiologistes sont arrivés à des résultats très concordants, en ce qui concerne la quantité des substances alimentaires des trois ordres nécessaire à l'entretien de la vie chez un homme adulte. D'après la moyenne des analyses faites par divers auteurs (2), il faut à un homme au repos :

>   100 gr. d'albumine,
>   45 gr. 4 de graisse,
>   373 gr. d'hydrates de carbone.

Pour un homme qui travaille, ces chiffres doivent être un peu plus élevés.

Voit admet des chiffres un peu plus forts, pour un adulte :

> Albumine.................................. 118 gr.
> Graisse.................................... 56 —
> Hydrates de carbone.................. 500 —

Pour la femme, il faudrait moins :

> Albumine.................................. 90 gr.
> Graisse.................................... 40 —
> Hydrates de carbone.................. 400 —

On a en général tendance, à l'heure actuelle, à

---

(1) Les hydrates de carbone comprennent surtout les amidons, les féculents, les matières sucrées.
(2) A. Gautier, *Cours de chimie*, t. III, p. 796.

abaisser la quantité d'albumine de la ration alimentaire. Cependant Munk et Uffelmann (1) donnent des chiffres qui s'éloignent peu de la moyenne admise par A. Gautier.

Pour un adulte, au repos, ils demandent :

    Albumine.............................   100 gr.
    Graisse...............................   56 —
    Hydrates de carbone................   400 à 500 gr.

Avec un travail modéré, les chiffres s'élèvent :

    Albumine.............................   110 gr.
    Graisse...............................   56 —
    Hydrates de carbone................   500 —

La proportion de l'albumine aux autres substances alimentaires est donc environ 1 : 5.

Equivalence calorique des substances alimentaires. — On sait que la chaleur peut se transformer en travail mécanique et réciproquement. On peut évaluer facilement en unités de chaleur, en *calories* (2), la quantité de chaleur et de travail fournie par l'homme dans les diverses conditions, à l'état de repos ou d'activité.

Les aliments apportent à l'économie les éléments chimiques nécessaires pour développer cette chaleur et ce travail ; ils sont à l'organisme vivant ce que le charbon est à la machine à vapeur.

Les aliments, suivant leur composition, sont susceptibles de fournir une quantité de calorique plus ou moins considérable :

    1 gr. d'albumine correspond à.........   4,1 calories.
    1 gr. d'hydrates de carbone correspond à   4,1 —
    1 gr. de graisse correspond à..........   9,3 —

(1) *Die Ernahrung des gesunden und kranken Menschen*, 1891.
(2) La calorie est la quantité de chaleur nécessaire pour élever 1 kilogramme d'eau de 1 degré.

La ration d'entretien doit toujours être capable de fournir, par son utilisation, une quantité de calories égale à la quantité dépensée. Cette quantité, au repos, varie de 2.000 à 2.500.

Il y a donc là un moyen de savoir si un régime donné est suffisant : c'est d'évaluer en calories la quantité de chaleur que donnerait sa combustion.

On a donné pour cela des tables très commodes. Nous empruntons la suivante à Boas (1), qui en a pris les éléments à Kœnig et à Ch. Jurgensen :

Lait

100 gr. de	lait naturel	67,5	calories.
100 —	lait écrémé	39,61	—
100 —	crème	214,70	—
100 —	petit-lait	41,76	—

Œufs, etc.

1 œuf		80	calories.
50 gr. d'œufs brouillés		93,8	—
100 gr. de pain grillé		258,8	—
100 —	biscuit	357,8	—
100 —	biscuit anglais	419,9	—
100 —	gâteau (cake)	374	—
50 —	beurre	407	—

Viandes

100 gr. de	viande crue	118,95	calories.
100 —	rôti de bœuf	213,8	—
100 —	côtelettes de veau crues	142,45	—
100 —	— cuites	230	—
100 —	poulet	106,4	—
100 —	pigeon	99,7	—
100 —	cervelle de veau	140	—
100 —	ris de veau	90,2	—

Poissons

100 gr. de	carpe (pesée crue)	93	calories.
100 —	brochet (pesé cru)	71,75	—

---

(1) *Diagnostik u. Therapie der Magenkrankheiten* II. Theil. p. 220, 1893.

100 gr. de barbue (pesée crue)........	100,6	calories.
100 — truite —	106,4	—
100 — saumon (pesé cru)........	133,33	—
100 — huitres (pesées crues)......	20,5	—
100 — morue (pesée crue)........	61,5	—
100 — sole —	95,2	—
100 — perche —	76,1	—

Céréales et légumes

100 gr. de riz au lait................	176,1	calories.
100 — purée de pommes de terre avec du beurre.........	127,4	—
100 gr. d'épinards.................	165,65	—
100 gr. de carottes.................	41	—
100 — purée de haricots..........	193	—
100 — petits pois.......	318	—
100 — haricots verts.	41	—
100 gr. d'asperges..................	18	—

Mets farineux

100 gr. de gâteau de semoule........	288,5	calories.
100 — d'omelette soufflée..........	236,5	—
100 — d'omelette au jambon........	244,6	—
100 — de nouilles, macaroni........	352,6	—

Ce tableau a au moins l'avantage de donner une idée de la valeur nutritive des principaux aliments, ou tout au moins de la façon dont peut s'exprimer mathématiquement cette valeur (1).

On n'oubliera pas qu'un régime doit non seulement obéir à la loi des calories, mais aussi présenter dans sa composition la proportion indiquée précédemment entre les substances alimentaires des trois ordres.

Les individus sains n'ont pas de grandes diffi-

---

(1) Nous faisons cette réserve parce que les chiffres qu'on y trouve ne sont certainement pas tous absolument en rapport avec la réalité. Il nous paraît évident, en particulier, que la valeur attribuée aux épinards et aux petits pois, aux premiers surtout, est exagérée. Il doit s'agir là d'épinards additionnés d'une forte quantité de graisse.

cultés à équilibrer leur budget de dépenses organiques; il leur suffit d'avoir la possibilité de se procurer une nourriture suffisamment variée. Il n'en est pas de même en cas de maladie, lorsque la digestion ne se fait plus normalement. De là, la nécessité de ne prendre que des aliments en quantité suffisante non exagérée, sous une forme qui en permette la digestion dans les conditions défectueuses dans lesquelles fonctionne le tube gastro-intestinal. Cette adaptation de l'alimentation aux indications morbides constitue le *régime* qui tient une grande place, la première, dans le traitement des états dyspeptiques.

Régimes. — Chacune des formes cliniques de la dyspepsie, primitive ou symptomatique, comporte des indications alimentaires particulières; nous les exposerons plus tard avec des détails circonstanciés. Ici, nous voudrions donner quelques indications générales sur ce que doit être le régime dans le traitement des dyspepsies, sur les obligations communes que doivent remplir les divers programmes d'alimentation à l'usage des malades de l'estomac.

La première condition d'un régime, c'est que les trois ordres de substances alimentaires y soient représentés en proportion convenable.

La grande difficulté est surtout de conseiller des aliments tels qu'ils puissent être utilisés, sans souffrance, dans les divers états de dyspepsie, de conseiller des aliments qui ne demandent au tube digestif qu'un minimum de travail, qui ne laissent que le moins possible de résidu nuisible.

C'est le difficile problème de la *digestibilité* des aliments et de leur digestibilité appliquée aux différents cas. Nous ne considérons pour le moment cette digestibilité que d'une façon générale.

Il faut bien avouer que l'on manque, à ce point de vue, de données certaines et précises. La classification des aliments qui résulte des sensations éprouvées pendant la digestion n'a rien de fixe ; elle varie suivant les individus, et ne peut par conséquent pas avoir de portée générale. Les observations faites sur des chiens sacrifiés en cours de digestion (Leven), sur des individus pourvus de fistules stomacales (Beaumont, Ch. Richet), les études faites sur des personnes qui vomissaient à volonté (Gosse), n'ont qu'une valeur restreinte. Ce sont des cas particuliers, l'expression de certaines individualités, rien de plus. Du reste, on n'a guère relevé de la sorte que la durée plus ou moins prolongée du séjour des aliments dans l'estomac. Il faudra des recherches longues et minutieuses, basées sur des formules chimiques d'une valeur certaine pour savoir quelque chose de précis à cet égard, non seulement chez l'individu sain, mais aussi chez le malade. C'est ce dernier qui intéresse surtout le médecin.

En attendant, les auteurs se sont contentés longtemps du tableau de digestibilité dressé par Leube. Leube, on le sait, vidait l'estomac par la sonde de 5 à 7 heures après le repas, et contrôlait ainsi *de visu*, non l'état chimique, mais l'état physique des aliments. Il a de la sorte dressé la liste suivante, que nous donnons, à titre de renseignement, pour ce qu'elle vaut. Les aliments y sont rangés par ordre décroissant de digestibilité.

Premier régime

Bouillon.
Viande dissoute (1) (par le procédé de Leube-Rosenthal).

(1) La solution de viande de Leube-Rosenthal se prépare de

Lait.
Œufs crus.
Biscuit.
Gâteaux anglais (sans sucre, variété Albert).
Eau.
Eaux gazeuses naturelles.

Deuxième régime

Cervelle de veau bouillie.
Ris de veau bouilli.
Poulet bouilli (jeune et sans la peau).
Pigeon bouilli.
Potage au tapioca.
Œufs à la neige.

Troisième régime

Bœuf cru (finement haché).
Jambon cru (finement haché).
Beefsteak (cuit superficiellement dans du beurre très frais).
Filet en pulpe.
Purée de pommes de terre.
Pain blanc rassis.
Café et thé au lait.

Quatrième régime

Poule rôtie.
Pigeon rôti.
Chevreuil, perdreau rôtis.
Rosbif froid.
Rôti de veau.
Saumon cuit à l'eau.
Macaroni.
Purée de riz.
Épinards finement hachés.
Asperges.
Pommes cuites à la vapeur.
Vin blanc et vin rouge très étendus.

Plus récemment, Penzold a résumé dans un intéressant travail et dans des tableaux synoptiques la longue série de recherches qu'il a fait faire à ses

la façon suivante : de la viande de bœuf finement hachée est mise à cuire dans la marmite de Papin pendant 24 à 36 heures, après addition d'acide chlorhydrique. On sature cet acide avant l'ingestion.

élèves sur cette question si importante de la durée du séjour des aliments dans l'estomac. Il a indiqué, en se basant sur les résultats obtenus, des régimes qu'il est intéressant de comparer à ceux de Leube. Ils sont, comme des précédents d'une digestion de plus en plus difficile, du premier au quatrième (1).

Premier régime

Bouillon : 250 grammes, préparé avec de la viande de bœuf maigre, peu ou pas salée, cuisson lente.
Lait de vache : 250 grammes, bien bouilli ou stérilisé, lait non écrémé (quelquefois avec adjonction d'un tiers d'eau de chaux, au besoin avec un peu de thé).
Œufs : 1 ou 2 crus, ou seulement chauffés, frais. Les œufs crus seront délayés dans du bouillon pas trop chaud.
Solution de viande : 30 à 40 grammes de solution de Leube-Rosenthal, n'ayant qu'une faible odeur de bouillon. A prendre par cuillerées à café ou mélangée à du bouillon.
Gâteaux (Albert) : 6, sans sucre, secs, mais bien mâchés et bien insalivés.
Eau : 125 grammes. Eau ordinaire ou eau gazeuse naturelle faiblement chargée d'acide carbonique.

Deuxième régime

Cervelle de veau : 100 grammes, bouillie, dépouillée de ses enveloppes, cuite de préférence dans du bouillon.
Ris de veau : 100 grammes, bouilli, bien épluché, cuit dans du bouillon.
Pigeon : un, bouilli, jeune, sans peau ni tendons, etc.
Poulet de la grosseur d'un pigeon. Pas de poulet gras. Mêmes recommandations.
Viande de bœuf crue, 100 grammes, finement hachée avec un peu de sel, dans le filet, à manger avec des gâteaux.
Saucisses de bœuf crues : sans assaisonnement, légèrement fumées.
Tapioca : 30 grammes, avec de la purée de riz.

Troisième régime

Pigeon cuit dans du beurre frais, jeune, sans sauce.
Poulet   id.   id.

---

(1) PENZOLD. *Deutches Archiv f. Klin. medic.*, 1893. Bd. 51. Hft. 6, p. 53.

Bifteck : 100 grammes, avec du beurre frais, à moitié cuit à l'anglaise, filet, bien battu, sans sauce.

Jambon : 100 grammes, cru, finement haché, légèrement fumé.

Pain au lait : 50 grammes.

Biscuit ou brezel.

Pommes de terre : 50 grammes, en purée.

Choux-fleurs : 50 grammes, cuits dans l'eau salée; n'employer que la fleur.

Quatrième régime

Chevreuil : 100 grammes, rôti, sans sauce relevée.

Perdreau rôti, sans lard, sans peau ni tendons.

Rosbif : 100 grammes, cuit rosé, battu, chaud ou froid.

Veau : 100 grammes, rôti.

Brochet, carpe, truite : 100 grammes, cuits dans l'eau salée, sans assaisonnement; enlever les arêtes avec soin.

Caviar : 50 grammes, cru, peu salé, caviar russe.

Asperges : 50 grammes, bouillies; les parties tendres seulement, avec du beurre peu fondu.

Riz : 50 grammes, en purée, bien cuit.

OEufs brouillés. Deux œufs avec un peu de beurre frais et de sel.

Omelette soufflée. Deux œufs avec 20 grammes de sucre; doit être bien soulevée; à manger de suite.

Compote de fruits : 50 grammes, fraîchement cuite à l'eau; dépouillée des pelures et des noyaux.

Vin rouge : 100 grammes, Bordeaux léger ou un vin analogue, légèrement chauffé.

Nous ne donnons pas les régimes de Leube et de Penzold pour qu'on les suive à la lettre; on y trouvera cependant des indications qui pourront être utiles dans un certain nombre de cas. Ils pourront être bons à consulter pour l'établissement d'un régime de convalescence ou dans certains cas de dyspepsie légère, surtout de dyspepsie sensitivo-motrice. Il est à remarquer qu'un assez bon nombre de mets sont mis au même rang par les deux auteurs, ce qui est de nature à inspirer plus de confiance.

Avant de passer en revue les principales substances dont devront faire usage les dyspeptiques, nous voulons indiquer un certain nombre des conditions que doivent remplir les aliments.

1° *Division*. — Ils devront être finement *divisés*.

2° *Quantité*. — Ils devront être en quantité suffisante, sans excès, et variés de façon à fournir à la nutrition les albuminoïdes, les hydrates de carbone et la graisse en quantité et en proportion convenables.

3° Ils devront être, autant que possible, *dépourvus de propriétés irritantes* pour les muqueuses de l'estomac et de l'intestin.

4° Les *produits toxiques* devront y être en quantité minime.

Examinons les raisons d'être de ces divers desiderata et les moyens de les réaliser.

1° *Division*. — La division des aliments a deux avantages principaux : elle met les substances alibiles plus intimement en contact avec les sucs digestifs ; elle rend plus facile le cheminement des aliments dans le tube digestif. Dans ces conditions, la masse des matières ingérées peut être moins considérable puisqu'elles sont mieux élaborées et que leur rendement utile est proportionnellement plus grand.

2° *Quantité*. — Les substances des trois ordres, réunies en proportions convenables, seront en quantité suffisante, sans excès. L'insuffisance absolue, l'insuffisance relative de l'une des substances fondamentales amènerait forcément une nutrition inférieure à la normale.

Quelquefois le problème est très difficile : il s'agit de trouver le moyen de faire pénétrer dans la circulation telle ou telle substance que le tube digestif ne digère que difficilement : par exemple, les hydrates de carbone dans l'hyperchlorhydrie, les albumines dans l'hypochlorhydrie.

Dans la plupart des cas de dyspepsie, en tout cas, la surcharge du tube digestif doit être évitée, car elle est, en terme général, une cause de stase et de fermentations anormales avec leurs fâcheuses conséquences.

C'est pour cela que, dans bien des cas, on est amené à diminuer beaucoup, sinon à supprimer complètement, les aliments qui présentent une gangue non digestible trop considérable. A cette variété appartiennent en particulier les légumes et les fruits verts très riches en cellulose. Ces aliments, s'ils ont dans quelques cas l'avantage d'être laxatifs, ont plus souvent encore l'inconvénient d'être encombrants et peu nourrissants.

3° *Suppression des éléments irritants*. — Les substances excitantes, inutilement irritantes pour l'estomac et l'intestin, doivent être supprimées. Les épices, les condiments et les liqueurs fortes en fournissent le meilleur exemple. Dans les diverses variétés de dyspepsie, il convient de restreindre au minimum l'usage des condiments. Le sel seul devrait être autorisé. En effet, dans toutes les dyspepsies, il faut tâcher d'éviter la production de la gastrite si elle n'existe pas encore, de modérer sa gravité, de permettre même sa guérison, si elle existe déjà. La préparation culinaire des aliments devra donc être simple, sans exclure cependant, autant que possible, l'agrément et la variété.

Le Dr Seurre (1) a donné à ce point de vue des conseils pratiques dont on pourra profiter.

---

(1) *Étude pratique sur les maladies de l'estomac*, 1885.

4° *Pauvreté en produits toxiques*. — Les produits toxiques d'origine fermentescible peuvent être nuisibles localement et à distance ; on cherchera donc à restreindre leur introduction et leur production dans l'estomac et l'intestin. La putréfaction développe beaucoup de ces produits : de là, l'élimination du gibier faisandé, de la charcuterie, des fromages forts, etc.

D'autres substances, non encore fermentées, présentent aux fermentations un milieu trop favorable et fournissent matière à des produits toxiques ou irritants : ainsi le sucre, les substances grasses.

La première place, en dehors du lait et des préparations spéciales dont nous nous occuperons plus loin, appartient donc à la viande, aux œufs, aux poissons, aux farines et aux purées : ce sont les seuls aliments qui restent après les éliminations que nous avons dû faire successivement.

Viande. — La viande, en vertu des desiderata précédents, ne sera pas trop grasse ; elle sera simplement préparée, fraîche et très divisée. Elle sera cuite ou crue. Nous parlerons plus loin de la poudre de viande, qui mérite d'être étudiée à part, à cause des conditions particulières de son administration. La *viande crue* peut être utile en particulier chez les convalescents, les anémiques, les chlorotiques, les neurasthéniques très affaiblis.

On se servira de viande de mouton ou de cheval qui, contrairement à la viande de bœuf, n'expose pas à prendre le tænia. Il y a plusieurs moyens de la préparer : on peut la faire passer au moulin américain, la hacher ou la gratter au couteau. Pour la hacher très fin, il faut tout d'abord la faire hacher grossièrement par le boucher qui enlèvera tout ce qu'il y a de blanc (graisse, tendons, aponévrose, vaisseaux), et la hacher de nouveau à la maison, à l'aide d'un hachoir à deux poignées. Il faut encore enlever avec soin tout ce qui est blanc. On peut, pour parfaire la préparation, la passer au mortier et au tamis.

Le *grattage* au couteau est encore préférable. On prend un morceau de gigot ou de culotte, et on le gratte sur une planche avec un couteau qui coupe mal, on retourne la viande de temps en temps, et on récolte la pulpe sur le bord d'un bol. Toutes ces préparations, pour être bien faites, demandent beaucoup de soin et d'attention. Le moulin à pulper a un peu l'inconvénient de dessécher la viande qui doit y être introduite coupée en petits morceaux et débarrassée de la graisse, des tendons, aponévroses, etc. Cette toilette doit toujours être faite ; on évite ainsi de livrer à l'estomac des substances rebelles à la digestion et qui le surchargent inutilement.

La viande crue pulpée pourra être prise de façons différentes : on peut la mettre dans du bouillon peu chaud, de façon à ne pas coaguler et durcir les fibres musculaires. On peut la donner aussi dans du tapioca léger ou mélangée à des purées. Chez les enfants, il est facile de l'administrer en l'incorporant à de la confiture. Chez la plupart des dyspeptiques, une pareille quantité de sucre ne serait pas sans inconvénient.

On peut, comme le conseille Seurre, faire cuire légèrement sur le gril la viande finement hachée et l'assaisonner faiblement. On peut aussi la faire passer à la poêle avec un peu de beurre ; c'est un mode de préparation que j'emploie souvent pour les convalescents de fièvre typhoïde.

Toutefois le procédé le plus communément applicable est le suivant, dû à Laborde. La viande, pulpée comme il vient d'être dit, est délayée dans un peu de bouillon *froid*. On y ajoute alors un peu de bouillon ou mieux de tapioca tiède. On peut se servir de bouillon ordinaire ou de bouillon dans lequel on a fait bouillir de la julienne ; ce bouillon, en tout cas, ne sera pas trop chaud, de façon à ne pas durcir la viande en provoquant la coagulation de l'albumine. On peut, au besoin, pour assaisonner, ajouter un peu de jus de viande ou de jus de tomate. On obtient ainsi une sorte de bouillie à la viande, homogène, d'un bel aspect et qui n'a rien de désagréable au goût.

Viande cuite. — On peut aussi pulper la viande cuite et varier ainsi beaucoup son administration : on peut employer le bœuf, le veau, le porc maigre, le mouton, le poulet ; ces différentes viandes peuvent être bouillies, rôties ou grillées. Elles peuvent être données seules, légèrement assaisonnées, ou dans des potages épais et des purées étendues, des œufs brouillés. Le jambon peut être préparé de la même façon ; cru ou cuit, mais surtout cru, il s'incorpore très bien aux œufs.

On voit qu'une cuisinière, quelque peu ingénieuse, peut varier beaucoup l'alimentation azotée, tout en ne donnant que des viandes pulpées, dont l'avantage est énorme sur les viandes non pulpées que la simple mastication ne divise jamais d'une façon aussi complète.

Ces viandes pulpées peuvent se combiner encore aux éléments du régime dit végétarien, dont nous parlerons plus loin. On verra que, dans les cas moyens de dyspepsie, il sera facile, avec le lait comme adjuvant, d'instituer des programmes alimentaires variés qui répondent aux conditions générales énumérées plus haut.

Viandes dissoutes. — Que dire des viandes dissoutes, du bouillon américain, avec ou sans adjonction d'acide chlorhydrique, et des peptones ?

Nous avons indiqué plus haut la préparation de la viande dissoute par le procédé de Leube-Rosenthal. Il existe beaucoup d'autres formules analogues que nous croyons inutile de reproduire ici.

Par la coction prolongée en vase clos, on dissout une certaine quantité de *gélatine*, qui serait, d'après les auteurs, utilisable en tant qu'albumine d'épargne.

Sans contester que ces bouillons gélatineux concentrés ne puissent avoir leur utilité, on ne doit y avoir recours que d'une façon passagère, quand on ne peut pas faire accepter des préparations meilleures, ou pour varier un régime monotone. Ils s'adressent plus aux convalescents qu'aux vrais dyspeptiques.

Les jus de viande n'ont qu'une très faible valeur nutritive, il ne faut pas se faire d'illusion à ce point de vue.

Peptones. — La plupart des peptones du commerce n'ont à peu près aucune utilité. Elles sont du reste d'une composition très variable ; généralement très acides. Souvent leur usage provoque des troubles digestifs, de l'intolérance, de la diarrhée.

Ce n'est pas à dire, cependant, qu'avec beaucoup de soin et une préparation très méticuleuse, on ne puisse parvenir à préparer des peptones réellement utiles. C'est surtout pour l'alimentation artificielle, par le rectum qu'elles pourraient servir.

Beaucoup de prétendues peptones ne sont guère que des extraits de viande déguisés ou mélangés de peptones vraies. Il est possible, comme nous le verrons plus loin, que la peptone puisse être utilisée comme médicament : elle exciterait vivement la motilité de l'estomac d'après J.-Ch. Roux.

Les *extraits de viande* n'ont à peu près aucune valeur alimentaire. Ils ne peuvent servir qu'à faire, d'une façon rapide, extemporanée, du bouillon ayant les qualités et les défauts du bouillon ordinaire. Peut-être pourraient-ils servir, comme le bouillon, d'aliment peptogène, si l'on admet la théorie bien connue de Schiff et de Herzen. D'après ces auteurs, le bouillon, peu nutritif par lui-même, servirait à recharger les glandes gastriques épuisées en propepsine ; il serait peptogène. De là, l'utilité possible du potage au commencement du repas. Il serait plus logique, d'après cette théorie, de prendre le bouillon un peu avant le repas.

Lait et ses dérivés. — Le lait est l'aliment dont doit se nourrir exclusivement le mammifère dans les premiers temps de sa vie ; c'est en conséquence un aliment complet, dont la composition varie d'une assez notable façon suivant les espèces.

Quelle est la quantité de lait nécessaire à l'alimentation d'un homme adulte ? Il est facile de l'établir, en comparant les chiffres du régime d'entretien à ceux que fournit l'analyse du lait.

La ration normale d'entretien doit contenir, en prenant les chiffres extrêmes indiqués par les divers auteurs :

    Substances albuminoïdes, de...... 100 à 120 gr..
    Substances grasses, de........... 48 à 55 —
    Hydrates de carbone, de.......... 375 à 500 —

(1) Il y aurait du reste lieu de rechercher, à l'aide de la technique actuelle, si cette théorie des substances peptogènes est exacte.

D'autre part, les différents laits ont, d'après le tableau donné par M. Gautier (1), en moyenne et en chiffres ronds, la composition suivante par litre, en grammes :

	Femme	Vache	Anesse	Chèvre
Substances albuminoïdes.	20	50	20	87
Substances grasses	45	40	15	85
Sucre de lait	70	55	58	27

Si l'on fait un calcul bien simple, on voit quel serait, en chiffres ronds, le nombre de litres nécessaire, avec ces différents laits, pour obtenir la quantité voulue de chacune des substances fondamentales qui doivent entrer dans la composition du régime normal :

	Femme	Vache	Anesse	Chèvre
Substances albuminoïdes.	5 à 6 lit.	2 à 3 lit.	5 à 6 lit.	1 lit. 50
Graisse	1,50	1,50	3	0,75
Sucre de lait	5 à 6	6 à 7	6 à 7	16 lit.

Si, avec le lait de vache, on ordonne 4 litres par jour, ce qui représente une dose assez souvent usitée, on obtient :

Substances albuminoïdes	200 gr.
Graisse	160 —
Sucre de lait	220 —

Il y a donc un notable excès de substances azotées, un excès considérable de substances grasses, et un déficit marqué d'hydrates de carbone. C'est avant tout, comme le dit G. Sée, un régime gras.

Avec 5 litres de lait, débarrassé des 2/3 de sa crème, il y aurait encore un excès de graisse et un déficit en hydrates de carbone. Le régime lacté pur ne peut donc être maintenu d'une façon prolongée chez un adulte, et surtout chez un adulte qui

(1) *Cours de chimie*, t. III, p. 711.

travaille, à cause de la quantité énorme de liquide qu'il oblige à prendre.

Il est possible, il est vrai, que les substances grasses remplacent partiellement les hydrates de carbone dans les oxydations et la dynamogénie, mais il faut pour cela qu'elles soient digérées et absorbées. Or, nous manquons de renseignements suffisants sur leur absorption et sur leur utilisation.

L'expérience de chaque jour démontre que le lait est un excellent agent de guérison dans un grand nombre de cas de dyspepsie. Nous devons chercher maintenant à nous rendre compte de cette bienfaisante action ; nous devons chercher à savoir clairement ce que nous pouvons et devons demander au lait.

Parvenu dans l'estomac, il se coagule. Cette coagulation, que l'on croyait due à l'acidité du milieu stomacal, peut se faire aussi, grâce à la présence d'un ferment spécial, étudié par Hammarsten. C'est le ferment lab des Allemands, la *présure*. La présure coagule le lait dans un milieu alcalin, aussi bien que dans un milieu acide. D'après les recherches de la plupart des auteurs, il semble qu'elle soit la dernière substance qui disparaisse lorsque la muqueuse de l'estomac est progressivement détruite par gastrite. C'est à cela peut-être que sont dus en partie les bons effets du régime lacté dans le cancer de l'estomac et dans certaines gastrites chroniques destructives.

On tend à attribuer une action particulièrement heureuse aux sels de chaux dans la digestion du lait. D'après Hammarsten, la présence de sels de chaux solubles est nécessaire pour que la coagulation de la caséine se fasse. Il y aurait là, d'après Arthus et

Pagès, une combinaison chimique particulière, formation d'un albuminate terreux. La présure gastrique agit dans un milieu alcalin ; or, il est probable que le lait introduit dans l'estomac n'est que très faiblement acide, et qu'il reste même alcalin assez longtemps lorsqu'il a été primitivement alcalinisé. La coagulation de la caséine a donc lieu ainsi sans intervention de l'acide lactique, ce qui peut être un avantage.

Il est très possible qu'à l'état normal, la digestion gastrique du lait se borne presque exclusivement à cette précipitation de la caséine, et qu'une faible partie seulement soit peptonisée dans l'estomac. Les auteurs sont loin d'être d'accord sur le temps que séjourne le lait dans cet organe ; il doit être très variable suivant les individus, mais il semble qu'il soit en général moins considérable que pour les autres aliments. Leube et Penzold, nous l'avons vu, mettent le lait dans un très bon rang, au point de vue de la digestibilité, c'est-à-dire, en somme, de la rapidité de sa disparition de l'estomac.

Le coagulum produit par la précipitation de la caséine est différent comme aspect suivant l'espèce de lait employé et suivant les individus examinés. Les caillots seraient plus gros avec le lait de vache qu'avec le lait de femme. Il est possible aussi que ces caillots restent plus gros chez les dyspeptiques, dont la motilité gastrique est affaiblie. Le lait tend à faire disparaître l'acide chlorhydrique libre qui, sans doute, se combine avec la caséine. Il agit donc un peu à la façon des alcalins ; de là, en partie, ses bons effets dans l'ulcère rond et l'hyperchlorhydrie.

Il est aussi fort peu excitant pour la muqueuse gastrique, ce qu'on pouvait supposer à priori, et ce qui se traduit par une moindre sécrétion chlorhydrique.

Il est vrai que la lactose qu'il renferme peut fermenter dans l'estomac et donner naissance à de l'acide lactique dont on retrouve facilement la réaction qualitative. Cet inconvénient peut être atténué et même supprimé par l'administration simultanée d'une dose plus ou moins considérable d'alcalins.

On a vu que le régime lacté complet a des inconvénients sérieux ; pour fournir à l'homme des aliments nutritifs en quantité suffisante, il faut donner une quantité excessive de liquide, et la dilatation de l'estomac peut en être la conséquence. Quand on n'administre que 3 à 4 litres de lait de vache, il y a déficit notable des hydrates de carbone. Le régime lacté, en principe, ne doit donc être qu'un régime passager.

Aliments dérivés du lait. — Le lait est la base d'un certain nombre de produits alimentaires particulièrement destinés à la cure des affections gastro-intestinales. Les principales des préparations de ce genre qu'on rencontre dans le commerce sont les suivantes :

Lait stérilisé ;
Lait condensé ;
Poudre de lait ;
Lait peptonisé et diastasé ;
Lait additionné de pancréatine ;
Koumys ;
Képhir.

Le *lait stérilisé* a paru réellement utile dans la cure de certaines diarrhées et surtout de certaines diarrhées infantiles (Sevestre, Comby, Hayem). Il n'y a pas de raison pour ne pas l'essayer également dans le traitement de la diarrhée des adultes, et, en particulier, de certaines diarrhées chroniques. Il serait logique de l'employer également dans la dilatation de l'estomac avec stase permanente et fermentations excessives, etc.

Le lait condensé et la poudre de lait trouveraient un emploi rationnel dans les mêmes cas que la poudre de viande, mais ils lui sont très inférieurs.

Le *koumys* et le *képhir* sont des laits fermentés dont on a beaucoup vanté l'usage, en particulier dans le traitement de la tuberculose ; ils ont été, le képhir surtout, très employés contre la dyspepsie. On se procure très facilement du képhir à Paris, et Hayem, qui en est grand partisan, en a fait une étude intéressante. En voici le résumé.

Le képhir est du lait fermenté à l'aide d'une levure spéciale très usitée parmi les peuplades du Caucase : c'est un mélange de levure et d'un bacille spécial. Le képhir de Paris, d'après l'analyse de Winter, renferme fort peu d'alcool, beaucoup d'acide carbonique, de 3 à 6 grammes pour 100 d'acide lactique, fort peu de lactose, et 7 à 8 grammes pour 1000 d'albumine ou de syntonine (albumine acide) par litre. Son acidité totale, 7 pour 1000, est due surtout à de l'acide lactique libre, et, vraisemblablement aussi, à de l'acide lactique en combinaison azotée.

Le képhir a été employé avec succès par Lépine, Weiss et O. Wyss, dans l'ulcère simple ; par Dujardin-Beaumetz, dans la gastrite alcoolique ; par Stern et Lœwenstein, dans le catarrhe stomacal. Hayem le considère comme le médicament de l'hypopepsie accentuée et de l'apepsie. Ce serait un excitant de la sécrétion et de la motilité gastriques. Lorsqu'il n'est pas utile, c'est que la muqueuse est fortement lésée. Nous l'avons nous-mêmes employé assez souvent avec succès.

Le képhir serait particulièrement indiqué en cas d'entérite chronique et surtout de diarrhée. Ses bons effets contre la diarrhée seraient attribuables à la forte proportion d'acide lactique qu'il renferme (Hayem). Son emploi amène volontiers la constipation.

Le képhir doit être donné à petites doses au début. A partir de deux bouteilles, on en donnera une aux repas, une partie en dehors des repas. On supprime les autres boissons à partir de trois bouteilles. On peut aller ainsi jusqu'à trois litres et plus.

Certains malades ne le tolèrent pas ; il ne conviendrait pas à ceux qui présentent une grande dilatation avec stase.

Poudres alimentaires. — La poudre de viande a été appliquée d'abord par Debove au traitement de la tuberculose pulmonaire. Les bons résultats qu'il a obtenus par le gavage à la sonde, même dans des cas où il y avait des signes de dyspepsie, l'ont amené à employer également la poudre de viande et les poudres alimentaires contre la dyspepsie primitive. Les résultats ont été également très bons.

La poudre de viande réunit en effet toutes les qualités requises pour l'alimentation azotée des dyspeptiques. La viande est finement divisée, débarrassée de la gangue rebelle à la digestion. Elle est très nutritive sous un petit volume, car elle représente à peu près quatre fois son poids de viande crue (1).

---

(1) Yvon. Sur les poudres de viande (*Bullet. de thérapeut.*, 15 janvier 1884).

Le commerce fournit couramment plusieurs types de poudre de viande. Elles ont toutes, plus ou moins, le même inconvénient : elles présentent une odeur assez désagréable, qui rend difficile l'ingestion directe de la poudre carnée, à peu près impossible son usage prolongé, malgré les procédés employés pour masquer cette odeur.

La poudre de viande du commerce doit donc être donnée le plus souvent par le tube œsophagien. Les malades dociles se soumettent facilement à cette manœuvre qui, avec un peu d'habitude, s'exécute très rapidement. Ils n'ont pas à s'en repentir, car la poudre de viande produit d'excellents effets dans presque tous les types de dyspepsie (1).

Les recherches que nous avons faites avec Rémond (de Metz) dans le laboratoire de Debove, à l'hôpital Andral, nous ont permis de comprendre le mécanisme de cette action bienfaisante. La poudre de viande délayée ne produit sur la muqueuse gastrique qu'une excitation extrêmement faible ; chez les mêmes individus, à temps égal, la quantité d'acide chlorhydrique sécrétée est beaucoup moins considérable avec la poudre qu'avec du pain. Quand on a ajouté des alcalins, on sature facilement cette petite quantité d'acide, et il semble qu'on supprime ainsi à peu près complètement la digestion stomacale. Le régime lacté et la poudre de viande, habituellement combinés, sont donc avant tout pour la muqueuse un régime de repos. C'est le contraire de l'action attribuée au képhir.

Pour être donnée par la sonde, la poudre de viande

---

(1) G.-M. Debove et Rémond (de Metz). Lavage de l'estomac (*Biblioth. méd. Charcot-Debove*, p. 191 et suiv.).

doit être délayée, soit dans de l'eau, du lait ou du bouillon, assez pour pouvoir passer dans le tube sans arrêt, sans thrombose. Pour cela il faut aller doucement au début, mouiller lentement la poudre dans un bol en écrasant les grumeaux avec une cuiller ; on peut verser rapidement dès que toute la dose de poudre a été ainsi complètement humectée.

Suivant le conseil donné par Dujardin-Beaumetz, on peut aussi indiquer aux intéressés la façon de faire de la poudre de viande fraîche. On fait sécher de la pulpe de viande crue ou bouillie au bain-marie ; puis, lorsqu'elle est devenue sèche et jaune, on la passe deux fois au moulin à café : une première fois le moulin est peu serré, serré davantage la seconde. La poudre ainsi obtenue a une bonne odeur de rôti et une saveur agréable.

On a fait aussi de la poudre de lait (Debove), elle n'a pas eu le succès de la poudre de viande.

Ce même principe de la division à l'extrême des aliments a été appliqué aussi aux féculents. On trouve dans le commerce des farines de tout ordre : pois, lentilles, haricots, riz, etc. En Allemagne les médecins spécialistes vantent beaucoup les farines d'avoine et d'orge. Ces diverses farines sont souvent très utiles ; elles doivent naturellement être employées cuites. Elles permettent de faire des potages épais ou des purées ; elles peuvent servir à combler le déficit en hydrocarbures que laisse l'emploi exclusif du lait et de la poudre de viande. Elles peuvent être introduites par le tube en même temps que la poudre de viande. La chose est moins souvent nécessaire que pour celle-ci.

La fameuse revalescière doit son succès à l'application de ce principe ; elle le devrait aussi, dit-on, à ce que, faite avec des lentilles et d'autres graines en voie de germination, elle renfermerait une certaine quantité de diastase, et que cette diastase favoriserait la transformation des substances amylacées en glucose. On profiterait ainsi d'une sorte de digestion due à la germination.

C'est ce même avantage qu'on a essayé d'utiliser en employant le malt, produit de l'orge germé et ses dérivés.

L'emploi de ces farines de graines germées est très utile parfois; mais on doit le surveiller à cause de la facilité avec laquelle elles subissent dans l'estomac la fermentation acide lorsqu'il y a un certain degré de stase alimentaire.

Les médecins allemands recommandent beaucoup pour les dyspeptiques les soupes très cuites d'orge et d'avoine. La substance gluante qui prend naissance par la coction de ces graines aurait la propriété de fournir à la muqueuse stomacale une sorte d'enduit protecteur. Telle est la théorie, les résultats pratiques seraient en tous cas excellents. Ces aliments seraient interdits aux malades qui ont des renvois acides, du pyrosis, des crampes gastriques douloureuses (Boas) (1).

Régime végétarien. — Voici la formule qu'en donne Dujardin-Beaumetz (2) :

Le malade se nourrira exclusivement d'œufs, de féculents, de légumes verts, et de fruits.

A. Œufs sous toutes les formes : œufs à la coque, œufs brouillés, omelette, crème, etc.

---

(1) Diät. und Wegw. f. Magenkranke.
(2) Traitement des maladies de l'estomac, p. 140.

B. Les féculents seront à l'état de purées : purées de pommes de terre, de haricots, de lentilles, racahout, farine lactée, chocolat, revalescière, bouillie au gruau de blé, de riz, d'orge, de maïs, d'avoine ; panades passées ; riz sous toutes les formes, pâtes alimentaires, nouilles et macaroni.

C. Tous les légumes verts sont autorisés. Purées de carottes, de navets, de julienne, salades cuites, épinards, etc.

D. Les fruits seront en compote ; la pâtisserie est autorisée.

Le pain est permis.

Comme boisson, boire de la bière, soit à l'extrait de malt coupé avec de l'eau d'Alet, soit encore avec du lait. Le vin pur et les liqueurs sont défendus. »

Le régime dit végétarien est donc en réalité assez complexe : c'est un régime mixte d'où la viande est exclue. Si l'on a soin de ne prescrire que des légumes verts cuits et en purée, si l'on proportionne convenablement ces différents éléments, ce régime peut être excellent dans certains cas, chez certains neurasthéniques fatigués d'un régime trop succulent, trop riche en azote ; chez des dyspeptiques sensitivo-moteurs avec constipation tenace et surtout des artérioscléreux qui présentent de la petite urémie chronique.

Bardet et d'autres auteurs [1] l'ont vanté contre l'hyperchlorhydrie. Il s'agissait sans doute, dans les cas où ce régime a produit de bons résultats, d'une hyperchlorhydrie peu accentuée, sans hypersécrétion et sans stase permanente, car, dans ce cas, les féculents sont mal digérés dans l'estomac à cause de

---

[1] *Société de thérapeutique*, novembre 1892.

l'acidité excessive : ils y séjournent, s'y gonflent et augmentent encore les propriétés irritantes du contenu stomacal pour la muqueuse. D'après notre expérience personnelle, le régime végétarien est très mal toléré dans l'hyperchlorhydrie avec hypersécrétion continue et stase.

Ce régime serait plutôt indiqué dans les cas d'hyperacidité organique sans stase gastrique accentuée. Il y aurait du reste lieu de le graduer et d'ajouter au lait et aux œufs, qui en forment la base, successivement, au fur et à mesure de l'amélioration obtenue, des féculents en bouillie, en purée, et enfin des légumes verts cuits et passés.

Ceux-ci peuvent prédominer, chez les malades atteints surtout d'atonie intestinale et de constipation.

Cures diverses. — *Cure de raisin.* — La cure de raisin est surtout usitée en Allemagne et en Suisse. On l'emploie aussi dans quelques localités françaises, mais il est évident qu'on pourrait l'organiser dans beaucoup d'autres. Le raisin doit être mangé à la vigne même ; c'est que l'élément climatothérapique, la cure de campagne, est tout aussi importante que la cure de raisin elle-même. Le raisin doit être bien mûr et n'avoir pas une enveloppe trop dure, on la rejette du reste ainsi que les pépins. On fait prendre ainsi de 500 grammes à 5 et 6 kilogrammes de raisin, progressivement, en trois ou quatre fois par jour. On observe au début de véritables phénomènes de surcharge gastro-intestinale et d'indigestion, une légère action purgative. Pendant la durée de la cure, on prescrit une alimentation légère.

La cure de raisin paraît convenir surtout aux malades qui ont tendance à l'obésité, à la pléthore, et, en même temps, à la constipation.

La *cure de petit-lait* est une cure très analogue à la cure de raisin. Le petit-lait renferme, en effet, comme le jus de raisin, du sucre, des substances albuminoïdes et des sels, mais en quantité notablement supérieure. Elle est assez usitée en Suisse et en Allemagne. Elle présente en somme à peu près les mêmes propriétés et, par conséquent, les mêmes indications que la cure de raisin.

Boissons. — La question des boissons présente une grande importance dans le traitement comme dans la pathogénie des dyspepsies ; malheureusement on doit se baser, pour déterminer leur rôle dans ce double sens, sur des présomptions beaucoup plus que sur des faits scientifiquement relevés et définitivement acquis.

Alcool. — Quelle est l'influence de l'alcool et des boissons alcooliques sur la digestion ? Dans quelle mesure peut-on en permettre l'usage dans la dyspepsie, et sous quelle forme ?

Les anciens auteurs étaient divisés sur ce point. Les uns admettaient que l'alcool augmentait la sécrétion du suc gastrique et favorisait la digestion ; pour les autres, comme Cl. Bernard, cela n'était vrai que pour les faibles doses, pour des boissons peu chargées en alcool. D'autres enfin croyaient l'action de l'alcool toujours malfaisante.

On trouvera plus loin un résumé assez étendu des expériences faites pour étudier l'action de l'alcool sur la digestion.

Faut-il en donner aux dyspeptiques, et dans

quelle mesure? En tout cas, il faut en donner peu, et sous une forme diluée. Il ne faut pas le laisser prendre à jeun, pas plus qu'aucune boisson fermentée forte. Il faut en supprimer l'usage dans le cas d'excitation sécrétoire ou de gastrite évidente, en particulier dans la gastrite et la gastro-entérite d'origine éthylique.

L'alcool, sous forme de cognac, d'eau-de-vie, de rhum, et fortement dilué, est peut-être la boisson alcoolique la mieux tolérée, la plus inoffensive.

Cela ne s'applique naturellement qu'à l'alcool de vin et non aux alcools du commerce si souvent adultérés à l'aide d'alcool de fabrication industrielle. Malheureusement, il devient de plus en plus difficile de se procurer des alcools légitimes, vierges de toute fraude, et cela est déplorable à tous égards.

Vin. — Un des rares points sur lequel tout le monde soit d'accord, ou à peu près, dans la question des dyspepsies et de leur genèse, c'est l'action nocive du vin rouge dans le plus grand nombre des cas. Son usage doit être suspendu ou même supprimé définitivement dans tous les cas de dyspepsie un peu accentuée. Il suffit souvent de modifier la boisson pour obtenir une amélioration notable. Par contre, tout ce qu'on fait comme traitement échoue souvent lorsqu'on n'interdit pas le vin pur. Il est possible que cette action nocive du vin soit attribuable surtout à son acidité élevée (5 à 6 pour 1000).

Vin blanc. — Le vin blanc, et particulièrement le vin blanc coupé d'eau, peut souvent être substitué avec avantage au vin rouge. Il doit être pris malgré cela en quantité très mesurée.

Bière. — On peut, dans le même but, utiliser la

bière. Il faut choisir une bière très légère, pauvre en alcool, ou couper d'eau une bière plus forte. On sait que les bières venues d'Allemagne sont souvent additionnées d'une assez notable quantité de salicylate. On trouve maintenant dans le commerce des bières stérilisées par la pasteurisation; avec elles on n'a pas la crainte d'introduire de levure vivante dans l'estomac.

Eaux de table. — L'eau pure de bonne qualité est la meilleure des boissons. Elle n'a qu'un inconvénient: on en fait difficilement accepter l'usage exclusif à des personnes accoutumées à la saveur et à l'excitation des boissons fermentées.

Les eaux de table (1) sont des eaux à peu près indifférentes au point de vue de leur minéralisation. Leur grand avantage est leur pureté bactériologique. La présence de sels alcalins et d'une quantité plus ou moins considérable d'acide carbonique donne à quelques-unes d'entre elles une saveur agréable. Elles excitent légèrement l'appétit, et peut-être aussi la digestion gastrique. Il n'est cependant pas sans inconvénient de faire un usage trop prolongé des eaux gazeuses naturelles. Il faut se défier bien plus encore des eaux gazeuses artificielles. Toutefois, en les faisant prendre par périodes plus ou moins longues, on les utilisera dans des cas de dyspepsie atonique d'intensité moyenne. C'est un moyen excellent de stimuler l'appétit et la digestion. Il faudra veiller à ce que ces eaux ne soient pas prises en quantité exagérée, ce qui est un danger de leur usage.

Boissons chaudes. — Peu partisan du régime sec,

(1) C. PAUL et P. RODET. *Les Eaux de table.* Paris, 1892.

convaincu cependant que la quantité des boissons doit être modérée dans bien des cas, je résous la question, en ordonnant aux malades l'usage des boissons chaudes : c'est une façon de faire que j'ai empruntée à la pratique de G. Sée. J'ai presque toujours eu grandement à m'en louer.

Les boissons seront prises chaudes, aux repas, à l'exclusion totale de toute espèce de boisson froide.

Le but est de faire accepter de l'eau chaude, non pas tiède, mais réellement chaude. Il faut l'aromatiser pour la rendre supportable.

Le thé léger chaud, légèrement sucré, est en général accepté volontiers. Quelques personnes ne peuvent en prendre, le soir surtout, sous peine d'agitation et d'insomnie. On peut alors donner du grog léger, légèrement sucré, fait avec du cognac ou du rhum, que l'on peut faire préalablement brûler pour les débarrasser de leur alcool.

On peut encore utiliser certaines infusions : infusion de camomille, de fleurs de tilleul, de feuilles d'oranger, etc., au goût des malades.

Les boissons chaudes nous paraissent avoir plusieurs avantages sérieux.

Tout d'abord, leur usage exclusif modère la quantité de liquide ingéré ; en second lieu, elles ont une action calmante sur la douleur, sur l'hyperesthésie stomacale ; enfin il est probable qu'elles stimulent la motricité, en excitant directement les fibres musculaires lisses. La chaleur, en effet, provoque la contraction des fibres musculaires lisses des divers systèmes ; c'est ainsi qu'on traite les métrorrhagies par des injections chaudes. Du reste, des expériences physiologiques tendent à démontrer qu'il en est de même pour le tube digestif.

D'après les recherches faites par Linossier, de Vichy, l'eau tiède a une action calmante sur l'estomac (38°). L'eau très chaude (50 à 60°) excite la motricité sans exciter la sécrétion chlorhydrique, propriété qu'il serait tout naturel de mettre à profit chez les hypersécréteurs hyperchlorhydriques.

En tout cas, l'expérience de tous les jours montre les bons effets des boissons chaudes. Aussi est-on arrivé à ne pas s'arrêter aux objections théoriques qu'on a pu faire contre leur emploi.

TROISIÈME PARTIE

THÉRAPEUTIQUE
DES PRINCIPALES FORMES CLINIQUES
DE LA DYSPEPSIE
ET DES PRINCIPAUX ÉLÉMENTS SYMPTOMATIQUES
DES MALADIES DE L'ESTOMAC

L'observation clinique, armée des moyens d'étude que nous avons indiqués, amène à reconnaître dans les états morbides du tube digestif des éléments symptomatiques nombreux. Nous aurions pu prendre ces symptômes les uns après les autres, et indiquer le mode d'intervention thérapeutique qu'ils réclament individuellement. Ce plan analytique serait fastidieux et nous amènerait à de nombreuses et inutiles répétitions. On perdrait de vue l'ensemble et on se noierait dans le détail.

Il vaut mieux considérer, non des symptômes, mais des *complexus symptomatiques* susceptibles de se présenter isolément, et de constituer ainsi des *formes cliniques de dyspepsie*, ou encore de se rencontrer comme l'expression secondaire de maladies ou de lésions définies.

Les états dyspeptiques (1) se divisent en deux

---

(1) Albert MATHIEU. *Traité de médecine*, t. III. — A. MATHIEU et RÉMOND (de Metz). *Soc. méd. des hôpitaux*, 1891-92.

grandes catégories, suivant qu'il y a ou non exagération de la sécrétion chlorhydrique. Cette exagération de la sécrétion acide de l'estomac a reçu la dénomination commode d'*hyperchlorhydrie*.

L'hyperchlorhydrie dans la majorité des cas où elle se présente explique la modalité des phénomènes douloureux et la pathogénie des principales complications ; elle fournit au traitement des indications très importantes.

Quand il n'y a pas hyperchlorhydrie, ce qui importe le plus, c'est l'hyperesthésie de l'estomac et la viciation de la motricité.

Très souvent l'estomac et l'intestin, parallèlement atteints, réagissent simultanément, chacun à sa façon.

Rarement ce qui domine, c'est l'exagération *coordonnée* de la motricité ; le plus souvent, il y a insuffisance ou incoordination.

Un des principaux chapitres de cette étude de la dyspepsie portera le titre de *dyspepsie sensitivo-motrice*. Nous préférons actuellement cette expression à celle de dyspepsie nervo-motrice que nous avons jusqu'ici employée, parce que, moins entachée de dogmatisme, elle nous semble indiquer plus nettement les deux maîtres symptômes qui caractérisent la catégorie de faits à laquelle nous l'appliquons : l'hyperesthésie stomacale et la viciation de la motricité.

C'est à elle qu'appartient peut-être le plus grand nombre des malades de cet ordre. Nous plaçant surtout au point de vue de la clinique et de la physiologie générale, nous aurons surtout en vue, en rédigeant ce chapitre, le complexus symptomatique dans son ensemble, sans beaucoup nous inquiéter, par exemple, de savoir quel est le rôle de la gastrite dans sa pathogénie. Aussi ce que nous dirons pourra-t-il s'appliquer souvent à des états de dyspepsie secondaire ou symptomatique.

L'insuffisance de la sécrétion accompagne souvent l'insuffisance et le désordre de la motilité : nous aurons soin d'en tenir compte.

Quand l'insuffisance de la motricité gastrique est portée très loin, il y a *stase stomacale*, et, en vertu même de la stase et de l'hypochlorhydrie, tendance aux fermentations anormales. C'est la *dilatation permanente* de l'estomac qui va souvent avec l'hyperacidité organique et plus souvent encore avec un degré plus ou moins marqué, permanent ou passager de *sténose pylorique*.

L'*antisepsie de l'estomac* trouvera tout naturellement place après le traitement de la dilatation. Ce chapitre sera complété par l'étude consacrée à l'antisepsie de l'intestin dans le second volume ; nous pensons, du reste, que l'antisepsie intestinale a, d'une façon générale, beaucoup plus d'importance que l'antisepsie stomacale.

Ici viendra logiquement aussi une courte étude sur la pathogénie et la thérapeutique de la *flatulence stomacale*.

L'élément *douleur* résulte le plus souvent de l'hyperesthésie de l'estomac ; il a une importance considérable. Sans l'hyperesthésie qui les accompagne, beaucoup de troubles de la digestion passeraient inaperçus pour le malade, et le rôle du médecin doit se borner souvent à transformer des dyspepsies douloureuses en dyspepsies latentes.

Le traitement de la douleur sera l'objet d'une

étude particulière dans laquelle figureront la *gastralgie* et les *crises gastriques*.

Le traitement du *vomissement* sera exposé dans un chapitre particulier : inutile de justifier son établissement.

En ajoutant aux chapitres précédemment indiqués le traitement des *hémorrhagies* et la *médication apéritive*, nous pouvons dresser le programme suivant :

Hyperchlorhydrie ;

Dyspepsie nervo-motrice (ou mieux sensitivo-motrice) avec ou sans hypochlorhydrie ;

Dilatation avec stase permanente de l'estomac ;

Antisepsie stomacale ;

Flatulence stomacale ;

Phénomènes douloureux, crises gastriques ;

Médication apéritive ;

Vomissements ;

Hémorrhagies stomacales.

Encore une fois, la division que nous venons d'adopter repose exclusivement sur la physiologie et la séméiologie pathologiques. Elle ne tient nullement compte de l'existence ou de l'absence d'une lésion anatomique. Dans bien des cas, du reste, il n'y a rien de plus malaisé que de décider, pour prendre de nouveau cet exemple, s'il y a ou s'il n'y a pas gastrite, si la gastrite est ou non la cause première de tout le mal, ou s'il faut accuser tout d'abord un état préalable de névropathie.

Chemin faisant, on tiendra compte, dans la mesure du nécessaire, des enseignements qu'apporte l'anatomie pathologique à la thérapeutique : dans la présente partie de cet ouvrage, nous n'avons guère à nous en soucier.

Nous aurons ainsi exposé le traitement de ce

qu'on appelait autrefois la dyspepsie essentielle.

L'exposition préalable de la thérapeutique qui convient aux principaux *complexus dyspeptiques* nous permettra d'abréger beaucoup les chapitres relatifs aux *maladies* dans lesquelles nous retrouverons encore les mêmes éléments symptomatiques ; mais là il intervient un autre facteur, la lésion, qui peut donner dans l'ensemble pathologique une note plus importante que l'état dyspeptique correspondant. C'est ainsi, par exemple, que dans le cancer de l'estomac, la lésion anatomique elle-même a plus de gravité que l'hypochlorhydrie et l'insuffisance de la motricité.

Cela, toutefois, a plus de valeur pour le pronostic que pour la thérapeutique. Le plus souvent, les indications thérapeutiques qui résultent d'un symptôme ou d'un ensemble de symptômes restent les mêmes dans des états morbides de cause et de nature différentes.

CHAPITRE PREMIER

Hyperchlorhydrie.

Définition. — L'hyperchlorhydrie, c'est l'excès de l'acide chlorhydrique dans le suc gastrique ; ce n'est pas une maladie, c'est un symptôme commun à des états morbides différents.

Nous ne voulons pas discuter ici la nature de l'hyperchlorhydrie. Les recherches anatomo-pathologiques de Korkzinski et Gluzinski, mais surtout d'Hayem et de ses élèves, sont venus confirmer l'hypothèse des physiologistes sur le rôle des cellules bordantes des glandes de la muqueuse stomacale ; ce sont elles qui sécrètent l'acide chlorhydrique.

Dans les hyperchlorhydries de longue durée, on trouve une augmentation notable du nombre et du volume de ces éléments cellulaires ; ce serait pour Hayem une véritable gastrite parenchymateuse souvent accompagnée d'un degré plus ou moins marqué de gastrite interstitielle.

Il est impossible de refuser, malgré cela, un rôle important à l'innervation dans la sécrétion chlorhydro-peptique. Sans aller jusqu'à admettre que le trouble fonctionnel suscite la lésion, ce qui est possible, mais non démontré encore, on est en droit d'admettre qu'une viciation de l'innervation ou de l'excitabilité nerveuse pourra se traduire par une sécrétion chlorhydrique exagérée. L'hyperchlorhydrie, toutefois, ne pourrait pas se produire si dans l'appareil glandulaire les cellules bordantes avaient beaucoup diminué de nombre, et, à plus forte raison, si elles avaient complètement disparu.

Dans les faits qui correspondent au syndrome de Reichmann, c'est-à-dire à l'hypersécrétion continue avec stase, il y a toujours, semble-t-il, gastrite et multiplication des cellules bordantes. Peut-être n'en est-il pas de même dans l'hyperchlorhydrie simple.

Quoi qu'il en soit, qu'il y ait gastrite ou non, la susceptibilité personnelle du sujet joue un rôle considérable dans la production des manifestations douloureuses, et cette susceptibilité est régie avant tout par la modalité de son innervation, par son état plus ou moins accentué de névropathie. Qu'il y ait gastrite ou non, ce qui règle les indications thérapeutiques, ce sont les principaux facteurs de la physiologie pathologique. La lésion de la muqueuse par elle-même n'entraîne jusqu'à présent aucun mode particulier d'intervention; on ne traite pas la gastrite, on traite l'hypersécrétion chlorhydrique; l'hyperesthésie de l'estomac, et, s'il y a lieu, la stase gastrique.

Si l'hyperchlorhydrie est une au point de vue chimique, au point de vue clinique, il y a des *hyperchlorhydriques*. On peut distinguer les types cliniques suivants :

a) Hyperchlorhydrie latente ;

b) Crises gastriques avec hyperchlorhydrie ;

c) Hyperchlorhydrie discontinue à paroxysmes douloureux éloignés;

d) Hyperchlorhydrie discontinue à paroxysmes quotidiens, provoqués par l'ingestion des aliments ou la faim ;

e) Hyperchlorhydrie continue avec stase (maladie de Reichmann);

f) Hyperchlorhydrie compliquée de sténose mécanique du pylore;

g) Hyperchlorhydrie compliquée d'ulcère rond.

a) **Hyperchlorhydrie latente.** — Dans l'hyperchlorhydrie latente, l'hypersécrétion est le seul phénomène que l'on puisse relever. Les hyperchlorhydriques de cette catégorie ne souffrent pas. Ils ont bon appétit, digèrent bien, se portent bien ; c'est à se demander si l'on doit réellement les considérer comme des malades.

Quelques-uns d'entre eux cependant ont tendance à souffrir de l'estomac lorsqu'ils commettent des excès de table, quand ils prennent des boissons, des aliments irritants, des mets fortement épicés, des liqueurs alcooliques par exemple.

Parfois les sensations éprouvées sont paradoxales, et, d'après les phénomènes subjectifs, on croirait beaucoup plutôt à l'hypochlorhydrie et à la dyspepsie sensitivo-motrice qu'à l'hyperchlorhydrie.

Ces faits d'hyperchlorhydrie latente sont très intéressants : ils montrent qu'il ne suffit pas d'avoir de l'hypersécrétion chlorhydrique pour souffrir, qu'il faut encore présenter un certain degré d'excitabilité sensitive de l'estomac.

Dans beaucoup de cas, tout ce qu'on peut faire pour le traitement de l'hyperchlorhydrie, c'est de la ramener à l'état latent, c'est de supprimer la douleur en calmant l'hyperesthésie stomacale.

On aurait tort de conclure de ce qui précède, qu'il n'y a pas lieu de traiter l'hyperchlorhydrie latente. Il convient de soumettre les malades à un régime alimentaire qui supprime les irritations inutiles ; nous dirons plus loin en quoi devra consister leur alimentation.

b) **Crises gastriques avec hyperchlorhydrie.** — Le type est fourni par les crises tabétiques.

Les tabétiques ne sont pas forcément des hyperchlorhydriques ; ils sont tout aussi souvent hypochlorhydriques. Les tabétiques hyperchlorhydriques dans l'intervalle des crises, ont seuls des vomissements hyperchlorhydriques au moment de leurs crises ; cependant il arrive que, surtout au début de l'accès, l'acidité chlorhydrique des matières vomies se trouve supérieure à celle du liquide contenu dans l'estomac au cours de la digestion. Ce n'est pas ici l'hypersécrétion acide qui est le phénomène principal, mais la *crise* nerveuse.

La crise gastrique avec hyperchlorhydrie ne réclame pas un traitement qui diffère de celui de la crise avec hypochlorhydrie ; nous pouvons donc renvoyer au chapitre consacré plus loin aux crises gastriques.

Des crises analogues peuvent se rencontrer chez les paralytiques généraux, chez de simples névropathes : neurasthéniques, hystériques, migraineux, etc. On les voit aussi parfois se produire chez des malades atteints de rein mobile. Dans tous les cas, pendant l'accès, le fait de l'hyperchlorhydrie ne réclame pas de traitement particulier.

Les vomissements nerveux de Leyden et la gastroxynsis de Rossbach seront naturellement rapprochées des crises gastriques.

c) **Hyperchlorhydrie discontinue à paroxysmes douloureux éloignés.** — Sous l'influence de chagrins, de fatigues, d'excès de coït, d'excès alimentaires, des malades atteints d'hyperchlorhydrie latente ou peu marquée peuvent présenter des paroxysmes douloureux plus intenses, quelquefois avec vomissements. Chez les névropathes, l'aspect peut être très analogue à celui des crises gastriques avec hyperchlorhydrie. La suppression des causes occasionnelles, le repos, une alimentation peu irritante, convenablement choisie, quelques calmants anodins peuvent suffire pour que les phénomènes douloureux disparaissent au bout de quelques jours.

De l'hyperchlorhydrie compliquée d'ulcère rond, il sera question à propos de l'ulcère rond : il ne nous reste donc ici à considérer que deux grands ordres de faits :

L'hyperchlorhydrie discontinue avec paroxysmes quotidiens provoqués par l'ingestion des aliments ou la faim ;

L'hyperchlorhydrie continue avec stase : elle comprend des cas dans lesquels il y a et d'autres dans lesquels il n'y a pas retrécissement matériel du pylore.

d) **Hyperchorhydrie discontinue avec paroxysmes quotidiens provoqués par l'ingestion des aliments ou la faim.** — C'est une forme clinique très commune ; elle nous servira à exposer les principales indications du traitement de l'hyperchlorhydrie et à étudier les moyens de les remplir.

A l'état normal, pendant la digestion du repas d'épreuve d'Ewald, l'acidité de l'estomac ne dépasse pas au maximum 1,80 à 2 pour 1000 environ. Chez les hyperchlorhydriques, elle peut s'élever notablement au delà ; elle peut atteindre 2,50 à 3 pour 1000 et même plus. Ce qui caractérise l'hyperchlorhydrie, c'est que cette hyperacidité est due surtout à un excès d'acide chlorhydrique libre ou combiné.

On peut trouver, par exemple, un total de 3 à 3,50 et plus d'acide chlorhydrique libre et d'acide chlorhydrique combiné. Ce total est ce que Hayem et Winter appellent la *chlorhydrie;* l'expression est commode et utile.

Les malades ont souvent des phénomènes très analogues à ceux de la dyspepsie sensitivo-motrice simple : pesanteur, malaise après les repas, flatulence, renvois, constipation ; mais ils ont tendance à avoir, plus que les dyspeptiques sensitivo-moteurs, des douleurs tardives, survenant trois à cinq heures après le repas. Toutefois, dans l'hyperchlorhydrie simple, intermittente, ils se débarrassent complètement du contenu de leur estomac dans l'intervalle des repas ; ils n'ont ni hypersécrétion continue ni stase permanente.

L'hyperchlorhydrie simple peut se rencontrer dans divers états morbides chez les neurasthéniques et des névropathes de divers ordres, chez les chlorotiques, chez les alcooliques, dans la gastrite, plus rarement, exceptionnellement même, dans le cancer de l'estomac, etc. Enfin, elle est probablement, dans bien des cas, le premier degré de l'hypersécrétion continue.

Dans certains cas, l'hyperchlorhydrie est *tardive;* le suc gastrique pris une heure après le repas d'épreuve d'Ewald renferme un chiffre élevé de chlore total et de chlorures fixes, mais peu d'acide chlorhydrique ; au bout d'une heure et demie ou deux heures, on y rencontre une quantité élevée d'acide chlorhydrique libre ; c'est une variété qu'il faut savoir reconnaître. Il importe, pour cela, de faire une extraction *tardive* du contenu stomacal.

e) **Hyperchlorhydrie continue avec stase.** — Cette

forme de l'hyperchlorhydrie est aussi désignée sous l'appellation de maladie de Reichmann, du nom de l'auteur qui l'a le premier séparée des autres formes cliniques de la dyspepsie : ce qui domine les manifestations morbides, c'est l'hypersécrétion continue et la stase permanente. Il vaudrait beaucoup mieux dire syndrome de Reichmann, car ce complexus peut se rencontrer dans des conditions différentes.

Il y a sécrétion continue d'un suc gastrique qui renferme une proportion exagérée d'acide chlorhydrique. Cet acide est combiné avec des substances albuminoïdes tant qu'il y en a dans l'estomac; il est libre lorsqu'il ne trouve plus à se combiner, peu importe, en somme. Il n'y a, en effet, aucune utilité à distinguer des formes différentes suivant que l'HCl est libre ou combiné. On voit, du reste, souvent chez le même individu, à des repas d'épreuve différents, se succéder l'hyperchlorhydrie avec HCl libre ou combiné.

A une époque tardive de la maladie, lorsque la muqueuse présente des lésions destructives étendues, l'hypersécrétion persiste, mais l'hyperchlorhydrie diminue ou disparaît insensiblement. On peut alors trouver, dans le suc gastrique, une quantité exagérée de chlorures fixes, sécrétées par une muqueuse dont les glandes sont devenues incapables d'élaborer l'HCl.

Dans les cas accentués de maladie de Reichmann, on trouve le matin à jeun un liquide chargé de particules alimentaires, surtout de débris de pain et de substances amylacées, et riche en acide chlorhydrique. Ce liquide, fortement acide, donne en général, d'une façon marquée, les réactions de l'HCl libre.

Les malades qui ont conservé leur appétit éprouvent des douleurs vives à l'estomac assez longtemps après le repas. Ces douleurs, souvent très intenses, aboutissent quelquefois à des vomissements qui en marquent la fin. Les hyperchlorhydriques maigrissent, bien qu'ils s'alimentent souvent abondamment.

La présence de l'acide chlorhydrique en excès d'une façon permanente, son action irritante sur la muqueuse permettent de se rendre compte de la plupart des phénomènes observés. Les substances azotées sont bien supportées, les douleurs cessent pendant leur digestion à cause de la saturation momentanée de l'HCl. Elles reparaissent dès que l'HCl se trouve de nouveau en excès, elles cessent dès qu'il est saturé ou rejeté par le vomissement. Les substances amylacées sont fort mal digérées; elles se gonflent et séjournent dans l'estomac dilaté. De là une indication impérieuse au point de vue du régime alimentaire.

La dilatation de l'estomac peut dépendre de facteurs différents; le plus important est l'imperméabilité relative du pylore. Tantôt, et ce sont certainement les cas les plus fréquents, il y a une lésion du pylore ou du voisinage du pylore, ulcère simple récent, ulcère chronique ou ulcère cicatrisé, parfois même ulcère transformé en cancer. Quelques chirurgiens, au cours de leurs interventions, ont cru pouvoir affirmer qu'il n'y avait dans certains cas aucune lésion pylorique ou juxta-pylorique (Doyen, Carle, de Turin). En l'absence de lésions, on a invoqué deux causes de stase : le spasme du pylore et l'atonie du muscle gastrique.

Nous pensons qu'il y aurait exagération à attribuer avec Hayem tous les cas de maladie de Reichmann à la sténose incomplète pylorique ou sous-pylorique. Nous reconnaissons toutefois que, dans la majorité des cas, le syndrome de Reichmann correspond à une lésion de cet ordre, ainsi que le démontrent l'observation clinique et la pratique des autopsies.

L'importance de cette notion est très grande ; elle amène à attribuer une plus large place à l'intervention chirurgicale.

Diagnostic. — On ne peut faire en toute certitude le diagnostic de l'hyperchlorhydrie sans examen chimique du suc gastrique. Cependant certaines particularités cliniques, l'influence heureuse du régime et du traitement, peuvent rendre extrêmement probable l'existence de cet état morbide.

Dans l'hyperchlorhydrie simple, il y a des douleurs tardives calmées par l'ingestion des liquides, des aliments ou des alcalins. Les substances albuminoïdes sont mieux tolérées que les substances amylacées.

Dans l'hypersécrétion continue, les douleurs sont plus intenses, souvent suivies de vomissements. Elles surviennent souvent la nuit et réveillent les malades. L'estomac est dilaté et renferme du liquide à jeun. Les malades maigrissent, quelquefois même se cachectisent, bien qu'ils aient conservé de l'appétit et que parfois même ils mangent beaucoup. L'urine des hyperchlorhydriques qui se nourrissent bien est riche en urée. La survenue d'une hématémèse peut indiquer l'apparition d'un ulcère simple, complication de l'hyperchlorhydrie.

Toutes ces probabilités extérieures peuvent quelquefois tromper, et il nous est arrivé plusieurs fois de trouver l'hypochlorhydrie avec hyperacidité organique là où, a priori, nous avions diagnostiqué l'hyperchlorhydrie. Certains malades ont une véritable *hyperesthésie* de la muqueuse gastrique, et le contact d'une quantité même relativement faible d'acides organiques peut donner lieu chez eux aux mêmes phénomènes symptomatiques que l'hyperacidité chlorhydrique.

Par contre, il y a des cas latents d'hyperchlorhydrie et on trouve un excès d'HCl lorsque la clinique faisait plutôt soupçonner l'hypochlorhydrie ou même chez des personnes qui ne présentaient aucun phénomène dyspeptique.

Il faut donc, autant que possible, pratiquer l'examen chimique du suc gastrique : l'hyperchlorhydrie est une maladie assez sérieuse, d'un pronostic assez grave pour que ça en vaille la peine. Lorsque la chose est impossible, on se guidera sur la symptomatologie et l'examen des urines pour établir un traitement d'essai.

Rappelons, en terminant ce sommaire de pathologie et de diagnostic, que d'après les recherches de Bouveret et Devic, la tétanie serait le plus souvent la conséquence symptomatique de l'hyperchlorhydrie.

Thérapeutique. — Les indications thérapeutiques se tirent facilement des notions acquises sur l'hyperchlorhydrie et l'hypersécrétion continue. Ici encore, nous ne pourrons guère les séparer l'une de l'autre.

Il faut :

1° Diminuer les causes d'excitation sécrétoire de la muqueuse gastrique ;

2° Donner une alimentation en rapport avec l'état chimique de l'estomac ;

3° Saturer l'acide en excès;

4° Combattre, lorsqu'ils existent, les phénomènes de stase;

5° Combattre la douleur par des moyens dirigés directement contre elle, lorsque le traitement direct de l'hyperchlorhydrie et le régime ne suffisent pas pour la faire disparaître.

Tout cela, c'est le traitement symptomatique, mais nous devrons nous poser la question suivante:

6° Existe-t-il une médication *curative* de l'hyperchlorhydrie ?

1° *Diminuer les causes d'excitation sécrétoire de la muqueuse gastrique.* — Ces causes sont directes ou indirectes. Nous entendons par causes directes celles qui peuvent produire une excitation locale, immédiate de l'estomac; par causes indirectes, celles qui agissent par l'intermédiaire du système nerveux en provoquant par voie réflexe une irritation sécrétoire de la muqueuse stomacale.

Les causes d'irritation directe sont fort nombreuses. La muqueuse stomacale peut être irritée mécaniquement par des mets grossiers ou grossièrement mâchés, insuffisamment divisés.

Chez certains malades, on n'a pu trouver, comme cause de l'hyperchlorhydrie, qu'une mastication insuffisante (Bouveret et Devic, A. Mathieu). Les choses, il est vrai, sont souvent très complexes, comme tout ce qui touche à la biologie. Les personnes qui mâchent mal sont souvent forcées par la nature de leurs occupations de prendre leurs repas très rapidement; elles sont soumises à un surmenage et à des préoccupations capables d'engendrer le nervosisme.

Les substances susceptibles d'irriter la muqueuse stomacale sont extrêmement nombreuses; énumérons les principales : l'alcool, les liqueurs fortes, les épices, les condiments de tout ordre, un grand nombre de médicaments, les iodures, les bromures, les sels ferrugineux, le naphtol, etc., etc. L'action des acides organiques ou minéraux est plus incertaine. Des recherches récentes paraissent démontrer que les acides tendent plutôt à diminuer qu'à exciter la sécrétion stomacale ; c'est un point sur lequel nous aurons l'occasion de revenir plus loin à propos de la médication acide.

Il est incontestable que la stase des détritus alimentaires et la présence permanente d'une certaine quantité de liquide excitent et entretiennent l'hypersécrétion. Il suffit souvent de faire disparaître la stase pour supprimer l'hypersécrétion. De là, des indications particulières pour le traitement de l'hypersécrétion avec stase permanente.

Tous les individus ne sont pas également sensibles aux excitations de l'estomac. Il y a dans certains cas une évidente prédisposition. On peut se demander, du reste, si cette prédisposition n'est pas souvent la conséquence et l'expression d'un état particulier d'irritation névropathique.

On doit admettre, en effet, que les émotions vives, les chagrins, les préoccupations, le surmenage intellectuel, sont souvent la cause du début ou tout au moins des exacerbations de l'hyperchlorhydrie. On peut voir se développer simultanément des accidents de dyspepsie hyperchlorhydrique et de neurasthénie.

En tout cas, si la névropathie préalable n'explique pas l'hypersécrétion elle-même, elle explique l'hyperesthésie même de l'estomac qui joue un rôle si important dans la production des phénomènes douloureux.

L'hydrothérapie chaude, les douches chaudes, les bains chauds, les applications locales ont souvent une action calmante des plus utiles.

2° *Régime alimentaire*. — La question du régime alimentaire des hyperchlorhydriques est résolue d'une façon différente par les divers auteurs.

Les uns, ce sont les plus nombreux, ordonnent surtout un régime azoté; les autres, le régime végétarien (Dujardin-Beaumetz, Bardet).

Si l'on considère que les hyperchlorhydriques digèrent en général très bien la viande, en vertu même de la richesse habituelle de leur suc gastrique en acide chlorhydrique et en pepsine, que les amylacés subissent dans leur estomac non une digestion complète, mais un simple gonflement, que la stagnation avec fermentations acides tend chez eux à s'établir en permanence, on est naturellement porté à leur faire prendre un régime presque exclusivement azoté, ou en tout cas à prédominance azotée, cela d'autant mieux que les albuminoïdes dissous masquent et neutralisent l'HCl en formant avec lui des combinaisons passagères : ce qui amène Dujardin-Beaumetz et Bardet à préférer le régime qu'ils appellent végétarien (voir plus haut), c'est l'excitation que produirait la viande sur la muqueuse gastrique. Sous son influence, il y aurait une sécrétion exagérée de suc gastrique.

La conduite ne sera pas la même, du reste, suivant qu'on aura à faire aux diverses formes ou aux divers degrés de l'hyperchlorhydrie : c'est ce que nous allons exposer.

Rappelons auparavant que c'est avec les hyperchlorhydriques, plus encore qu'avec les autres malades, qu'il faut appliquer strictement les règles générales que nous avons données pour l'alimentation des dyspeptiques. Avec eux, plus qu'avec tous les autres, il faudra que les aliments soient finement divisés, sans résidu encombrant; il faudra éviter les mets irritants de tout ordre, les épices, les liqueurs alcooliques, le vin rouge, les aliments déjà fermentés.

Dans le cas particulier, il conviendra de réduire dans une notable proportion les substances grasses, à cause surtout de la stagnation qui accompagne les formes graves d'hypersécrétion. Cependant c'est l'excès seul ici qu'il faut repousser. Il est certain, en effet, que la graisse est mieux tolérée chez les hyperchlorhydriques que les hydrates de carbone. D'autre part, elle possède un pouvoir nutritif qui, à poids, égal, est plus que le double du pouvoir nutritif des hydrates de carbone. C'est une des raisons pour lesquelles le lait, qui renferme de la graisse finement émulsionnée, est si utile aux hyperchlorhydriques. Ils tolèrent le plus souvent très bien aussi une certaine quantité de beurre frais.

Dans l'hypersécrétion continue avec hyperchlorhydrie, *il serait en tous cas impossible* de donner un régime végétal. Le pain, les détritus de légumes amylacés et de légumes verts, séjournent dans l'estomac et deviennent à la fois une cause d'irritation nouvelle et de dilatation progressive. Les malades ont souvent alors des douleurs très intenses et des vomissements qui mettent fin à ces crises douloureuses.

Dans ces conditions, ce qui convient le mieux au début, c'est le régime lacté avec une dose élevée d'alcalins, de 20 à 30 grammes de bicarbonate de soude ou une quantité équivalente d'autres alcalins d'après les indications données plus loin. Nous avons souvent fait la remarque qu'il vaut mieux donner le sel alcalin assez longtemps après le lait, et voici comment nous procédons ordinairement: les malades prennent un demi-litre de lait en 15 ou 20 minutes toutes les trois heures; une heure ou une heure et demie plus tard, lorsqu'ils sentent que leur douleur va venir, ils prennent, dans un peu de lait, dans un peu d'eau, ou dans des cachets, une dose convenable de sel alcalin. On donne ainsi environ 3 litres de lait en 6 ou 7 prises. Il est bon de réserver un peu de lait et de sel alcalin pour la nuit, car, dans ces formes graves d'hyperchlorhydrie, il y a souvent, pendant la nuit, des crises douloureuses extrêmement intenses.

Avec ce régime, les malades seront maintenus au repos et au besoin même au lit. Dans ces conditions, le régime lacté sera suffisant, momentanément.

On peut, du reste, s'il n'y a pas de contre-indication particulière au passage de la sonde, faire avec le plus grand succès le gavage à la poudre de viande alcalinisée, de la façon dont le pratique Debove. On introduira ainsi en une séance, puis en deux, d'abord 60 à 80 grammes, puis 100 à 200 grammes de poudre de viande.

Plus tard, quand on aura obtenu une certaine amélioration, que les douleurs auront disparu, que l'hypersécrétion aura diminué, que le matin à jeun on ne trouvera plus dans l'estomac qu'une quantité beaucoup moindre de liquide acide, on pourra essayer de donner une petite quantité de substances amylacées. Il n'est pas toujours très facile de les tolérer.

On donnera facilement une quantité exagérée d'aliments azotés, et, grâce au lait, une quantité suffisante de graisse ; il est plus difficile de faire supporter et digérer les amylacés et les féculents.

On peut ajouter au lait une certaine quantité de sucre de lait, 40 à 50 grammes par jour, par exemple, au début. Il faudra alors s'assurer que la lactose est bien supportée et qu'elle ne contribue pas, en donnant de l'acide lactique, à augmenter l'acidité stomacale ; plus tard, il convient de donner des substances féculentes bien cuites, déjà en voie de dissolution par une coction suffisante ; on recommandera les potages au lait, au tapioca, ou aux pâtes fines d'Italie.

Bouveret conseille de donner les amylacés le matin après avoir pratiqué le lavage de l'estomac. On administre en même temps une certaine dose de bicarbonate de soude de façon à alcaliniser le suc gastrique et à permettre l'action de la salive. Il serait rationnel, dans ces conditions, de donner soit de la diastase, soit de la maltine ou de la maltose. Cette idée est certainement très logique. Il n'y a à cette façon de faire qu'un inconvénient : il est plus nuisible qu'utile de faire tous les jours le lavage de l'estomac chez les hyperchlorhydriques. On excite certainement ainsi la sécrétion stomacale, et il ne faut guère faire ce lavage plus de deux fois par semaine. Cela suffit comme mesure antiseptique. On pourra en profiter pour administrer les amylacés suivant le conseil de Bouveret. Nous n'avons pas d'expérience personnelle de cette façon de faire. En usant seulement du lait, de la lactose, des potages au lait et du gavage à la poudre de viande, il nous est arrivé récemment d'améliorer un hypersécréteur avec stase d'une façon telle qu'en six semaines il a gagné 12 livres en poids. Le matin, à jeun, on ne trouvait plus que 100 à 150 grammes de liquide au lieu de 800 à 1200 grammes (1).

Plus tard, on donnera successivement des œufs, de la volaille jeune ou du poisson maigre bouillis, des viandes légères pulpées, et enfin on essaiera les diverses purées. La viande rôtie ou grillée, aussi divisée, aussi bien mâchée que possible, viendra progressivement remplacer le lait et les œufs.

Examinons maintenant le régime qui convient à une hyperchlorhydrie d'intensité moyenne, sans hypersécrétion continue, sans stase permanente. Cela peut correspondre à une acidité de 2,50 à 3 pour 1.000, au bout d'une heure après le repas d'épreuve d'Ewald (60 grammes de pain et 250 gr. d'eau ou de thé léger) avec une tendance à la sécrétion exagérée du suc gastrique, ce qui se traduit par une abondance plus grande du liquide extrait de l'estomac dans ces conditions. Comme signes subjectifs, des douleurs assez vives plusieurs heures après le repas, surtout dans l'après-midi, plus rarement la nuit. Ces malades, du reste, en arrivent souvent à ne faire le soir qu'un repas très léger. C'est là une façon de faire qu'il faut respecter quand les malades l'ont déjà mise en œuvre, qu'il faut leur conseiller en cas contraire.

(1) Depuis que cela a été écrit, nous avons observé plusieurs faits presque identiques.

Les malades devront manger exclusivement de la viande, des œufs, du poisson, du laitage, de la purée de pommes de terre. Ils ne mangeront que fort peu de pain : 100 à 150 grammes de pain rassis, par jour, devront suffire. Comme boisson, du lait ou de l'eau pure. Les boissons tièdes sont utiles contre la douleur ; les boissons très chaudes le sont contre l'atonie stomacale et la flatulence, mais il est à craindre qu'elles ne soient irritantes pour la muqueuse et qu'elles n'en favorisent la congestion.

Quand il y aura amélioration, on pourra permettre la bière très légère (petite bière de Paris, par exemple), ou la bière coupée d'eau. Progressivement, on essaiera d'ajouter des aliments amylacés, comme il a été dit précédemment. On ne saurait trop insister près des malades de cette catégorie sur la nécessité qu'il y a pour eux de s'abstenir de tous les irritants de l'estomac et surtout de l'alcool et du vin rouge. Il ne faut pas oublier, en effet, qu'ils sont toujours menacés de récidive et d'hypersécrétion continue, et qu'ils ne l'éviteront que par des précautions hygiéniques minutieuses et longtemps prolongées.

Nous avons ainsi résumé, dans un autre ouvrage (1), l'alimentation qui convient aux hyperchlorhydriques. Les régimes indiqués vont des cas les plus graves aux cas les plus bénins.

Premier régime

Régime lacté, 2 litres 1/2 à 4 litres par jour ; un demi-litre environ toutes les trois heures. Au besoin, 100 grammes d'eau de chaux par litre de lait. Alcalins en quantité variable, donnés

---

(1) Albert Mathieu. *Le régime alimentaire dans le traitement des dyspepsies*, p. 275.

par doses successives, au moment où commence la douleur et en quantité suffisante pour la faire disparaître.

Gavage à la poudre de viande alcalinisée. Poudre de viande, 100 à 200 grammes par jour ; ou encore viande crue pulpée, 200 grammes.

Deuxième régime

Lait, 2 litres 1/2 à 3 litres (tout compris). Œufs à la coque peu cuits. Poudre de viande ou viande crue. Potages au lait avec tapioca, pâtes, semoules, vermicelle fin.

Au besoin, 20 grammes de lactose par litre de lait.

Troisième régime

Lait, 2 litres, y compris potages au lait, comme ci-dessus. Viande crue, 100 à 200 grammes, ou, à défaut de viande crue, viande rôtie, mondée ou hachée. Œufs à la coque ou brouillés.

Volaille, ris de veau, cervelle bouillie. Gâteaux secs ou biscottes.

Purée de pommes de terre.

Quatrième régime

Lait comme boisson aux repas ou, à son défaut, eaux indifférentes ou infusions modérément chaudes.

Œufs à la coque ou brouillés. Viandes grillées ou rôties. Jambon. Viandes rôties, chaudes ou froides. Poissons maigres, bouillis ou frits (merlan et sole).

Purée de pommes de terre. Pommes de terre bouillies.

Plus tard, purées de légumes secs, de julienne, de choux-fleurs.

Légumes verts cuits.

Marmelade de pommes.

Pain grillé en quantité modérée ; gâteaux secs ou biscottes. Biscotte de légumine.

Les dyspeptiques de cette variété sont souvent des alcooliques : c'est un cas particulier de l'étiologie, plein d'enseignement au point de vue du régime et qu'il ne faut pas oublier.

Le régime suffit à lui seul comme traitement dans un certain nombre de cas : dans l'hyperchlorhydrie latente, dans certaines crises intermittentes à paroxysmes éloignés, dans l'hyperchlorhydrie légère, sans stase, sans hypersécrétion continue. Dans tous les cas, il reste la base même du traitement, et les hyperchlorhydriques guéris — en apparence tout au moins — doivent toute leur vie surveiller leur régime, sous peine de voir se reproduire les phénomènes douloureux.

Autant que les dyspeptiques à manifestations nervo-motrices prédominantes, ils se trouveront bien du séjour à la campagne, des promenades bien ménagées, de l'absence de tout souci, d'un régime aussi peu excitant que possible.

3° *Saturer l'acide en excès et, si possible, diminuer sa production.* — L'action sur la muqueuse de l'estomac d'un liquide surchargé d'HCl a des conséquences fâcheuses. C'est certainement à l'acide chlorhydrique en excès que sont dues les douleurs tardives éprouvées par les malades plusieurs heures après la digestion, lorsque cet acide ne trouve plus dans l'estomac de liquide qui le dilue, ni de substances azotées qui le saturent. Si, en général, les substances azotées se digèrent bien dans ce milieu riche en HCl et en pepsine, il n'en est pas de même pour les substances amylacées qui, dans un milieu trop acide, cessent d'être normalement influencées par la salive. Elles se gonflent et restent en partie retenues dans le liquide qui séjourne dans l'estomac dilaté, et elles donnent lieu souvent à des fermentations, qui ajoutent l'hyperacidité organique à l'hyperchlorhydrie.

Ce n'est pas tout, il est vraisemblable que le flot hyperacide de liquide gastrique, qui se trouve versé dans le duodénum, gêne la digestion intestinale. Les hyperchlorhydriques sont donc, d'une façon plus ou moins accentuée, privés des hydrates de carbone : de là leur amaigrissement, en dépit de leur appétit quelqu essif.

Le médecin doit donc se proposer de saturer cet excès si nuisible d'HCl et de restreindre sa production. Il est beaucoup plus facile de remplir la première que la seconde partie de ce programme.

Médication antiacide. — Les aliments azotés, le lait surtout, contribuent dans une large mesure à fixer l'HCl et à le rendre inoffensif pour la muqueuse stomacale. Ils ne peuvent pas suffire : en effet, dès qu'ils ont disparu de l'estomac, l'HCl devient de nouveau libre et agressif. On ne peut ni multiplier indéfiniment le nombre des repas, ni donner le lait en quantité indéterminée à des malades qui ont ou qui sont menacés d'avoir de la stase gastrique. Il est donc tout indiqué de recourir aux alcalins pour saturer l'excès d'HCl. On peut même vouloir aller plus loin et se proposer, comme Debove, de supprimer complètement la digestion chlorhydropeptique en faisant disparaître l'acidité gastrique.

Combien faudrait-il employer de substances alcalines pour arriver à ce résultat? Combien, en d'autres termes, l'estomac présente-t-il d'acide à saturer?

On ne sait pas encore très bien quelle est la quantité de suc gastrique que secrète l'estomac humain à l'état physiologique.

« Un chien qui pesait 18 kgr., dit Béclard, nous a donné en moyenne 72 grammes de suc gastrique à l'heure.

« La quantité de suc gastrique sécrétée dans l'espèce humaine a été évaluée à plus de 500 grammes à l'heure par Bidder et Schmidt sur une femme atteinte de fistule gastrique. En tenant compte du poids, ce sont là à peu près les mêmes proportions que pour le chien (1). »

Mais l'estomac ne sécrète pas à jeun. La digestion d'un repas ordinaire dure environ 5 à 6 heures, d'après les recherches de Leube. On devrait donc admettre que l'estomac, sécrétant au moins 10 heures par jour, peut fournir 5 litres de suc gastrique, qui, à raison d'une acidité de 2/1000, correspondraient à 10 grammes d'HCl. Dans l'hyperchlorhydrie, ce chiffre serait encore trop faible, et c'est peut-être 15 grammes d'acide estimé en HCl qu'il faudrait saturer.

Comme pour saturer 1 gramme d'HCl il faut employer 2 gr. 30 de bicarbonate de soude, on voit que les chiffres de 20 à 30 grammes souvent prescrits n'ont rien d'excessif. L'observation clinique montre du reste que, dans les cas graves d'hyperchlorhydrie, il est nécessaire d'atteindre ces doses élevées pour supprimer la douleur.

En réalité, on ne peut guère appliquer à l'homme sain les données acquises par l'observation d'un chien muni d'une fistule et l'on ne peut pas être certain que la femme étudiée par Bidder et Schmidt se trouvait dans des conditions normales. On ignore donc la quantité d'acide fourni par l'estomac chez l'homme sain et, à plus forte raison, chez l'hyperchlorhydrique.

Ces données insuffisantes ont cependant amené à faire des tentatives heureuses de thérapeutique, puisqu'on a pu baser sur elles l'emploi des alcalins à dose élevée dans le traitement de l'ucère rond (Debove) et de l'hyperchlorhydrie.

(1) BÉCLARD. *Traité de physiologie*, 7ᵉ édition, t. I, p. 90.

Comme ce sel a parfois des inconvénients, que 30 grammes de bicarbonate de soude ne sont que difficilement absorbés par certains malades, on a recherché s'il ne serait pas plus avantageux de se servir d'autres bases alcalines.

Boas (1), en prenant également pour point de départ les équivalents chimiques, a comparé au bicarbonate de soude la magnésie calcinée et le phosphate ammoniaco-magnésien.

A *quatre* parties de bicarbonate correspondraient *une* partie de magnésie calcinée et *deux* parties de phosphate ammoniaco-magnésien.

La valeur basique du phosphate ammoniaco-magnésien est variable suivant que, comme réactif indicateur, on se sert du tournesol ou de la phtaléine du phénol. Une partie de magnésie calcinée correspond à 7 parties de phosphate ammoniaco-magnésien lorsqu'on se sert du premier de ces réactifs et à 3 parties 1/2 lorsqu'on se sert du second.

La magnésie rend de grands services. Elle sature à poids égal quatre fois plus d'acide chlorhydrique que le bicarbonate de soude; elle est laxative, ce qui est précieux chez des malades constipés. Sous l'influence de l'acide chlorhydrique, elle ne donne pas lieu à la production d'acide carbonique et de chlorure de sodium. Enfin, elle n'est pas soluble dans l'eau, ce qui fait qu'elle n'est utilisée qu'au fur et à mesure de la production des acides. Nous employons donc très souvent la magnésie, soit isolément, soit, plus souvent encore, unie au bicarbonate de soude.

---

(1) *Allgemeine Diagnostik und Therapie der Magenkhrankeiten*, 1890.

Quant au phosphate ammoniaco-magnésien, on ne connaît pas l'effet que produit son action prolongée sur la muqueuse ; c'est là une objection à ce qu'on continue trop longtemps son usage dans les cas où l'on croirait devoir s'en servir.

Ces trois substances ne sont du reste pas les seules que l'on puisse ordonner : citons encore plusieurs autres sels de soude, des sels de potasse, les sels de chaux, la magnésie. Le sous-nitrate de bismuth, assez souvent usité en cas semblable, n'est pas, en réalité, un alcalin ; son action paraît être purement physique ; il sera étudié plus loin.

Sels de soude. — Le bicarbonate de soude a été pendant longtemps le sel alcalin le plus employé ; mais, depuis quelques années, il est tombé, près de certains médecins, dans une disgrâce qui nous paraît exagérée.

Rabuteau a essayé de faire adopter le sesqui-carbonate, mais il n'a pas réussi à détrôner le bicarbonate.

Quelques-uns des inconvénients du bicarbonate seraient peut-être évités par l'usage de certains sels alcalins à acides organiques. Les acides de ces sels, mis en liberté dans l'estomac, pourraient avoir leur utilité. Le citrate de soude donnerait de l'acide citrique. On pourrait donc, avec lui, saturer l'acide chlorhydrique sans alcaliniser le suc gastrique. Le salicylate serait un bon antiseptique stomacal, d'après Kuhn. On pourrait essayer le malate, le benzoate, etc.

Le citrate de soude, étudié expérimentalement par Stadelmann et ses élèves, a pu être pris sans inconvénient à des doses élevées, 10 à 20 grammes par jour.

Dans ces derniers temps on a vanté le carbonate de soude (appelé aussi sous-carbonate). On lui attribue tous les avantages du bicarbonate; il n'aurait aucun de ses inconvénients. Il saturerait à poids égal une quantité plus élevée d'acide. Cela n'est pas exact, en pratique. En effet, le carbonate de soude cristallisé renferme 10 équivalents d'eau de cristallisation. Il faudrait en employer 3 gr. 90 pour saturer 1 gramme d'HCl, alors qu'il suffit de 2 gr. 30 de bicarbonate. Par la calcination, on pourrait lui enlever cette eau, mais alors il deviendrait trop caustique pour pouvoir être employé sans inconvénient.

Sels de calcium. — Les sels de calcium sont, depuis longtemps, d'un usage commun dans la thérapeutique des maladies de l'estomac. G. Sée a préconisé en particulier le chlorure et le bromure (1). Nous n'en avons personnellement aucune expérience.

L'*eau de chaux* est fréquemment employée; c'est une solution saturée qui ne renferme cependant que 1 gr. 28 de chaux par litre à la température de $+15°$. D'après la valeur des équivalents chimiques, il est facile de calculer qu'un litre de cette eau de chaux ne saturerait guère plus d'un gramme d'HCl. Pour correspondre aux 20 ou 25 grammes de bicarbonate de soude donnés dans l'ulcère rond par Debove, c'est plus de dix litres d'eau de chaux par jour qu'il faudrait faire prendre! Et cependant cette eau produit d'excellents effets dans l'hyperchlorhydrie et l'ulcère simple! Comme on ne la donne qu'à des doses faibles, en général (100 à 200 grammes), il

---

(1) G. Sée. *Académie de Médecine*, 8 mars 1892.

faut bien admettre qu'il y a dans son action favorable un autre élément que son pouvoir alcalinisant. Il est possible que ses bons effets soient dus au rôle que joue la chaux dans la coagulation du lait en présence de la présure stomacale; peut-être aussi produit-elle sur la muqueuse une action véritablement calmante.

L'eau de chaux va donc tout naturellement avec le lait auquel on l'ajoute habituellement.

La chaux se dissout dans l'eau sucrée en proportion beaucoup plus considérable que dans l'eau pure : on admet la formation d'un *saccharate*. On a utilisé cette propriété pour administrer la chaux sous une forme plus concentrée que l'eau de chaux qui l'est si peu. Trousseau donnait aux enfants de 1 à 2 grammes de saccharate de chaux, 5 à 10 grammes aux adultes. Debove a également rangé le saccharate de chaux parmi les médicaments alcalins que l'on peut employer pour amener la neutralisation du suc gastrique.

Carbonate de chaux. — On a beaucoup utilisé autrefois la poudre d'yeux d'écrevisse et aussi la craie lavée. Actuellement, on ne se sert guère que de la craie préparée, obtenue par précipitation.

Debove et Soupault lui attribuent avec raison plusieurs avantages : elle est insoluble et n'est utilisée que lorsqu'il y a dans l'estomac un acide capable de déplacer son acide carbonique, elle n'alcalinise pas le contenu de l'estomac, elle ne fait que le neutraliser, étant neutre par elle-même; par conséquent, elle ne doit pas exciter au même degré que les sels de soude la sécrétion chlorhydrique; enfin, sa décomposition met en liberté une quantité d'acide carbonique notablement inférieure à celle que produit la décomposition du bicarbonate de soude.

Dans la pratique, l'emploi de la craie donne en effet d'excellents résultats dans le traitement de l'hyperchlorhydrie et de l'ulcère rond. Elle est surtout indiquée lorsqu'il y a de la diarrhée.

On peut donner, comme maximum de 25 à 30 grammes de craie préparée en 24 heures. On peut la mélanger à la magnésie calcinée, au bicarbonate de soude, au sous-nitrate de bismuth.

Mode d'administration des alcalins dans l'hyperchlorhydrie. — Nous venons de voir quels sont les principaux sels alcalins que l'on peut employer dans le traitement de l'hyperchlorhydrie ; nous allons dire maintenant de quelle façon, à quelle dose et à quel moment on doit les administrer. Dès le principe, dans le traitement des premiers cas d'hyperchlorhydrie qu'il nous ait été donné d'observer, nous avons, comme d'autres auteurs du reste, considéré comme tout naturel d'appliquer à l'hypersécrétion acide, le traitement employé avec tant de succès par Debove contre l'ulcère rond.

Debove avait eu l'idée d'alcaliniser complètement le suc gastrique, de façon à supprimer fonctionnellement l'estomac et à supprimer, du même coup, son pouvoir d'auto-digestion. Il fallait, pour obtenir ce résultat, donner des alcalins à doses très élevées, par prises espacées. La difficulté dans l'application de cette méthode est de savoir quelle est la dose nécessaire pour saturer complètement l'acidité stomacale ; on est obligé de faire trop pour être certain de faire assez, et de donner systématiquement à tous les malades, sans exception des doses très élevées des sels alcalins : 25 ou 30 grammes de bicarbonate de soude, par exemple.

Plus tard, sachant que les substances albuminoïdes saturent aussi l'HCl, de telle façon que les hyperchlorhydriques ne souffrent qu'assez tardivement après le repas, j'ai donné les alcalins, non plus au moment de l'ingestion des aliments, mais quelque temps avant le moment où les douleurs apparaissent ordinairement.

Enfin, depuis assez longtemps, j'ai pris la douleur comme point de repère et comme mesure, et je m'efforce d'en donner assez pour la supprimer, pas davantage. J'ai remarqué que les malades sont le plus souvent prévenus par une sensation particulière, par une sorte d'aura prémonitoire de l'apparition de la douleur. Aussi, le conseil que je leur donne est-il le suivant : vous prendrez une quantité suffisante de poudre alcaline ; dès que vous sentirez que votre douleur va se produire, vous en prendrez assez pour ne pas souffrir, pas davantage.

Comme maximum, en 24 heures, j'indique les quantités suivantes :

En cas de constipation :

Magnésie calcinée.................... 5 gr.
Bicarbonate de soude................ 20 —

Pour un paquet.

En cas de diarrhée :

Craie préparée....................... 25 gr.

Pour un paquet.

S'ils ne souffrent pas, les malades ne prennent pas de poudre alcaline.

Comme on l'a vu déjà, les hyperchlorhydriques chez lesquels l'usage des alcalins à dose élevée est indiqué, c'est-à-dire, en somme, ceux qui souffrent beaucoup, sont soumis au début au régime lacté exclusif, puis au régime lacté mixte. Dans le lait, je fais volontiers ajouter six cuillerées à bouche d'eau de chaux médicinale par litre.

Dans les cas les plus favorables, les malades cessent de souffrir presque immédiatement, et au bout de 10 à 15 jours, ils peuvent abandonner l'usage des alcalins.

La conduite est la même en ce qui concerne l'administration des alcalins, qu'il s'agisse de l'hyperchlorhydrie simple ou de l'hypersécrétion continue; les doses et l'heure des prises se trouvent fixées ainsi par le moment d'apparition et l'intensité de la douleur.

Si, l'hyperchlorhydrie étant bien avérée, les phénomènes douloureux persistent malgré l'administration des alcalins en quantité suffisante à des heures convenables, il convient de recourir aux calmants directs de la douleur qui seront étudiés plus loin.

Par ce qui précède, on voit que nous continuons à employer et à conseiller le bicarbonate de soude qui a été très vivement attaqué dans ces derniers temps.

On lui a fait les reproches suivants :

1° Après avoir alcalinisé le contenu de l'estomac, il provoquerait secondairement une sécrétion plus intense de cet acide, en vertu même de cette alcalinisation momentanée. En effet, la sécrétion de la muqueuse stomacale paraît être réglée de telle sorte qu'elle atteigne un taux à peu près toujours le même chez la même personne. Quand on alcalinise le contenu de l'estomac, la muqueuse force sa sécrétion, de façon à essayer de rétablir le degré physiologique d'acidité. Si, par le fait de l'évacuation du contenu de l'estomac et de la résorption, le sel alcalin diminue, la sécrétion continuant à se faire en vertu de l'impulsion donnée, l'acidité se trouve augmentée parce qu'à ce moment il n'y a plus dans l'estomac de substances albuminoïdes, ni de substances alcalines capable de fixer l'HCl. Si, au contraire, la quantité de sel alcalin ingérée a été trop considérable, ou si de nouvelles quantités en sont successivement ingérées, le système glandulaire de la muqueuse finit par s'épuiser, et le contenu de l'estomac demeure alcalin, ou tout au moins pauvre en HCl.

2° Au contact de l'HCl, le bicarbonate de soude donne naissance à du chlorure de sodium qui résorbé, fournit au sang les éléments voulus pour la production d'une nouvelle quantité d'HCl.

3° Il donne quelquefois lieu, en présence d'une quantité élevée d'acide, à un volume considérable d'acide carbonique ; de là, parfois, un gonflement gênant pour la respiration.

4° Il peut y avoir, par suite de l'alcalinisation de l'urine, une irritation si vive de la vessie que l'on observe des signes de véritable cystite.

Ces deux derniers accidents n'ont pas de gravité. Pour éviter le développement brusque d'une quantité trop considérable de gaz ; il convient de prendre le bicarbonate de soude par petites doses espacées. Quant à l'irritation vésicale, elle cède immédiatement dès qu'on suspend l'usage des alcalins.

Reste la grande objection qui consiste à reprocher au bicarbonate de soude d'amener secondairement une sécrétion exagérée d'HCl. Il ne faut pas exagérer sa portée. Les recherches de Gilbert et de Modiano, celles que nous avons faites avec Laboulais montrent que, pour exciter la sécrétion chez les hyperchlorhydriques, il faut employer une dose relativement élevée de bicarbonate de soude : il nous a fallu 5 grammes donnés une heure avant le repas pour constater une augmentation de la sécrétion chlorhydrique chez des hyperchlorhydriques. D'autre part, Lemoine et Linossier ont nettement constaté la réalité de cette excitation sécrétoire avec des doses élevées.

En donnant le bicarbonate de soude tardivement à hautes doses, dans la mesure de ce qui est nécessaire pour faire disparaître la douleur, on évite, croyons-nous, les inconvénients de cette excitation secondaire. En effet, il est probable que, chez les hyperchlorhydriques qui souffrent, la douleur même est le meilleur réactif de l'acidité stomacale ; quand on réussit à la faire disparaître, c'est que l'acidité a été saturée.

La poudre alcaline survenant dans l'estomac vers la fin de la digestion, le contenu de l'estomac se trouve évacué avant que les effets de l'excitation sécrétoire aient pu se produire. En tout cas, l'heure du petit repas suivant est peu éloignée, et s'il y a encore de l'acide en excès, il vient le diluer et le fixer sur les substances albuminoïdes ingérées.

Les résultats de l'observation clinique l'emportent du reste ici comme toujours sur les présomptions théoriques. Dans la majorité des cas, les malades soignés par la méthode que nous venons de préconiser cessent rapidement de souffrir ; ils peuvent cesser de prendre de la poudre alcaline au bout de fort peu de temps. On peut se contenter alors de leur faire suivre un régime alimentaire approprié.

Nous reconnaissons, du reste, qu'on peut remplir

toutes les indications de la médication alcaline de l'hyperchlorhydrie, sans se servir du bicarbonate de soude; on peut employer, et nous employons souvent le citrate de soude, la magnésie, la craie préparée.

Il résulte de ce qui précède que ce que nous demandons surtout aux alcalins, c'est de faire disparaître la douleur; lorsqu'il existe un ulcère en voie d'évolution, on peut aussi leur demander d'arrêter l'auto-digestion. S'il existe un spasme du pylore dû à l'excitation produite par un suc gastrite trop acide, les alcalins à haute dose pourraient aussi le faire cesser. Est-on en droit de leur demander la guérison même de l'hyperchlorhydrie? C'est très douteux. Ils ne peuvent pas certainement amener la guérison de l'hypersécrétion chronique avec stase.

Linossier pense que par l'usage prolongé du bicarbonate de soude, on peut amener une telle alcalinisation des milieux organiques que l'estomac ne trouve plus les éléments voulus pour mettre de l'HCl en liberté. Est-ce à cela qu'est due l'amélioration constatée chez certains malades et la diminution de l'hyperchlorhydrie? Ne faut-il pas attribuer un rôle plus important encore à l'usage d'un régime alimentaire dont sont exclus tous les excitants?

4° **Combattre la stase stomacale.** — L'hyperchlorhydrie et la stase vont souvent ensemble. On a tout d'abord admis qu'il y avait atonie du muscle stomacal, puis contracture du pylore, sous l'influence de l'irritation produite par un suc gastrique hyperacide.

Dans ces derniers temps, on a cherché à placer

en première ligne la stase stomacale, et à lui subordonner l'hypersécrétion (1). On a fait remarquer que dans la maladie de Reichmann on trouve presque toujours des détritus alimentaires dans le liquide de stase, le matin à jeun; que lorsqu'on supprime l'irritation alimentaire en instituant l'alimentation rectale, ou encore en établissant une gastro-entérostomie, on supprime par là même l'hypersécrétion. On ne trouve plus de liquide le matin à jeun (Boas, Rosenheim).

Ce sont là des faits très réels, et il est indiscutable que la stase alimentaire provoque l'hypersécrétion ; elle ne suffit pas à l'expliquer par elle seule, et il faut encore admettre que la muqueuse, anatomiquement capable de sécréter une quantité élevée d'acide chlorhydrique, présente une excitabilité sécrétoire exagérée. Des irritations qui passeraient inaperçues à l'état normal ou dans l'hypochlorhydrie, deviennent ici cause d'une hypersécrétion à la fois qualitative et quantitative.

Chez beaucoup de malades qui appartiennent au type clinique décrit par Reichmann, il y a un ulcère simple chronique; c'est un fait que nous avons à plusieurs reprises constaté à l'autopsie, et nous sommes sur ce point complètement d'accord avec Hayem. Il nous paraît toutefois probable que ces malades étaient déjà hyperchlorhydriques avant de devenir ulcéreux; l'ulcère vient, en rendant la stase mécanique plus forte, plus fixe, augmenter encore l'hypersécrétion.

Dans ces conditions, une des principales indica-

---

(1) J. Schreiber. *Archiv f. Verdauungs Krankheiten.* Bd. II, Hft. 4, 1896.

tions à remplir est de réduire la stase au minimum.

Pour cela, il convient tout d'abord d'éviter la surcharge alimentaire de l'estomac. Le mode d'alimentation que nous avons recommandé répond très bien à cette indication. Il élimine les résidus réfractaires à la digestion : fibres aponévrotiques tendineuses, tissu cellulo-graisseux venant de la viande, fibres végétales, substances amylacées en excès venant des légumes et des fruits.

Des lavages seront utiles de temps à autre, mais nous croyons qu'on doit éviter de les multiplier pour ne pas renouveler trop souvent une irritation de l'estomac capable elle-même d'exciter l'hypersécrétion. Le plus souvent, lorsqu'il y a stase marquée, nous faisons passer le tube tous les jours, de façon à vider le liquide stagnant et à débarrasser la muqueuse stomacale de l'irritation produite par son contact, mais nous ne faisons faire le lavage qu'une fois ou deux par semaine. Les malades, lorsqu'ils ont l'habitude du tube, vident leur estomac tous les jours, par expression, mais ils ne le lavent que tous les trois ou quatre jours. On peut en profiter pour faire le gavage à la poudre de viande.

Lorsqu'il existe un rétrécissement organique du pylore, ces moyens palliatifs peuvent suffire pour diminuer sensiblement la stase et pour en atténuer les conséquences, ils ne suffisent pas pour amener la guérison. Dans ces cas, l'intervention chirurgicale peut seule amener ce résultat par une gastro-entérostomie, en établissant une communication artificielle permanente entre l'estomac et l'intestin au voisinage du duodénum.

Lorsqu'il n'y a pas de lésion mécanique soit au

pylore, soit au voisinage du pylore, le régime alimentaire, et l'usage méthodique des alcalins, et, quelquefois, l'emploi modéré de la sonde peuvent faire disparaître la stase et l'hypersécrétion; l'hyperchlorhydrie cesse d'être permanente pour redevenir intermittente, et ne plus se traduire au moment des repas que par une élévation exagérée du taux de la sécrétion chlorée.

En tout cas, on n'emploiera qu'avec beaucoup de réserve les moyens de stimulation de la motricité gastro-intestinale que nous passerons plus loin en revue à propos des dyspepsies par simple atonie ou par atonie prédominante. Il ne faut pas oublier, en effet, que l'on doit réduire au minimum toutes les causes d'excitation susceptibles d'augmenter l'hypersécrétion.

En vertu des mêmes considérations, on aura recours bien plus, chez ces malades, aux lavements qu'aux laxatifs, pour combattre la constipation si commune chez eux.

Les fermentations qui se produisent dans l'estomac dilaté, aux dépens des substances stagnantes, malgré la présence d'une quantité assez élevée d'HCl, donnent souvent naissance à une quantité considérable de gaz.

Nous ferons plus loin l'étude de la pneumatose gastrique et de son traitement.

5° Combattre la douleur par des moyens dirigés directement contre elle lorsque le traitement direct de l'hyperchlorhydrie et le régime ne suffisent pas pour la faire disparaître.

Chez des hyperchlorhydriques avérés, il peut arriver que la douleur ne soit pas calmée par l'emploi d'un régime convenable et des alcalins à doses suffisantes pour saturer l'acidité du contenu de l'estomac. Cela peut tenir à l'état névropathique du malade, à l'existence de lésions profondes de gastrite, à la présence d'ulcérations de la muqueuse.

On aura alors recours aux divers calmants que nous étudierons plus loin, à propos du traitement de l'élément douleur. Peut-être, comme nous allons le dire dans un instant, pourra-t-on trouver, en certains cas, dans le sulfate d'atropine un médicament à la fois calmant et curateur.

On peut aussi se servir du sous-nitrate de bismuth à doses élevées, exactement comme s'il s'agissait d'un ulcère rond : on trouvera les indications voulues pour la mise en œuvre de cette médication dans le chapitre consacré à l'ulcère.

6° **Existe-t-il une médication curative de l'hyperchlorhydrie ?**

Dans le plus grand nombre de cas, la médication et le traitement hygiénique de l'hyperchlorhydrie font disparaître les phénomènes douloureux, mais ils ne guérissent pas la maladie elle-même ; l'hypersécrétion chlorhydrique persiste à peu près au même degré, seule l'hyperesthésie de la muqueuse a disparu.

Cependant, dans quelques cas, on constate une diminution sensible dans les chiffres de la sécrétion chlorée accusés par l'analyse chimique. D'après plusieurs des auteurs qui se sont récemment occupés de la question, dans les cas correspondant au syndrome de Reichmann, il suffirait de supprimer la stase pour supprimer du même coup l'hypersécrétion, et notre expérience personnelle nous permet de confirmer l'exactitude de cette façon de voir. L'intervention chirurgicale serait donc le véritable traitement de la maladie, et la gastro-entérostomie l'opération curative.

Lorsqu'il y a stase considérable, avec sténose mécanique incomplète du pylore, cette opération est évidemment indiquée ; mais le malade et le médecin lui-même ne s'y résignent facilement que dans les cas graves, et encore, après avoir épuisé les moyens médicaux.

Des médications différentes ont été successivement données comme capables de guérir l'hypersécrétion chlorhydrique ; que faut-il en penser?

On a attribué la guérison de l'hyperchlorhydrie à l'emploi du nitrate d'argent, des alcalins ou des eaux alcalines, de la morphine et de l'atropine.

Nitrate d'argent. — Le nitrate d'argent a été préconisé par Reichmann et par Rosenheim, soit en pilules ou en capsules, soit en lavages. Pour les lavages, ces auteurs se servaient d'une solution à 1 ou 2 pour 1000. On fait tous les deux jours un lavage avec 250 à 500 grammes de cette solution, on lave ensuite avec de l'eau tiède, de façon à enlever l'excès de nitrate d'argent. Reichmann et Rosenheim ont constaté à la suite de ces lavages une diminution considérable de l'acidité chlorhydrique. Bouveret les a essayés sur deux malades, et a obtenu une diminution marquée de l'acidité, sans diminution de la quantité du liquide contenu dans l'estomac.

Les alcalins et les eaux alcalines. — Les sels alcalins, même employés à dose élevée et d'une façon continue pendant très longtemps — des années quelquefois — ne suffisent pas pour amener la guérison quand il y a hypersécrétion continue avec stase marquée. Quand on a cru pouvoir leur attribuer l'amélioration des symptômes subjectifs et, dans quelques cas, la diminution de l'hyperchlorhydrie, il s'agissait d'hyperchlorhydrie simple sans stase. Le régime alimentaire et les autres moyens hygiéniques simultanément employés avaient probablement joué le rôle le plus important dans cette amélioration.

D'après Jaworski, l'usage prolongé des eaux de Carlsbad pourrait amener une diminution marquée de l'acidité gastrique. Elles jouissent en Allemagne d'une grande réputation dans le traitement de l'hyperchlorhydrie.

La cure de Carlsbad et celle de Vichy ne doivent pas être employées lorsqu'il y a hypersécrétion avec stase, ou phénomènes douloureux très marqués. Elle doit être réservée aux cas dans lesquels on n'observe que des phénomènes de dyspepsie sensitivo-motrice : gonflement, pesanteur, malaise général après le repas. Dans ces conditions, elles produisent souvent une amélioration subjective très marquée.

Morphine. — On a constaté, à plusieurs reprises, la diminution de la quantité d'HCl sécrétée chez les personnes soumises à l'influence de la morphine pendant la digestion. On a vu l'HCl libre reparaître chez les morphiomanes après la cessation de l'intoxication par la morphine. Cependant il n'est pas démontré que par la morphine on ait jamais guéri l'hyperchlorhydrie, ce qui n'empêche pas, du reste, qu'elle puisse rendre de grands services à titre de calmant.

Atropine. — Comme la belladone et l'atropine diminuent sensiblement la sécrétion salivaire et la sécrétion sudorale, il était naturel de l'employer contre l'hypersécrétion stomacale.

L'atropine a été donnée avec succès par Voïnovitch, Forlanini et Ferrarini, sans succès par Bouveret et Hayem.

J'avais également essayé la belladone et l'atropine sans grand succès avant de connaître les résultats obtenus par les auteurs précédents. La lecture du travail de Ferrarini m'a engagé à faire de nouvelles tentatives. Cette fois, je n'ai eu qu'à me louer de son emploi. Dans la plupart des cas où je l'ai donnée, les malades ont éprouvé une amélioration notable, et dans plusieurs cas même, il y a eu une diminution notable, persistante de la quantité d'acide chlorhydrique sécrété.

Je me suis servi d'une solution de sulfate d'atropine au millième. Je commençais par en donner un demi-milligramme, c'est-à-dire un demi-centimètre cube, en trois fois par jour espacées. La dose était les jours suivants, de deux en deux, ou de trois en trois jours, portée successivement à un milligramme, à un miligramme et demi, et même deux milligrammes.

La dose d'un milligramme et demi a été maintenue quinze jours, et même trois semaines de suite chez certains malades.

L'usage de l'atropine demande à être soigneusement surveillé : on ne s'inquiétera de la sécheresse de la gorge que si elle est très marquée. La rougeur des pommettes, et surtout la dilatation des pupilles amèneront à abaisser la dose prescrite. L'amblyopie, l'insomnie, l'agitation nocturne, et, à plus forte raison, les hallucinations et le délire devraient amener la suppression immédiate du médicament.

A. Robin (1) pense que l'hypersécrétion chlo-

(1) *Traité de thérapeutique appliquée*, fascicule XII, p. 247.

rhydrique peut être heureusement influencée par deux ordres de médicaments : ceux qui diminuent l'afflux du sang dans la muqueuse et ceux qui diminuent son excitabilité réflexe sécrétoire.

Comme modérateur circulatoire, il recommande l'ergotine à petites doses. sous la forme d'ergotine Bonjean ou d'ergotine Yvon ; comme modérateurs réflexes, il propose la morphine, la cocaïne, le menispermum cocculus ou coque du Levant et son alcaloïde, la picrotoxine, le veratrum viride et la vératrine, la belladone et l'atropine, le cannabis indica, et enfin la solanine (1). Nous ne savons pas quelles sont les données de clinique expérimentale sur lesquelles A. Robin s'appuie pour admettre l'efficacité de ces substances.

(1) Voir le formulaire.

CHAPITRE II

Dyspepsie sensitivo-motrice. (Dyspepsie due à une viciation de la motricité et de la sensibilité.)

Dans le chapitre précédent, il a été question des cas dans lesquels l'hyperacidité chlorhydrique tient la première place dans la séméiologie et la pathogénie des phénomènes dyspeptiques.

Nous allons nous occuper maintenant des faits dans lesquels ce n'est plus l'hyperchlorhydrie qui est au premier plan, mais la viciation de la motricité et de la sensibilité.

Nous laisserons de côté les faits peu connus et assez rares de motricité exagérée. Il est exceptionnel que des phénomènes dyspeptiques graves résultent de ce que l'estomac évacue trop rapidement son contenu et le déverse prématurément dans l'intestin. Dans un nombre très grand de faits, au contraire, l'évacuation stomacale se produit tardivement et difficilement, soit en vertu de l'atonie de la petite tubérosité et de l'antre prépylorique, soit en raison d'une incoordination qui fait que le pylore ne s'ouvre pas devant le bol de chyme au moment où celui-ci doit franchir son orifice. Le spasme du pylore, plus facilement invoqué que démontré, mais dont l'existence est très vraisemblable, peut très bien être le facteur principal de cette incoordination motrice.

La sensibilité de l'estomac dans ces conditions est souvent plus ou moins exagérée; l'existence fréquente d'un point douloureux à la pression au creux épigastrique, au-devant du pylore, semble démontrer que l'hyperesthésie est surtout marquée au niveau de cet orifice. Le point pylorique se rencontre tout aussi bien du reste lorsqu'il y a hyperchlorhydrie que lorsque ce phénomène fait défaut.

Il n'y a pas de chimisme gastrique caractéristique de la dyspepsie sensitivo-motrice.

La sécrétion stomacale peut être normale ou inférieure à la normale. On pourrait même ranger ici les cas d'hyperchlorhydrie dans lesquels l'hyperacidité gastrique ne provoque aucun phénomène douloureux qui lui soit directement attribuable.

La dyspepsie sensitivo-motrice confine à la dilatation de l'estomac, mais elle s'en distingue parce que la stase alimentaire n'est pas permanente, parce que l'estomac se vide complètement pendant la nuit, le dernier repas ayant eu lieu le soir. Toutefois, dans la dyspepsie nervo-motrice grave, il peut y avoir du liquide et des détritus alimentaires dans l'estomac le matin à jeun, par périodes passagères, mais cela ne dure pas, il suffit d'un régime plus rationnel, d'un lavage de l'estomac plusieurs fois répété pour que la motricité redevienne sinon parfaite, au moins suffisante, et que la stase alimentaire ne s'observe plus le matin à jeun.

Le désordre de la motricité, l'atonie ou l'incoordination nervo-motrices ne sont pas limités à l'estomac, ils intéressent également l'intestin.

Les accidents se produisent d'une façon plus

accentuée au niveau du côlon et de l'estomac, qui jouent le rôle de réservoirs. Leur évacuation est réglée par l'action combinée de leurs parois musculaires et d'un orifice muni d'un sphincter. Leurs tuniques muqueuse et musculaire sont susceptibles de devenir le siège de phénomènes douloureux.

La prédominance gastrique ou colique des manifestations morbides, leur degré, l'existence ou l'absence de l'hypochlorhydrie, donnent lieu à des combinaisons symptomatiques assez variées; certaines d'entre elles méritent de prendre le rang de variétés cliniques.

Très certainement, parmi les faits que nous rangeons ici, il y en a un certain nombre dans lesquels existe une lésion inflammatoire chronique de la muqueuse stomacale avec destruction ou dégénérescence plus ou moins étendue, plus ou moins avancée, des glandes préposées à la sécrétion chlorhydropeptique.

Cela n'a, en réalité, qu'une importance secondaire. Les malades ne souffrent, en effet, que s'ils ont de l'hyperesthésie stomacale, et si la motricité de l'estomac est restée suffisante, la compensation s'établit facilement; la digestion pancréatique supplée à la digestion stomacale. On ne trouve pas un estomac humain sans lésion de gastrite, déclare Hayem; la gastrite peut donc être un phénomène sans importance, puisque beaucoup de personnes digèrent parfaitement en dépit de cette gastrite.

La gastrite ne fournit aucune indication *positive* au traitement; elle ne lui fournit qu'une indication négative : éviter à la muqueuse toutes les excitations capables d'aggraver ou d'étendre le travail chronique d'inflammation et de dégénérescence de l'appareil glandulaire de l'estomac. Or il est à remarquer que cette même indication est fournie déjà par la notion de l'excitabilité sensitive exagérée dans la dyspepsie douloureuse.

La dyspepsie sensitivo-motrice, telle que nous la concevons, comprend, en somme, tous les cas dans lesquels il n'y a ni hyperchlorhydrie douloureuse, ni hypersécrétion continue avec stase, ni stase élémentaire permanente, ni crises gastriques, ni évacuation hâtive de l'estomac. Elle correspond en grande partie à l'ancienne dyspepsie flatulente, et, aussi, à la gastrite catarrhale des auteurs, surtout des auteurs allemands.

C'est Germain Sée (1) qui a, le premier, nettement séparé cette forme clinique à une époque où les recherches chimiques n'étaient faites que dans des conditions exceptionnelles ; il opposait les pseudo-dyspepsies aux dyspepsies vraies qui étaient les dyspepsies chimiques. Cette conception n'était pas inattaquable ; mais, sous ce terme impropre de pseudodyspepsie, il a distingué nettement un ensemble symptomatique d'une grande vérité clinique et d'observation fréquente. Il a eu le mérite de montrer nettement que l'intestin prend part autant que l'estomac aux désordres de la digestion.

Dans une étude qui a paru dans la *Revue de Médecine* (1885), nous avons repris avec lui et poussé plus loin l'étude de cette forme de dyspepsie. A cette époque on n'examinait pas encore le chimisme stomacal. Tout d'abord, après qu'on eut commencé à faire l'analyse du contenu de l'estomac au cours de la digestion, il sembla que la classification des

(1) *Des dyspepsies gastro-intestinales.*

états dyspeptiques dût désormais reposer exclusivement sur une base chimique, mais nous ne tardâmes pas à reconnaître qu'il n'y avait aucun avantage à subordonner au chimisme toute la conception des dyspepsies. En effet, on peut trouver une sécrétion tout à fait différente avec des manifestations symptomatiques exactement semblables (Debove, Hayem, A. Mathieu).

Enfin, on fut forcé de reconnaître que la motricité et la sensibilité ont dans la genèse des états dyspeptiques une part plus grande que le chimisme. En effet, toutes les dyspepsies chimiques, quels que soient leur degré et leur forme, peuvent être parfaitement latentes si la sensibilité de la muqueuse n'est pas mise en jeu, et parfaitement compensées si la motricité de l'estomac est normale, s'il n'y a aucune tendance à la stase.

Nous tracerons plus loin sommairement le tableau clinique de la dyspepsie sensitivo-motrice et de ses principales variétés; nous exposerons les indications qui leur correspondent.

Auparavant, nous allons passer en revue les facteurs hygiéniques ou thérapeutiques qui peuvent être mis en œuvre.

Nous les étudierons dans l'ordre suivant :

a) Climatothérapie.

b) Pratiques spéciales d'ordre physique :
Hydrothérapie,
Massage,
Gymnastique suédoise,
Électrisation.

c) **Médication** de la dyspepsie sensitivo-motrice gastro-intestinale.

Comme la médication calmante sera exposée à

part, nous n'aurons ici à examiner que la médication excitante de la motricité et de la sécrétion, et la médication acide :

Médication excito-motrice ;
— excito-sécrétoire ;
— acide.

Nous rapprocherons assez naturellement de l'étude de la médication acide celle des ferments de préparation artificielle destinés à suppléer à l'insuffisance de la sécrétion des glandes de l'appareil digestif de la même façon que l'HCl artificiel est destiné à remplacer l'HCl naturel quand celui-ci est produit en quantité insuffisante par l'estomac lui-même.

Connaissant les agents thérapeutiques auxquels nous pouvons faire appel, il nous sera plus facile d'exposer le traitement de la dyspepsie nervo-motrice.

a) **Climatothérapie.** — Les ressources de la climatothérapie ne sont nullement à dédaigner en cas semblable. Enlever les malades à leur milieu habituel, les placer dans un milieu nouveau, dans lequel ils vivront d'une vie moins artificielle, moins intellectuellement surmenée qu'auparavant, c'est beaucoup. La climatothérapie s'adresse ainsi plus à la névropathie, à la neurasthénie, en particulier, qu'à tout autre élément.

Elle comprend les voyages et les déplacements. Les voyages ne peuvent être conseillés qu'aux malades qui n'auront pas trop à souffrir de la vie d'hôtel et de table d'hôte.

La climatothérapie entre pour une large part dans le succès très réel de certaines eaux renommées, telles que Vichy et Vals; elle entre, pour une proportion plus grande encore, dans le succès d'eaux minérales beaucoup plus pauvres en principes alcalins : inutile de les nommer. Nous formulerons, à propos de ces stations, en ce qui concerne l'élément climatothérapique, le même desideratum que nous avons formulé déjà à propos du régime. Il importe que les médecins utilisent le mieux possible les ressources de leurs stations. Ils ne doivent pas craindre de donner des indications trop précises pour les sorties, les promenades, l'exercice, de faire faire de la gymnastique, du massage, de l'hydrothérapie, etc.

Les dyspeptiques sensitivo-moteurs, névropathes souvent, sont des malades qui doivent être *disciplinés*. Il faut donc que le médecin ne craigne pas d'user de son autorité dans ce sens.

b) **Pratiques spéciales d'ordre physique**. — Sous cette mention, nous comprenons la *gymnastique*, l'*hydrothérapie*, le *massage*, l'*électrisation*, la *contention mécanique de l'abdomen*.

Gymnastique (1). — La gymnastique est surtout utile au point de vue de la santé générale, de la même façon que la climatothérapie. Elle augmente les échanges nutritifs, excite l'appétit. Elle est particulièrement utile chez les dyspeptiques qui, en vertu d'une profession sédentaire, sont loin de prendre un exercice suffisant et de dépenser en travail physique une part assez grande de leurs recettes nutritives.

Certaines pratiques de gymnastique ont pour but surtout d'accroître la force de contraction des muscles de l'abdomen et de combattre la tendance à la constipation. C'est ainsi que les malades couchés

---

(1) Voir LAGRANGE, *la Médication par l'exercice*, 1894.

sur une chaise longue doivent s'asseoir sans s'aider des mains. Debout le dos contre un mur, il s'agit encore de se courber en avant, de se redresser alternativement en touchant en arrière le mur des mains, les bras étendus. C'est l'exercice au mur de Dally. La gymnastique suédoise possède toute une série de manœuvres avec ou sans appareils, qui visent à obtenir ce même résultat.

Hydrothérapie. — L'hydrothérapie est très employée par certains médecins dans le traitement de la dysepsie. Son utilité est surtout indirecte, et c'est à l'état de santé général ou à la névropathie que s'appliquent surtout ses diverses ressources. Les lotions froides, l'enveloppement froid suivi de friction, la douche froide en pluie ou en jet, la douche alternative représentée par une série de jets successivement froids et chauds, les douches écossaises, les douches en jet chaudes, telles sont les principales formes de l'hydrothérapie. Les lotions froides suivies de frictions, les enveloppements froids, peuvent être donnés surtout aux neurasthéniques, chlorotiques ou anémiques qui craignent la douche froide et pour les y amener progressivement. La douche froide, et surtout la douche en jet, convient surtout lorsqu'il s'agit de tonifier, de remonter des sujets affaiblis, déprimés. La douche chaude, particulièrement la douche en jet, convient mieux à ceux qui sont excités, qui ont tendance à l'insomnie. Notre expérience nous amène à penser que les neurasthéniques se trouvent aussi souvent soulagés par la douche en jet chaude que par la douche en jet froide.

Enveloppements froids. — Winternitz (1) a beau-

(1) *Blætter f. Klin. Hydrothérapie*, 1894.

coup vanté les enveloppements froids de l'abdomen contre l'atonie gastro-intestinale. Il se sert de compresses que l'on trempe dans de l'eau froide et que, après les avoir tordues, on place en plusieurs épaisseurs soit seulement au niveau de l'estomac, soit autour de l'abdomen. Elles sont recouvertes non d'un tissu imperméable, mais d'un morceau de flanelle. Il se produit ainsi une révulsion assez intense qui est de nature à exciter utilement la motilité de l'estomac et de l'intestin et la sécrétion des sucs digestifs.

Les enveloppements froids de l'abdomen peuvent alterner avec des enveloppements ou des applications chaudes.

Massage. — Ici il faut distinguer le massage général et le massage local fait dans un but spécial. Le massage général peut être utile dans quelques circonstances au même titre que l'hydrothérapie, la climatothérapie ou la gymnastique. Le massage local a pour but surtout de combattre soit l'atonie de l'estomac, soit l'atonie du gros intestin et la constipation (1).

Dans la seconde partie de cet ouvrage, à propos de la thérapeutique des maladies de l'intestin, nous nous occuperons du massage intestinal. Le massage de l'estomac a été étudié avec soin dans la thèse de Rubens Hirschberg et dans celle de J. Cautru (2).

Cautru conclut de ses recherches que le massage est aussi bien applicable à l'hyperchlorhydrie et à l'excitation de l'estomac, qu'à l'hypochlorhydrie

---

(1) Dujardin-Beaumetz. *L'Hygiène thérapeutique*, 2º édition, 1893.
(2) *Th. de Paris*, 1891.

et à l'atonie. Le massage superficiel léger serait calmant, le massage profond et intense, excitant : ce dernier surtout nous intéresse ici.

L'auteur tend à attribuer dans le succès obtenu une part importante à l'excitation sécrétoire ; il nous paraît toutefois résulter des chiffres mêmes des analyses du suc gastrique qui accompagnent ses observations, que l'excitation de la motricité a eu, dans l'amélioration, la part prépondérante. C'est là, il est vrai, un point secondaire ; le principal, c'est que le massage soit utile, or cela paraît certain (1).

Électrisation. — Nous laisserons de côté l'électrisation dirigée contre la neurasthénie ; on emploie surtout alors l'électrisation statique d'après des règles nettement établies par Arthus et Vigouroux.

On a employé les divers modes de l'électricité : l'électricité statique, la faradisation et la galvanisation.

Pour l'électricité statique, on agit seulement à l'extérieur, cela va de soi. Le malade, placé sur un siège à pieds de verre, de façon à être isolé du sol, est mis en communication avec l'accumulateur d'une machine à électricité statique ; à l'aide de tiges ou de boules de métal mises elles-mêmes par une chaîne en communication avec le sol, on tire des étincelles électriques de la région épigastrique. Cette excitation paraît suffire pour provoquer les contractions de l'estomac. La chose est vraisemblable, car, en agissant de la même façon sur le trajet du gros intestin, on provoque généralement une selle à bref délai.

(1) Cautru a bien voulu rédiger pour nous un chapitre relatif à la technique du massage de l'estomac ; on le trouvera à l'appendice.

La galvanisation et la faradisation peuvent se faire soit par application extérieure, soit par application interne, en introduisant un des pôles dans l'estomac. Pour l'emploi à l'extérieur, on met un des pôles en communication avec la peau à la région lombaire par une large plaque d'étain recouverte de peau de chamois et imbibée d'une solution de sel marin. Au niveau de la région épigastrique, on applique une plaque semblable de dimension un peu moins considérable. En employant des plaques assez larges, on évite la production de l'électrolyse lorsqu'on se sert des courants directs.

Pour l'électrisation interne, on a construit des sondes qui, toutes, reposent sur le même principe (Perli, Bocci, Bardet, Baraduc, Mathieu, Shocton, Ziemssen). Le conducteur, constitué soit par un fil, soit par une tige métallique très flexible, est renfermé dans une sonde gastrique; le pôle représenté par un renflement ou un bouton métallique, se trouve à une certaine distance de l'ouverture de la sonde. De cette façon, l'extrémité du rhéophore ne peut pas arriver au contact de la muqueuse, le courant électrique ne peut passer que par l'intermédiaire du liquide contenu dans l'estomac, par une large surface par conséquent, et l'on évite ainsi le danger de l'ulcération par électrolyse. Le pôle extérieur est mis en contact avec la peau par une large plaque métallique. On peut, grâce à cette disposition, employer intérieurement soit les courants galvaniques, soit les courants faradiques.

Einhorn a modifié cette instrumentation d'une façon élégante; le pôle intragastrique est constitué par une petite boule de métal renfermée dans une petite olive creuse, percée de trous. La petite boule se relie à la pile ou à l'appareil à courants induits par un fil métallique recouvert d'une substance isolante (1).

L'intensité des courants continus variera de 10 à 30 milliampères, on procédera avec attention dans ces limites, surtout pour l'application et la rupture pour lesquelles on abaissera toujours le courant au minimum.

L'électrisation de l'estomac en amène les contractions, et c'est là certainement un moyen actif de lutter contre l'atonie et la dilatation. Les recherches de Ravé montrent que l'électrisation excite la sécrétion du suc gastrique. Il en résulte que, si ce mode d'intervention peut être utile chez les dyspeptiques sensitivo-moteurs, chez lesquels l'atonie sécrétoire accompagne souvent l'atonie motrice, elle est contre-indiquée chez les hyperchlorhydriques chez lesquels la sécrétion doit être non pas excitée et augmentée, mais calmée et diminuée. — L'électrisation extérieure, par galvanisation ou faradisation, paraît réellement atteindre l'estomac lorsqu'on se sert d'électrodes suffisamment étendues, bien mouillées : elle est en tout cas d'une application facile et exempte de toute espèce d'inconvénients.

Passage de la sonde œsophagienne. — L'observation nous a amené à considérer le passage de la sonde œsophagienne comme un moyen très actif d'excitation de la motricité de l'estomac. On voit l'évacuation du contenu stomacal tendre à s'accélérer chez des malades auxquels on fait une série de repas d'épreuve. Dans ces conditions, l'excitation

---

(1) Ravé. *Traitement des dyspepsies par l'électricité.* Th. de Paris, 1892.

est plus marquée, nous a-t-il semblé, que lorsqu'on fait le lavage de l'estomac.

Il faut tenir compte de cet élément dans les expériences faites sur l'action des médicaments.

c) **Médication excitante de la sécrétion et de la motricité.** — L'analyse chimique montre souvent chez les dyspeptiques une diminution plus ou moins marquée du pouvoir sécrétoire et moteur de l'estomac, et la première idée qui vienne à l'esprit est naturellement de stimuler par une médication appropriée cette motricité et cette sécrétion insuffisantes.

La médication excitante a naturellement joué pendant longtemps un rôle considérable, prépondérant, dans le traitement des dyspepsies. Ce rôle se trouve actuellement restreint. Les uns craignent d'aggraver l'état inflammatoire de la muqueuse, les autres d'augmenter son hyperesthésie. Le traitement hygiénique a gagné à bon droit tout ce qu'a perdu la thérapeutique médicamenteuse.

Malgré cela, il est des cas dans lesquels il est parfaitement légitime d'avoir recours à la médication excito-motrice ou excito-sécrétoire dans le traitement des dyspepsies, mais plus particulièrement encore de celles que nous réunissons ici sous l'appellation commune de dyspepsies nervo-morices.

Comme la motricité et la sensibilité peuvent être seules viciées, sans altération de la sécrétion, il pourrait être indiqué, dans certains cas, d'exciter la motricité sans exciter la sécrétion. On doit même penser que, dans la grande majorité des cas, il suffirait de ramener la motricité stomacale à la normale. Ne sait-on pas, en effet, que lorsque l'estomac se vide bien, l'intestin suffit à la digestion sans trouble dyspeptique appréciable ?

Nous aurons donc soin de relever plus particulièrement ce qu'on sait des médications propres à exciter la motricité, sans susciter ou augmenter l'hyperesthésie de la muqueuse stomacale, sans provoquer son inflammation.

Les substances capables de produire sur l'estomac une action excitante sont extrêmement nombreuses. Elles comprennent un très grand nombre de médicaments, et beaucoup de substances que l'homme civilisé ajoute normalement à son alimentation, les boissons alcooliques et les épices. Comme leur abus est souvent pour l'estomac une cause de souffrance et de déséquilibration motrice, il est bien évident que le premier soin du médecin doit être d'en supprimer ou tout au moins d'en réglementer l'emploi. Beaucoup de médicaments ont comme action secondaire une irritation nuisible sur l'estomac. Nous ne nous occuperons que des substances médicamenteuses dont l'emploi dans le traitement de la dyspepsie est consacré par un long usage ; nous en discuterons la valeur, nous en indiquerons les avantages et les dangers.

Les médicaments usités à titre de stimulants de l'estomac comprennent :

Les amers, la noix vomique et la strychnine ;

Des astringents (cascarille, quinquina) ; l'alcool et les boissons alcooliques, les boissons à essences (absinthe, bitter, vermout, etc.) ; les alcalins et les eaux minérales alcalines ;

Le chlorure de sodium ;

Le képhir ;

L'orexine ;

Des substances diverses (créosote, résorcine, etc., etc.).

Beaucoup de ces substances ont été employées d'une façon purement empirique. Pour quelques-unes d'entre elles ont été faites des recherches expérimentales. Nous résumerons brièvement celles qui concernent les plus importantes.

Amers, noix vomique. — Marcone admet que les amers excitent la sécrétion gastrique, quelle que soit la dose donnée, quelle que soit l'heure de leur administration, qu'ils soient pris avant ou pendant les repas.

Tchelzoff et Jaworski admettent qu'il n'y a d'excitation, et encore légère, que par des doses faibles. Pour Favitzky, l'excitation ne se produit que lorsque les amers sont donnés avant le repas ; pour Reichmann, elle a lieu seulement lorsqu'ils ont été préalablement résorbés ; il convient donc de les administrer un temps suffisant avant les repas.

Pour Tchelzoff et Jaworski, les amers donnés à doses élevées amènent une diminution de la sécrétion. Cette diminution se produit, toujours d'après Reichmann, lorsque les amers sont ingérés non longtemps avant, mais pendant les repas.

Condurango. — Eichenberg a constaté une excitation légère de la digestion par le condurango ; K. Wagner, qui a fait ses expériences sur l'homme en se servant de la méthode de Winter, n'en a pas constaté de bons effets.

L. Wolff déclare avoir relevé des résultats très satisfaisants de l'usage de la strychnine à la dose de 0 gr. 005 à 0 gr. 01 dans le traitement de l'hypochlorhydrie. K. Wagner, après l'administration de la noix vomique pendant plusieurs jours, a constaté chez certaines personnes l'excitation de la sécrétion, chez d'autres, celle de la motricité (1).

Alcool. — L'action de l'alcool sur la digestion a été très étudiée.

Claude Bernard (2) a vu, dès 1856, que les sécrétions digestives sont augmentées par une petite quantité d'alcool et diminuées par une quantité élevée. C'est en somme ce qu'ont constaté après lui la plupart des auteurs qui ont repris l'étude de cette question : Kretschy Buchner, Gluzinski, L. Wolff, R. Wolffhardt, etc.

Souvent, au début, il paraît y avoir suspension de la digestion ; puis à cette phase d'arrêt succède une phase d'excitation sécrétoire.

Pour Blumenau, qui expérimentait sur des individus bien portants (3), 500 grammes d'une solution d'alcool à 25 ou 50 pour 100, donnés 10 à 20 minutes avant le repas, produisent pendant 3 heures un ralentissement marqué de la digestion, puis ensuite une accélération évidente avec exagération de l'acidité chlorhydrique.

Haan (du Hâvre) (4) a expérimenté sur des chiens non fistulés, avec une solution d'alcool à 22 0/0 progressivement amenée à 35 0/0. Il a constaté, contrairement à la plupart des auteurs, tout d'abord une

---

(1) Tchelzoff. *Centralbl. f. d. medic.* W. n° 23, 1886. — Jaworski. *Ztschr. f. Therap.*, n° 23, 1886, et *Jahresber.*, t. I, p. 430, 1886. L. Wolff. — *Ztschr. f. Klin. Medic.*, Bd. XVI, p. 222. — Eichenberg. *Th. d'Erlangen*, 1889. — Konrad Wagner. *Arch. gén. de médic.*, février 1892. — Reichmann. *Ztschr. f. Klin. Médic.* Bd. XIV, Hft, 1, 2.

(2) *Académie de médecine*, 6 mai 1856.

(3) *Wratch*, p. 923, 1889.

(4) *Soc. de Biologie*, 14 décembre 1895.

excitation, puis plus tard un abaissement de la motricité et de la sécrétion.

Dastre (1) admet la diminution de la digestion pancréatique sous l'influence des solutions d'alcool de 6 à 8 0/0. Cette digestion cesse à 15 0/0 d'alcool pour les matières azotées, à 22 0/0 pour les féculents. Il déclare que la digestion se fait très bien en présence de petites quantités d'alcool.

On peut en somme, comme le dit Boas, considérer comme démontré que de petites quantités d'acool excitent la digestion stomacale et que des quantités élevées l'entravent.

Les amers sont souvent donnés sous forme de teintures; l'alcool qu'elles renferment peut donc contribuer, dans une certaine mesure, à les rendre excitantes pour l'estomac.

Alcalins comme excitants de la sécrétion gastrique. — Le sel alcalin le plus usité, celui dont l'action doit être surtout étudiée ici, c'est le *bicarbonate de soude*.

Depuis les travaux de Blondlot et de Claude Bernard, confirmés par les recherches de Rabuteau et de Ritter, on admettait que le bicarbonate de soude, à faible dose, pouvait augmenter la sécrétion acide de l'estomac. La théorie par laquelle on expliquait ce résultat était la suivante : le bicarbonate de soude, en présence de l'acide chlorhydrique, se transforme en chlorure de sodium et en acide carbonique et excite la muqueuse, dont il provoque ainsi indirectement la sécrétion. Il est possible, en effet, que l'acide carbonique et le chlorure de sodium aient sur le fonctionnement de l'estomac une action excitante, et que le bicarbonate de soude leur doive des pro-

---

(1) *Soc. de Biologie*, 14 décembre 1895.

priétés particulières et une véritable individualité dans le groupe des alcalins.

L'action physiologique de cet important médicament méritait d'être étudiée à l'aide des méthodes nouvelles d'analyse du contenu de l'estomac : on n'y a pas manqué.

Plusieurs auteurs ont attribué au bicarbonate de soude une action excitante variable, suivant les doses administrées ; ils ne tenaient pas compte d'un élément important, l'heure de l'ingestion avant, pendant ou après le repas.

Jaworski (1) et du Mesnil (2) ont admis que les petites doses de bicarbonate de soude augmentent notablement la quantité d'HCl sécrété par l'estomac.

Linossier et Lemoine (3) ont eu la chance d'expérimenter sur un malade atteint de méricisme, et de pouvoir doser l'acide chlorhydrique à plusieurs reprises au cours de la digestion sans être obligé d'introduire une sonde dans l'estomac (4).

Pour eux, et ces conclusions sont tout à fait en rapport avec les chiffres qu'ils font connaître, le bicarbonate de soude, même à la dose massive de 10 grammes, est toujours un excitant de la sécrétion chlorhydrique. Avec des doses élevées, l'acide sécrété est immédiatement saturé, l'acidité totale se trouve par là même abaissée, l'acide chlorhydrique libre ne peut pas apparaître : il se fait à ses dépens des chlo-

---

(1) *Wiener medic. Wochenschrift.*, 1888.
(2) *D. med. Wochenschr.*, p. 1112, 1892.
(3) *Arch. génér. de médecine*, juin 1893.
(4) Il est difficile d'admettre, en effet, que la sonde puisse être introduite plusieurs fois dans l'estomac sans modifier l'évolution de la digestion. Il y a sous cette influence une excitation motrice et sécrétoire que l'on risque d'attribuer aux médications mises en œuvre.

rures fixes. « Quand la dose de bicarbonate de soude est faible, l'excitation se poursuit après la saturation de l'alcalinité et provoque une augmentation légère et fugace de la richesse du chime en HCl. »

Avec une dose moyenne, l'excitation est plus prolongée, le maximum de l'acidité chlorhydrique se montre plus tardivement, mais il est plus élevé qu'avec des doses faibles.

Avec une dose forte, l'énergie de la muqueuse s'épuise à lutter contre l'alcalinité, et on constate en somme une diminution de l'acide chlorhydrique total.

Les maxima de l'acidité chlorhydrique seraient d'autant plus tardifs, que la dose a été plus forte (deux heures avec 0 gr. 50; trois heures avec 1 gramme; quatre heures avec 5 grammes).

« L'action excitante du bicarbonate de soude sur la sécrétion gastrique se manifeste au maximum quand celui-ci est administré une heure avant le repas.

1 gramme agit dans ces conditions comme une dose faible, 5 grammes comme une dose moyenne, 10 grammes comme une dose forte.

La dose de 5 grammes, une heure avant le repas, est celle qui a permis de constater l'excitation la plus vive et la plus prolongée de la sécrétion gastrique. »

L'excitation produite par le bicarbonate de soude se poursuivrait encore les jours suivants alors qu'on en a cessé l'administration.

Ces recherches sont évidemment des plus curieuses; les conclusions auxquelles elles ont amené sont des plus intéressantes; mais s'appliquent-elles à tous les cas? Linossier et Lemoine n'ont expérimenté que sur un seul individu dans des conditions particulières, et on peut se demander si l'on pourrait constater chez tous les autres sujets l'augmentation de la sécrétion chlorhydrique avec des doses de bicarbonate atteignant 5 et 10 grammes pour un repas. Il doit y avoir des susceptibilités particulières. Il est évident qu'on aurait beau donner du bicarbonate de soude à un hypochlorhydrique, il ne pourrait pas sécréter d'HCl si l'appareil glandulaire de son estomac présentait des lésions destructives trop avancées et trop étendues.

Ces auteurs, on l'a vu, attribuent surtout une action excitante au bicarbonate donné à jeun un certain temps avant le repas. Empiriquement, le bicarbonate de soude ainsi administré était déjà employé comme un excitant de l'estomac par un certain nombre de médecins.

Gilbert et Modiano (1) ont vu que le bicarbonate, donné à la dose de 1 gramme une demi-heure avant le repas, excitait la sécrétion chlorhydrique chez une femme hypochlorhydrique; qu'il la déprimait au contraire lorsqu'on le donnait à forte dose au commencement du repas. Par un usage de ce sel prolongé pendant trois semaines, ils ont constaté une augmentation permanente de la sécrétion chlorhydrique.

Pour notre part, nous admettons facilement cette action excitante par usage continu du bicarbonate de soude; nous l'avons vu, en effet, relevée bien des fois, Rémond (de Metz) et moi, chez des hypochlorhydriques soumis, suivant la méthode de Debove, au gavage par la poudre de viande fortement alcalinisée.

(1) *Société de Biologie*, 2 juillet 1894. — Modiano, Th. de Paris, 1894.

Cependant, il est certain que l'excitation produite n'est pas égale chez tous les sujets. Les recherches que nous avons faites avec Laboulais (1) paraissent l'indiquer nettement.

Chez deux élèves de notre service d'hôpital et chez un garçon de laboratoire qui avaient bien voulu se soumettre à l'expérimentation, nous avons constaté que 0 gr. 50 à 1 gramme de bicarbonate de soude, donnés une demi-heure avant le repas, n'avaient pas d'influence appréciable sur la digestion stomacale. Avec 3 grammes de bicarbonate de soude donnés une heure avant le repas, il n'y a pas eu augmentation, mais, au contraire, diminution légère de la sécrétion chlorhydrique; par contre, l'évacuation du contenu stomacal a paru manifestement accélérée : l'excitation paraissait donc avoir été plutôt motrice que sécrétoire. Chez le garçon de laboratoire, avec 5 grammes de bicarbonate donnés avant le repas, nous avons constaté une excitation manifeste de la sécrétion chlorhydrique : c'est précisément la dose indiquée par Lemoine et Linossier chez leur malade. Il nous a donc, chez lui, fallu monter jusqu'à 5 grammes avant le repas pour obtenir une exagération nette de la sécrétion chlorhydrique.

Il est vrai de dire qu'il n'était pas hypochlorhydrique.

Chez un de nos élèves, le citrate de soude, donné à faibles doses avant le repas, a produit une excitation sécrétoire sensible. Chez lui encore, l'ingestion de bicarbonate de soude à la dose quotidienne de 4 grammes pendant quinze jours a paru accélérer

---

(1) A. MATHIEU et LABOULAIS. *Soc. médical des Hôpitaux*, juillet 1894.

l'évacuation de l'estomac sans élever le taux de l'acidité chlorhydrique.

L'excitation constatée avec des doses inférieures à 5 grammes, données une heure avant le repas, a été beaucoup plutôt motrice que sécrétoire. Si l'on rapproche nos faits de celui qu'ont rapporté Lemoine et Linossier, on doit admettre que, pour obtenir une excitation sécrétoire à l'aide du bicarbonate et sans doute des autres alcalins, il faut non seulement les donner avant le repas, mais, aussi les donner à une dose suffisante, variable suivant les cas. Les faits publiés par Gilbert et Modiano semblent indiquer que, chez certains hypochlorhydriques, une dose relativement faible est suffisante, dans ces conditions, pour produire une excitation sécrétoire incontestable.

Nous pensons, toutefois, qu'il n'est pas toujours nécessaire d'atteindre les doses excito-sécrétoires pour améliorer une dyspepsie dont l'hypochlorhydrie est un des éléments. En effet, l'analyse clinique amène à attribuer une part au moins aussi importante à la viciation de la motricité qu'à celle de la sécrétion. Le bicarbonate de soude, à doses relativement faibles données avant le repas, pourra être utile surtout dans les cas où il y a atonie motrice. L'atonie motrice et l'atonie sécrétoire vont volontiers de pair; mais il suffit souvent de diminuer la première pour obtenir une amélioration sensible de la digestion considérée dans son ensemble, de la digestion gastro-intestinale.

D'après Hayem (1), l'usage du bicarbonate de soude produirait toujours une dépression de la sécré-

---

(1) *Arcn. f. exper. Pathol.* Bd. 24, 1888.

tion chlorhydrique. Dans les cas où il semblerait y avoir excitation, il y avait eu seulement accélération du processus digestif, mais, en réalité, il y aurait toujours diminution des quantités d'HCl fournis par la muqueuse stomacale. Cette accélération s'expliquerait très bien par une évacuation plus hâtive de l'estomac, et cela va parfaitement avec l'excitation de la motricité que nos propres expériences nous ont démontrée. Ce ne serait pas de nature à nous empêcher de faire usage du bicarbonate de soude, au contraire, car nous considérons l'excitation de la motricité dans l'atonie stomacale comme beaucoup plus importante que l'excitation de la sécrétion dans l'hypochlorhydrie.

Récemment, Reichmann a prétendu que le bicarbonate de soude ne fait rien d'autre que de saturer momentanément l'acidité stomacale, mais qu'il n'a du reste aucune influence, ni sur la sécrétion ni sur la motricité. Nous avons lu avec soin le compte rendu de ses expériences, et nous ne croyons pas ses conclusions légitimes. En effet, sa technique est loin d'être irréprochable ; il n'a pas tenu compte de l'état antérieur de la sécrétion stomacale chez ses malades, et il ne s'est pas inquiété de les distinguer en hypo et en hyperchlorhydriques ; enfin quelques-uns des résultats obtenus sont en contradiction flagrante avec les conclusions du travail.

Nous continuons à considérer que, pour l'emploi du bicarbonate de soude dans le traitement de la dyspepsie, on doit continuer à s'appuyer sur les résultats des recherches de Linossier et Lemoine, de Gilbert et Modiano, de Mathieu et Laboulais.

Chlorure de sodium. — La plupart des auteurs qui ont expérimenté l'action du chlorure de sodium, depuis l'emploi des procédés d'étude basés sur l'examen qualitatif du suc gastrique, lui attribuent la propriété de diminuer la sécrétion stomacale. L. Wolff (1) admet que cette action d'arrêt commence avec une dose de 5 grammes de chlorure de sodium. Pour Reichmann (2),il se fait sous l'influence du chlorure de sodium une transsudation séreuse alcaline qui neutralise le suc gastrique; avec des solutions de 1 à 5 pour 100, son acidité est diminuée. Avec des solutions de 5 à 10 pour 100, la saturation est complète.

De ses recherches sur le chien, Hayem a admis que, pour le chlorure de sodium, et le sulfate de soude, des doses faibles (1 à 3 gr.) excitent la sécrétion de la muqueuse, et que des doses plus élevées (4 à 6 gr.) la diminuent.

L'action du chlorure de sodium n'est pas seulement une action de contact sur la muqueuse stomacale. En effet, les expériences de Cahn et de Forster ont démontré que si l'on supprime complètement le chlorure de sodium dans l'alimentation des animaux, l'HCl disparaît ; il réapparaît quand on leur en rend. De même Braun, Grützne et Boas ont démontré que l'injection de chlorure de sodium dans le sang augmente la sécrétion de l'acide chlorhydrique.

En donnant du bicarbonate de soude, on donne en réalité une certaine quantité de chlorure de sodium puisque, en présence de l'HCl, le bicarbonate de soude forme du chlorure de sodium avec mise en liberté d'acide carbonique.

(1) *Ztschr. f. Klin. Med.* Bd. XIII. 1889.
(2) *Leçons de thérapeutique*, 4ᵉ série.

Képhir. — Le képhir est considéré par Hayem comme le médicament par excellence de l'hypochlorhydrie, surtout lorsqu'il y a en même temps de l'entérite chronique et de la diarrhée. On le donne en trois fois, entre les repas, par demi-bouteilles, la première entre le premier et le second déjeuner, la seconde entre le déjeuner et le dîner, la troisième le soir.

« La dose est progressivement augmentée ; à partir de deux bouteilles, on en donne une partie aux repas, l'autre partie continuant à être prise entre les repas. »

Il est certain que le képhir produit parfois de très bons effets chez certains malades de la série sensitivo-motrice ; malheureusement un certain nombre d'entre eux ne le tolèrent pas bien : chez quelques-uns son action thérapeutique est passagère, chez d'autres elle reste absolument nulle.

Certains malades éprouvent sous son influence de vives douleurs attribuables sans doute à l'action de l'acide lactique sur une muqueuse hyperesthésie.

Orexine. — L'emploi thérapeutique de l'orexine a été proposé par Penzold (1). Elle a été depuis essayée en Allemagne par un assez grand nombre d'auteurs. Penzold, au début, se servait du chlorhydrate d'orexine, c'est-à-dire du chlorhydrate de phenyldihydrochinazoline ; actuellement, il ordonne l'orexine basique. Il lui attribue le pouvoir de stimuler l'appétit et de diminuer le séjour des aliments dans l'estomac. Enfin l'augmentation de la sécrétion chlorhydrique est admise par Reichman et Kronfeld.

---

(1) Penzold. *Therapeut. Monatsheft*, p. 59. 1890. — *Ibid.*, p. 205, 1893.

L'orexine se donne à la dose moyenne de 30 centigrammes dans un cachet avec une tasse de bouillon. Il est bon de commencer par une dose plus faible, 10 à 20 centigrammes. Elle est contre-indiquée quand il y a de la néphrite ou quand il y a tendance aux hémorrhagies. On ne doit pas en continuer l'usage pendant plus de huit à dix jours.

Nous avons employé quelquefois l'orexine comme stimulant de l'appétit, tantôt avec, tantôt sans succès, mais nous n'avons personnellement aucune opinion sur son influence possible sur la sécrétion et la motricité. Nous ne savons pas du tout s'il s'agit d'une substance inoffensive pour l'estomac et les autres organes.

Substances diverses. — On a vanté comme stomachiques un grand nombre de substances et de préparations pharmaceutiques et industrielles.

La plupart de ces dernières renferment des essences très toxiques bien étudiées par Cadéac et Menier ; elles sont la cause pathogénique des graves accidents que Lancereaux a, avec un grand sens clinique, nettement distingués des accidents d'intoxication chronique dus à l'alcool.

Il nous suffira de dire que les dyspeptiques ne doivent faire aucun usage ni des boissons apéritives (absinthe, vermouth, bitter, etc.), ni des diverses liqueurs dites digestives.

Certains vins médicamenteux riches en alcool et en tanin, comme le vin de quinquina, donnent également lieu à une vive irritation de l'estomac ; il faut également en interdire l'usage aux dyspeptiques.

Klemperer a proposé la créosote comme excitant stomacal ; Menche vante la résorcine, non seulement comme antiseptique, mais comme stomachique.

Peu d'auteurs sont à ce point de vue aussi éclectiques que Leven. Il prescrit souvent aux dyspeptiques de faibles doses de sels très variés, immédiatement avant le repas : chlorure de sodium, sulfate de soude, iodure de potassium, phosphate de chaux, phosphate de soude à la dose de 20 à 30 centigrammes (1). « Si l'on dépasse cette dose, dit-il, et qu'on prescrive 1 gramme ou 2 de ces médicaments, on a bien des chances de déterminer des crampes d'estomac et de déranger l'organe. »

Excitation de la motricité. — Nous croyons bien faire, à la fin de cette revue sommaire des médicaments excitants de l'estomac, de rassembler les données qui concernent plus particulièrement la motricité de cet organe.

Klemperer (2), se servant du procédé de l'huile dont il est l'inventeur, a admis l'excitation de la motricité sous l'influence de l'alcool, des amers, de la strychnine, d'une dose élevée d'alcool ou d'acide.

Ewald (3), se servant du procédé du salol, a donné comme excitants de la motricité stomacale : en première ligne la strychnine, la belladone, l'extrait de fève de Calabar, l'électricité. En seconde ligne, la gymnastique suédoise, le massage, la faradisation.

Tawizki (4), d'après l'épreuve du salol, n'a constaté aucune influence des amers sur la motricité. Marcone (5), au contraire, admet que les amers augmentent la motricité de l'estomac tout autant que sa sécrétion.

(1) *Traité des maladies de l'estomac*, p. 424.
(2) *Soc. de médec. de Berlin*, octobre 1888.
(3) *Berlin. Klin. Wochenschr.*, nos 26-27, 1892, et *Soc. de méd. de Berlin*, 25 juin 1888.
(4) *D. Arch. f. Klin. Med.*, p. 344, 1891.
(5) *Riforma medica*, n° 128, 1891.

D'après Haan (du Havre) (3), des doses un peu élevées d'alcool excitent d'abord, puis atténuent la motricité de l'estomac.

Médication acide. — Sous ce titre nous n'envisagerons guère que la médication par l'acide chlorhydrique. En effet, cet acide existant normalement dans le suc gastrique et pouvant en disparaître dans certains cas de dyspepsie, on a été tout naturellement amené à l'administrer soit à titre de stomachique, soit pour suppléer à la sécrétion gastrique insuffisante.

L'idée de traiter certaines dyspepsies par les acides forts et en particulier par l'HCl est loin d'être nouvelle. Leur emploi est en quelque sorte traditionnel en Angleterre ; c'est à la pratique des médecins anglais que Trousseau l'avait emprunté. Il fut frappé, conte-t-il dans ses *Cliniques*, de voir un soir, dans un dîner, un de ses voisins qui avait voyagé dans des pays de médecine anglaise, tirer de sa poche un petit flacon d'acide chlorhydrique et en prendre cinq ou six gouttes. En causant avec ce voisin, il acquit la conviction que cette pratique avait de sérieux avantages dans certains cas. Il ne tarda pas à l'imiter, mais timidement, et c'est par une ou deux gouttes qu'il conseillait l'administration de l'acide après le repas, surtout dans la dysepsie secondaire. C'est dans des conditions analogues que l'acide chlorhydrique était donné en France à tous et sans règles, lorsqu'on a commencé le mouvement de recherches chimiques qui a, dans une large mesure, révolutionné l'histoire des dyspepsies gastriques.

(3) *Soc. de biologie*, 14 décembre 1895.

L'examen direct du contenu de l'estomac démontra, en effet, que l'acide chlorhydrique pouvait diminuer beaucoup et même disparaître complètement dans certaines dyspepsies. L'idée qui devait tout naturellement surgir dans l'esprit des médecins était de remplacer l'HCl absent par de l'HCl donné en nature. D'un autre côté il fut démontré que l'HCl jouait dans le suc gastrique le rôle d'une substance antiseptique, et, à ce titre encore, on fut amené à le donner, et à le donner en quantité relativement élevée. Il est à remarquer qu'avant ces expériences on savait déjà que les dyspepsies que l'on qualifiait d'acides, parce qu'on y observait des renvois ou des régurgitations acides, étaient souvent heureusement modifiées par l'emploi de l'HCl.

Ewald (1) donnait de 90 à 100 gouttes d'acide chlorhydrique officinal, en trois ou quatre fois. Il est à remarquer toutefois, et c'est une notion qu'il ne faut pas oublier lorsqu'on compare la pratique des médecins allemands à celle des médecins français, que l'acide chlorhydrique officinal allemand est à 12,5 pour 100, alors que l'acide chlorhydrique officinal français est à 34,4 pour 100. L'acide officinal français renferme donc à peu près trois fois plus d'acide chlorhydrique gazeux que l'acide chlorhydrique allemand.

Riegel est également partisan des doses élevées. Il conseille, en effet, de donner comme Biedert après le repas 15 à 20 gouttes d'HCl officinal toutes les heures ou toutes les demi-heures et même plus souvent. Cela, dit-il, a l'inconvénient de faire ingérer de

---

(1) Boas. *Allgemeine Diagnostik. u. Therapie der Magenkrankheiten*, p. 248.

grandes quantités d'eau, l'HCl devant être assez fortement dilué à chaque prise, mais, d'après son expérience personnelle, même avec des doses aussi considérables n'obtient-on pas grand résultat.

C'est qu'il faudrait des quantités plus grandes encore d'HCl pour combler le déficit de la sécrétion stomacale.

En effet, d'après les recherches d'Honigmann et von Noorden (1) et celles que nous avons autrefois faites nous-même sur le même sujet, il faut environ 1 gramme d'HCl pour saturer 18 grammes de substance albuminoïde, de telle sorte que 100 gouttes d'HCl officinal allemand ou 33 gouttes d'HCl officinal français ne satureraient guère que 15 grammes de substances albuminoïdes.

On voit que, pour les 100 à 120 grammes de substances albuminoïdes de la ration alimentaire normale, c'est 700 gouttes d'HCl allemand ou environ 230 gouttes d'HCl français qu'il faudrait donner pour remplacer l'HCl de sécrétion stomacal, en admettant qu'il soit tout entier utilisé et qu'aucune partie ne soit saturée par des substances alcalines, ou éliminée dans l'intestin avant de s'être combinée aux substances albuminoïdes.

L'analyse chimique montre fréquemment un déficit de 0 gr. 50 à 1 pour 1.000 d'HCl chez les dyspeptiques. Cela amène encore à admettre que pour remplacer l'HCl de sécrétion par de l'HCl artificiel, il faudrait en donner des quantités énormes.

Aussi les auteurs ont-ils renoncé à poursuivre ce résultat ; on tend à en revenir aux petites doses et à employer l'HCl, non pas comme dans une diges-

---

(1) *Ztschr. f. Klin. Medic.* Bd. XIII.

tion *in vitro*, mais comme un véritable *stomachique*, c'est-à-dire comme un excitant de l'appétit et de la digestion.

Mais est-il bien certain que l'HCl soit un excitant de la sécrétion et de la motricité stomacales? Klemperer admet que l'exagération du taux de l'acidité du suc gastrique n'exagère pas sa motricité. Hirsch (1) qui expérimentait sur des chiens est arrivé à la même conclusion.

D'autre part Jaworski (2), du Mesnil (3), Linossier et Lemoine (4), ont trouvé que, sous l'influence de l'administration de l'HCl, il y avait diminution de la sécrétion chlorhydrique. Dans quelques cas seulement, très douteux du reste, on a constaté une légère augmentation de la sécrétion chlorhydrique. Même résultat avec l'acide lactique, d'après les recherches de Gilbert et Modiano, de Jaworski, et plus récemment les expériences faites dans mon laboratoire par Laboulais et Guinard, sur ce dernier (5).

Chez Guinard, qui avait pris de 5 à 10 grammes d'acide lactique avec le repas d'épreuve, la motricité n'avait pas paru notablement influencée.

Il semble donc résulter bien nettement de cet ensemble de données que les acides forts tendent à restreindre la sécrétion chlorhydrique.

Nous ne nous occuperons pas ici de leur action possible comme antiseptique.

Il est indiscutable en tout cas que l'HCl a souvent

(1) *Centralbl. f. Klin. Med.* n° 4 1893.
(2) *D. med. Wochenschr.* n° 36-38 1887.
(3) *D. med. Wochenschr.*, n° 49-1892.
(4) *Arch. gén. de méd.*, juin 1893.
(5) Thèse de Guinard, 1897.

une action très heureuse comme stimulant de l'appétit, et j'ai quelque tendance à penser que c'est là le plus certain de ses effets thérapeutiques.

A quelle dose doit-on le donner? On a vu plus haut que pour remplacer l'HCl qui fait défaut dans le suc gastrique, chez beaucoup d'hypochlorhydriques il faudrait en administrer des doses qui paraissent énormes. D'autre part beaucoup de ces malades tolèrent mal cet acide ; ils ont vis-à-vis de lui une hyperesthésie que l'on a donnée à tort comme la caractéristique de la dyspepsie nerveuse. On a donc eu tendance à employer des doses beaucoup plus faibles que les doses proposées par certains auteurs.

Ceux qui visent les fermentations anormales donnent aussi l'HCl en quantité élevée. Bouchard (1) se sert de la solution suivante :

Acide chlorhydrique fumant pur.   4 grammes
Eau................................ 1.000 —

Il en donne quelques gorgées au milieu du repas, ou un verre à la fin ou à plusieurs reprises un verre à Bordeaux. C'est surtout à la fin de la digestion, quand les sécrétions s'épuisent, qu'il faut, dit-il, venir au secours de l'estomac. On peut donner jusqu'à 750 grammes de la solution précédente en dehors des repas.

De même que Boas (2), j'en suis arrivé à ne plus employer que de petites doses d'HCl; Boas le donne d'une façon différente, suivant qu'il l'emploie comme stomachique ou comme antiseptique. Dans le pre-

---

(1) *Auto-intoxications*, p. 197.
(2) *Allgemeine Diagnostik u. Therapie der Magenkrankheiten*, page 249.

mier cas, il le fait prendre soit immédiatement, soit 15 à 30 minutes après l'ingestion des aliments. Dans le second, il l'administre en dehors des périodes digestives.

Pour notre part, nous unissons souvent l'HCl aux teintures amères, et nous donnons V gouttes d'HCl officinal français (correspondant à XV gouttes d'HCl officinal allemand), soit une demi-heure avant le repas, soit une heure après. Dans ce dernier cas, il nous arrive de renouveler la dose deux heures après le repas.

Nous donnons l'HCl après le repas, surtout chez les personnes qui présentent une hyperesthésie marquée de la muqueuse stomacale.

Chez certaines personnes très sensibles, il nous arrive même de n'en donner que II à III gouttes. Nous ne sommes pas sûr que, dans ces conditions, l'effet de l'HCl se fasse sentir plus loin que la muqueuse buccale : cela nous serait parfaitement égal si cela suffisait pour stimuler l'appétit, pour agir sur l'esprit du malade, et pour gagner du temps. Comme le régime et l'hygiène sont de beaucoup les facteurs les plus importants dans la cure de la dyspepsie, il est souvent très utile de gagner du temps, en employant des médications inoffensives.

Ferments digestifs. — Les aliments, dans le tube digestif, rencontrent successivement : dans la salive, la *ptyaline* qui agit sur les substances amylacées pour les transformer en dextrine et en glucose; dans le suc gastrique, la *pepsine* qui, en présence d'HCl, peptonise les matériaux azotés; la *présure* (ferment lab) qui coagule la caséine; dans l'intestin, le *suc pancréatique* capable de peptoniser les albuminoïdes, de transformer les amylacés en glucose et d'émulsionner les graisses. Peut-être le suc intestinal a-t-il un rôle analogue à celui du suc pancréatique ; la chose n'est incontestablement ni démontrée, ni rejetée par les physiologistes.

Il était naturel, dès qu'on eût appris à isoler ces ferments et à les préparer artificiellement ou plutôt à les extraire, de les employer dans le traitement de la dyspepsie. On vit donc apparaître dans le commerce la pepsine, la papaïne, la pancréatine, la maltine, etc., sous des aspects multiples.

Passons tout d'abord en revue les principaux types des préparations qui ont pour but de provoquer dans le tube digestif une peptonisation artificielle, à l'aide de ferments venus des animaux ou des plantes.

Les ferments de peptonisation empruntés aux animaux sont la pepsine et la pancréatine.

La *pepsine* tend à être de plus en plus délaissée, à juste titre, semble-t-il. Les objections à son emploi sont de divers ordres. La pepsine de préparation artificielle est beaucoup moins active que la pepsine fournie par l'estomac. Enfin les nombreuses digestions artificielles faites depuis quelques années avec du suc gastrique humain ont montré que la pepsine est en quantité suffisante dans la grande majorité des cas. Ce qui manque, c'est l'HCl, et il suffit d'en ajouter pour obtenir *in vitro* des digestions suffisamment actives avec un suc gastrique inerte sans cette addition. L'acide chlorhydrique, d'après cela, a été substitué à la pepsine.

Contre l'emploi de ce ferment on peut faire valoir encore ce fait bien démontré que la digestion gastrique peut être très faible, très incomplète ou même nulle, sans grand dommage pour la santé générale et sans abaissement sensible du taux des échanges nutritifs.

Ajoutons à cela un dernier argument contre les préparations de pepsine : « la mauvaise qualité des préparations, leur prompte altération, l'impropriété de leur composition (proportion d'alcool trop élevée, présence de la glycérine fâcheuse pour l'estomac, d'après Schmiedeberg), l'incertitude sur le moment d'administration qui conviendrait le mieux (1). »

Cependant Albert Robin a, dans ces derniers temps, pris la défense de la pepsine qu'il considère comme un médicament utile.

On peut faire à la *pancréatine* des reproches analogues; il faut y ajouter qu'elle n'agit bien que dans un milieu alcalin et qu'elle est détruite par la digestion stomacale. Il faudrait donc ne l'administrer qu'avec une quantité suffisante de sels alcalins, de façon à saturer complètement et parfaitement le contenu de l'estomac.

Le mode d'administration le plus logique serait de l'adjoindre à la poudre de viande fortement alcalinisée dans le gavage de la sonde. Il n'y aurait du reste indication à l'emploi de la pancréatine que chez les malades présentant, en outre de l'hypochlorhydrie, une diminution notable de l'urée dans les urines, ou, avec une quantité normale ou même exagérée d'urée, une tendance marquée à l'amaigrissement.

Reichmann (2) vante les bons effets de la pancréatine dans le catarrhe atrophique de l'estomac. Voici comment il indique de la préparer. On prend un

---

(1) H. Soulier. *Traité de Thérapeutique et de Pharmacologie*, p. 318.
(2) *D. Med. Wochenschr.*, n° 7, 1889.

pancréas de bœuf frais, on le hache, on le jette dans un demi-litre d'alcool à 15 ou à 20 0/0. On laisse séjourner dans un endroit frais pendant un ou deux jours, puis on filtre. Prendre, immédiatement après le repas, un petit verre à vin de l'extrait alcoolique de pancréas.

On a extrait le ferment peptique de certains végétaux insectivores, en particulier du *Carica papaya*. La papaïne est pourvue d'un pouvoir digestif très intense *in vitro*. Elle est beaucoup plus active dans un milieu alcalin que dans un milieu acide, ce qui la rapproche de la pancréatine, mais elle reste cependant active en milieu acide; son action peut se faire sentir successivement dans l'estomac et l'intestin : ce sont des raisons de la préférer à la pepsine et à la pancréatine.

On a cherché, et l'idée était très naturelle, à faire pour les amylacés ce que devait faire la pepsine pour les albuminoïdes, c'est-à-dire à introduire dans le tube digestif des ferments susceptibles d'aider puissamment à l'action de la ptyaline et de la pancréatine.

Lorsque les graines chargées de substances amylacées entrent en germination, il se développe dans leur intérieur un ferment capable d'amener la transformation de l'amidon en sucre. Si l'on fait dessécher et qu'on soumette à la mouture les graines ainsi préparées, on obtient des farines qui apportent avec elles la diastase nécessaire à leur digestion. Avec l'orge on obtient la *maltine*, la *maltose*; les lentilles seraient la base de farines alimentaires renommées. L'emploi de ces substances est très logique dans certains cas, lorsque les féculents sont mal supportés, et que la quantité introduite par l'alimentation se trouve trop restreinte.

On fait aussi des extraits de malt liquide, qui ne sont en somme que des bières plus ou moins concentrées. Ces préparations sont beaucoup plutôt indiquées chez les convalescents, les anémiques, les affaiblis, qui manquent d'appétit, que chez les dyspeptiques proprement dits. Dans ces conditions, ces extraits paraissent souvent réellement utiles.

Substances pepsinogènes. — Il semblait résulter des recherches de L. Corvisart et de Schiff, confirmées par Leven, que certaines substances ont la propriété de fournir aux glandes stomacales les principes de la matière peptogène, destinée à donner de la pepsine en présence de l'HCl. La muqueuse gastrique épuise par la digestion son pouvoir pepsinogène ; normalement il lui faut un long repos pour récupérer cette fonction. Si au contraire on fait prendre à l'animal en expérience du bouillon ou de la dextrine, on voit la pepsine réapparaître très rapidement. Ces substances jouissent donc d'un véritable pouvoir pepsinogène. Certains auteurs les emploient dans le traitement de la dyspepsie. Herzen (1) conseille de faire prendre une tasse de bouillon une demi-heure avant le repas. D'après lui, la dextrine pourrait être donnée, même en lavement. Dujardin-Beaumetz formulé l'élixir suivant :

Dextrine...	10 gr.
Rhum...	20 —
Sirop de sucre...	70 —
Eau...	160 —

Nous ne sommes pas convaincu qu'une solution

---

(1) *Revue médicale de la Suisse romande*, IV, p. 111 ; février 1884.

de ce genre exerce sur la muqueuse stomacale une excitation autre qu'une excitation banale. Le rhum par lui seul serait, comme on l'a vu, capable d'exciter la sécrétion chlorhydropeptique.

Il y aurait lieu de vérifier la théorie des substances pepsinogènes en mettant en œuvre la technique moderne et de décider si réellement les substances dites pepsinogènes ont sur la production de la pepsine une influence particulière.

Formes cliniques de la dyspepsie sensitivo-motrice. — L'ensemble des états dyspeptiques que nous avons rassemblés sous la dénomination commune de dyspepsie sensitivo-motrice comprend des faits que l'on peut grouper d'une façon différente suivant le point de vue auquel on se place.

Tout d'abord, au point de vue du chimisme, on peut distinguer :

1° La dyspepsie sensitivo-motrice avec chimisme normal ou hyperchlorhydrie légère latente ;

2° La dyspepsie sensitivo-motrice avec hypochlorhydrie légère ou accentuée.

Toutefois, comme nous l'avons nettement indiqué déjà, ce n'est pas l'hypochlorhydrie lorsqu'elle existe qui fournit les indications principales au traitement. En effet, si la motricité est suffisante, s'il n'y a pas d'hyperesthésie de la muqueuse, cette hypochlorhydrie passe parfaitement inaperçue ; la nutrition ne souffre nullement, car la digestion intestinale compense ce que la digestion gastrique pourrait avoir d'insuffisant.

Cependant, quand il n'y a pas de contre-indication par le fait de la gastrite ou de l'hyperesthésie de la muqueuse, il est légitime de chercher à stimuler la sécrétion chlorhydrique.

La viciation de la sensibilité et de la nervo-motricité fournit des éléments plus importants de classification que le chimisme.

En se plaçant à ce point de vue, on peut distinguer :

1º La forme commune de la dyspepsie nervo-motrice ;

2º La forme douloureuse ;

3º La forme grave. On pourrait y ajouter la forme flatuente ; mais nous étudierons plus loin la flatulence stomacale en un chapitre particulier.

Ces formes cliniques peuvent également se subdiviser suivant leur degré, suivant qu'il y a ou non hypochlorhydrie, suivant qu'il y a ou non des phénomènes concomitants plus ou moins accentués de neurasthénie, etc.

1º Forme commune de la dyspepsie sensitivo-motrice. — Les malades accusent après les repas, plus ou moins rapidement, une sensation de pesanteur au creux épigastrique et souvent une sensation de gonflement. Ils éprouvent le besoin de desserrer leurs vêtements ; souvent ils ont des renvois gazeux, ce qui les soulage momentanément.

La respiration est quelquefois gênée, la face congestionnée ; ils ont une sensation d'engourdissement, de pesanteur de tête, de malaise général. Ils ont de la somnolence et se sentent incapables de tout travail intellectuel.

Ces malades sont habituellement constipés ; ils sont souvent sujets aux hémorrhoïdes, plus rarement à l'entérite muco-membraneuse. Les manifestations intestinales prennent quelquefois un développement prédominant et les accidents qu'elles occasionnent l'emportent sur les manifestations stomacales.

Quelquefois il y a alternativement prédominance des symptômes stomacaux et des symptômes intestinaux.

Parfois la sensation de gonflement, de ballonnement intestinal est moins accusée, et même à peu près nulle. Il y a, après le repas, de la pesanteur, quelquefois même une certaine sensation de brûlure au creux épigastrique. Les aigreurs indiquent moins l'hyperacidité par fermentations stomacales que le vice de la motricité du cardia.

La brûlure semble résulter de l'acidité du contenu de l'estomac, mais elle est moins en rapport avec le degré de cette acidité qu'avec l'exagération de la sensibilité de la muqueuse stomacale. Toutefois, à sensibilité égale, la sensation éprouvée est d'autant plus pénible que l'acidité est plus marquée. Rarement il s'agit d'une véritable douleur; cela n'est pas impossible cependant, et certains dyspeptiques hypochlorhydriques souffrent tout autant que des hyperchlorhydriques. Ils sont quelquefois, comme eux, soulagés par les alcalins.

Comme l'acidité organique du contenu stomacal est le résultat des fermentations secondaires et que celles-ci sont en proportion de la stase, il en résulte que les phénomènes douloureux sont souvent, chez les malades de cet ordre, la conséquence indirecte de l'atonie gastrique.

Les vomissements sont rares; ils n'apparaissent guère que chez les malades ayant déjà franchi la limite entre la simple dyspepsie sensitivo-motrice et la dyspepsie avec stase et fermentations excessives que nous étudierons ultérieurement. Il faut bien savoir, toutefois, que cette limite est flottante et incertaine; lorsque les causes de la dyspepsie sont supprimées, lorsqu'on a appliqué l'hygiène et le traitement convenables, on voit souvent les accidents rétrocéder, les symptômes de stase et de fermentation disparaître. On en revient ainsi à la simple dyspepsie sensitivo-motrice.

La dilatation permanente, la grande dilatation, est l'aboutissant possible de cette forme de dyspepsie quand les causes persistent, que la résistance du sujet est insuffisante, et, aussi, quand la gastrite a pris de l'étendue et de la profondeur.

Les dyspeptiques nervo-moteurs conservent de l'appétit dans les formes légères. L'appétit disparaît dans les formes plus accentuées; il peut faire place à un véritable dégoût pour les aliments, dans les cas les plus graves. On voit ainsi certains malades, des neurasthéniques surtout, tomber dans un véritable état d'inanition et de dépérissement; nous les retrouverons tout à l'heure en décrivant les formes graves de la dyspepsie nervo-motrice.

Par l'exploration extérieure, on constate, lorsqu'il existe, le tympanisme abdominal à prédominance gastrique ou intestinale.

Dans le premier cas, l'estomac est distendu, sa limite inférieure n'est pas abaissée, mais sa sonorité se perçoit sur une étendue plus grande que normalement. Il semble, chez les femmes surtout, qu'il se soit élevé dans le thorax. Le clapotage s'entend facilement surtout par la succussion hippocratique, lorsque les malades viennent d'ingérer une certaine quantité de liquide. Parfois il descend assez bas, mais il n'y a pas de stase permanente, et l'estomac se vide complètement en dehors des repas, tout au moins pendant la nuit. Cependant, dans les cas où prédomine l'atonie, on peut trouver tous les intermédiaires entre l'estomac distendu et l'estomac réellement dilaté, tel que nous le décrirons ultérieurement.

Chez les femmes surtout il n'est pas rare de constater la mobilité du rein droit et quelquefois un degré plus ou moins accentué d'entéroptose.

Le repas d'épreuve et l'examen du suc gastrique permettent de constater que la sécrétion est normale dans un bon nombre de cas. Dans d'autres, il y a diminution notable de la quantité d'acide chlorhydrique. Souvent, l'acide chlorhydrique libre a disparu, il n'y a pas virage des réactifs qualitatifs, et l'examen dénonce une réelle diminution de l'HCl combiné : il y a donc hypochlorhydrie. Il suffit, pour établir de diagnostic, de constater par le vert brillant l'absence de l'HCl libre, en même temps qu'une acidité totale faible, au-dessous de 1,60/1000, pour établir le diagnostic d'hypochlorhydrie, sans hyperacidité de fermentation. En cas d'hyperacidité sans HCl libre, il est nécessaire de faire un examen chimique plus complet. Cependant, une odeur acide, aigre ou butyrique bien accentuée du suc gastrique, est un argument en faveur des fermentations secondaires.

Le fait capital ici, c'est que, malgré tout, l'estomac se vide bien, qu'il se débarrasse complètement de son contenu, bien qu'un peu plus paresseusement que l'estomac normal. En tout cas, en vertu même de cette évacuation relativement rapide, le temps et la matière manquent pour que les fermentations puissent prendre une grande importance.

Passons rapidement en revue les causes de cet état morbide.

Très souvent, la dyspepsie sensitivo-motrice s'observe chez des névropathes, neurasthéniques qualifiés, névropathes vagues, neuro-arthritiques, goutteux, rhumatisants, etc., qui tous appartiennent plus ou moins étroitement à la grande famille névropathique. Elle se rencontre encore chez les anémiques, les chlorotiques, qui sont aussi des névropathes, à la phase première de la tuberculose et dans diverses intoxications chroniques.

Chez les névropathes interviennent souvent des causes occasionnelles plus ou moins efficaces : les chagrins, les émotions, le surmenage, et certaines causes d'une action plus directe sur l'appareil digestif, l'ingestion de substances irritantes, de mets indigestes insuffisamment divisés par la mastication, trop fortement épicés, de liqueurs fortes, les repas trop copieux. Ces dernières causes sont celles qu'il est classique d'attribuer à la gastrite, mais nous nous sommes expliqué sur ce point et nous avons dit que l'existence de la gastrite ne nous empêche nullement de ranger ici les faits dans lesquels les symptômes observés sont exactement ceux que nous avons tout à l'heure énumérés.

Souvent les manifestations locales de la dyspepsie et les manifestations de la névropathie antérieure et concomitante, se superposent ou s'imbriquent de telle façon qu'il devient très difficile de savoir qui a commencé, de décider quel est celui des deux éléments qui, dans l'état morbide, tient la place prépondérante.

Le plus souvent on est amené à s'adresser simultanément à la dyspepsie et à la névropathie.

2° Forme douloureuse de la dyspepsie sensitivo-motrice. — Rarement la dyspepsie sensitivo-motrice est très douloureuse. Ordinairement, les sensations éprouvées sont des sensations de pesanteur, de gêne, de tension, de brûlure très supportables, avec une sensation plus ou moins accentuée de malaise général; rarement il y a des phénomènes douloureux aussi pénibles que ceux qui s'observent dans certains cas d'hyperchlorhydrie. Cela s'observe quelquefois cependant, de préférence chez des névropathes avérés, chez des neurasthéniques ou des hystériques.

3º **Formes graves de la dyspepsie nervo-motrice.**
— Bouveret (1) a signalé avec raison des formes graves de dyspepsie chez les neurasthéniques. Nous en avons également vu un certain nombre de cas (2). Certains névropathes, le plus souvent des neurasthéniques avérés, peuvent avoir des accidents très graves de dyspepsie sans qu'il y ait, chez eux, ni dilatation permanente de l'estomac, ni gastrite atrophique, ainsi que le démontre la possibilité d'une guérison complète.

Les phénomènes locaux ne sont guère plus accentués que ceux de la forme commune : de la pesanteur épigastrique, de la flatulence, des renvois, des aigreurs, de la constipation avec ou sans colite muco-membraneuse, une sensation plus ou moins vive de brûlure stomacale quelque temps après le repas, rarement des vomissements, c'est tout ce qu'on observe. Cependant, l'état général est mauvais, il y a de l'amaigrissement, la peau est jaune, terreuse, flasque. Les malades ne se nourrissent pas, les uns par crainte des malaises plus ou moins accentués qui suivent l'ingestion des aliments, les autres par inappétence, apathie, découragement,

---

(1) *La Neurasthénie*, épuisement nerveux. — 2ᵉ édition, 1891.
(2) A. MATHIEU. *Neurasthénie*. Biblioth. Charcot-Debove, 2ᵉ édition. 1893.

atonie générale. Ils en arrivent quelquefois à ne plus pouvoir sortir, à ne plus vouloir quitter le lit ou la chaise longue. On peut se demander parfois s'il ne s'agit pas d'un cancer latent de l'estomac ou d'une atrophie totale du système glandulaire de la muqueuse telle qu'on l'a signalée dans l'anémie pernicieuse progressive.

Par l'examen local on constate que l'estomac ne se vide que lentement des liquides d'ingestion ou de sécrétion. On constate un abaissement de la petite tubérosité; on perçoit du clapotage, autour ou au-dessous de l'ombilic, plusieurs heures encore après les repas. Cependant l'estomac finit par se vider pendant la nuit, et le matin à jeun, il n'y a plus de liquide dans sa cavité. Parfois cependant il y a de la stase le matin à jeun pendant un certain temps; mais cela ne dure pas, et il suffit de quelques lavages, d'un régime alimentaire plus sévère pour que cette stase disparaisse. Ce sont là des faits de passage de l'atonie gastrique à la dilatation vraie avec stase permanente.

Les malades de ce type sont ceux qui correspondent le mieux à la description, donnée par Bouchard, de la dilatation de l'estomac.

Le plus souvent l'analyse chimique démontre chez eux l'hypochlorhydrie.

Chez les femmes, on constate dans ces conditions la mobilité du rein droit dans à peu près la moitié des cas; le rein mobile se rencontre aussi sur l'homme, mais dans un nombre de cas beaucoup moins considérable.

Traitement de la dyspepsie sensitivo-motrice. — Il nous sera maintenant beaucoup plus facile d'exposer comment nous comprenons et instituons le traitement de la dyspepsie sensitivo-motrice.

Nous aurons surtout en vue la forme commune ; nous en exposerons tout d'abord le traitement. Nous dirons ensuite quelles modifications dans le régime et la thérapeutique réclament certains complexus symptomatiques importants, et les principales variétés cliniques.

On n'oubliera pas que ces malades sont le plus souvent des *névropathes*, des neurasthéniques. Le traitement hygiénique et tonique a autant d'importance que le traitement antidyspeptique proprement dit. Le repos de l'esprit, la tranquillité morale, l'exercice physique modéré et progressif, la climatothérapie, l'électricité statique, le massage, l'hydrothérapie seront les moyens surtout employés dans ce sens. Il faudra adapter chacun de ces agents aux indications particulières chez les individus, et ne pas prescrire des excitants, des douches froides, par exemple, à des personnes déjà excitées ou susceptibles qui auraient bénéficié bien plus de l'usage des douches chaudes.

Le régime alimentaire a une valeur primordiale, c'est la partie la plus importante du traitement.

Régime alimentaire. — Ce que nous avons dit des nécessités du régime, considéré en général dans les dyspepsies, s'applique fort bien à la dyspepsie nervo-motrice. On sera plus ou moins sévère suivant les cas ; essayons de donner un certain nombre de points de repère.

Lorsqu'il n'y a que de la pesanteur de l'estomac, du malaise après le repas, de la lourdeur de tête sous l'influence d'un état névropathique évident, c'est surtout de cet état névropathique qu'il faudra s'occuper. Ainsi, chez les neurasthéniques surmenés par un travail excessif, des préoccupations d'affaires, il suffira souvent de soustraire le malade au milieu dans lequel il vit habituellement, de l'envoyer en villégiature, dans un milieu où la tranquillité d'esprit remplacera l'effort et l'inquiétude, où le repos moral et l'exercice physique remplaceront le surmenage intellectuel, pour obtenir la guérison des malaises dyspeptiques. Chez ceux qui étaient habitués à une chère trop succulente, à une nourriture trop abondante, trop épicée, trop savamment préparée, il faudra conseiller une cuisine simple, très modérément assaisonnée. Inutile d'insister après ce que nous en avons dit en nous plaçant au point de vue de l'hygiène alimentaire générale des dyspeptiques.

L'intestin, il ne faut jamais l'oublier, tient une place aussi grande, plus grande peut-être même que l'estomac, dans la plupart de ces états de digestion pénible. Le ballonnement gazeux se fait à ses dépens aussi bien qu'à ceux de l'estomac; il y a souvent de la constipation, traversée ou non de débâcles diarrhéiques, de la colite muco-membraneuse, des hémorrhoïdes. Tout cela demandera souvent un traitement particulier, et nous y consacrerons, dans le second volume, les développements convenables.

Il faut combattre l'atonie intestinale, et faire disparaître la constipation, si l'on veut obtenir l'amélioration de la digestion ; l'hygiène ici tient autant de place que la thérapeutique. Il faudra même, autant que possible, obtenir la régularité des selles sans avoir recours aux médicaments. Ce n'est malheureusement pas toujours chose facile. Dans ces conditions, le massage est d'un grand secours.

Ce que ces malades digèrent souvent le mieux,

ce sont les œufs, la viande, le poisson, le laitage, ils arrivent souvent d'eux-mêmes à exclure les légumes de leur alimentation. Quand on leur conseille de prendre des légumes sans aucune autre recommandation, ils ne s'en trouvent pas très bien. Les phénomènes de pesanteur et de distension gazeuse se trouvent augmentés. Quelques-uns même ont, sous l'influence des légumes et des fruits verts, de véritables crises douloureuses. L'effet est beaucoup moins bon encore s'il y a quelque tendance à la stase, si l'atonie de l'estomac est momentanément exagérée.

Si donc on recommande de prendre des légumes, et il est en général utile de le faire, il faut les donner sous forme de purées, même les légumes verts. Les fruits seront cuits et passés.

Il est très curieux de constater que presque tous les auteurs, avec des conceptions théoriques très différentes, en arrivent à cette même pratique.

Le régime végétarien, tel que l'a conseillé Dujardin-Beaumetz, est particulièrement indiqué en cas de constipation prédominante. Ordonné pendant un certain temps, il aura véritablement la valeur d'une cure.

Dans le cas où la constipation est très marquée, on a pu aussi faire suivre avec avantage des cures de raisin ou de petit-lait. Il est difficile de savoir dans quelle mesure agissent les éléments extérieurs de la cure : la villégiature, le séjour dans un paysage agréable, les promenades au grand air, la tranquillité de l'esprit.

Nous allons indiquer ici rapidement le régime qui convient aux malades atteints de la forme la plus simple de la dyspepsie sensitivo-motrice. Pour de plus amples détails, nous renverrons à un autre ouvrage, dans lequel nous avons traité cette question avec plus de développement (1).

Les malades mangeront à *heures fixes*, sans trop se presser; ils mâcheront lentement.

Comme *premier déjeuner*, à 7 heures ou 7 heures 1/2, on donnera au choix :

a) Une tasse de lait chaud avec du café ou du thé et du pain grillé ou des gâteaux secs.

b) Un œuf à la coque avec un demi-verre de thé léger chaud, peu sucré, du pain grillé ou des gâteaux.

c) Un potage au lait assez léger, aux pâtes, au tapioca, à la semoule ou à la biscotte.

Le *second déjeuner* aura lieu vers 11 heures 1/2; ce sera le repas le plus important de la journée. Il comprendra deux ou trois plats avec 60 grammes de pain environ, au maximum.

Comme *premier plat*, un ou deux œufs à la coque ou brouillés et préparés à la crème ou au jus.

Comme *second plat*, 100 à 150 grammes de l'un des mets suivants :

Filet rôti ou grillé.
Côtelette de mouton.
Gigot rôti ou cuit à l'étuvée.
Poulet rôti, faisan, perdreau.
Jambon, cru de préférence, et finement divisé.
Ris de veau bouilli ou frit.
Cervelles bouillies.
Sole ou merlan frits.
Barbue, turbot bouillis, avec une sauce très simple, à la crème, à la fécule ou au jaune d'œuf.
Brochet ou perche au court-bouillon.

Le *troisième plat* sera un plat de légumes :

Purée de pommes de terre au lait ou au bouillon.
Choux-fleurs en purée.
Purée de pois, de lentilles, de haricots.
Purée de châtaignes.
Purée de julienne.
Purée de carottes, de céleri, d'artichauts.
Épinards au lait ou au jus.
Chicorée, laitue cuite, au jus ou au lait.
Petits pois à la crème.

(1) *Le régime alimentaire dans le traitement des dyspepsies*, 1894.

Salsifis, scorsonères, crônes, topinambours.

On pourra permettre les *entremets* au lait ou aux œufs, peu sucrés.

Comme *desserts* : le fromage blanc, les fromages peu forts, les fruits cuits, les fruits en compote ou en marmelade, les gâteaux secs, peu sucrés.

Aux malades les moins atteints, on permettra les pêches, les fraises et le raisin.

Le *dîner*, à 7 heures, sera plus léger. Il pourra se composer d'un potage épais, au lait ou au bouillon, d'un plat de viande ou de deux œufs à la coque ou brouillés et d'une petite quantité de pain (30 à 40 grammes et moins encore s'il est mal supporté) (1).

Dans le régime qui précède le repas principal est, on le voit, indiqué pour 11 heures ou midi. Le repas du soir est, en revanche, un repas assez léger. La raison de cette façon de faire, c'est que les dyspeptiques ont souvent des nuits troublées par les mauvaises digestions : ils reposent beaucoup mieux en mangeant peu le soir.

Dans certains cas, on est forcé de placer le soir le repas le plus copieux ; il en est ainsi chez les personnes qui consacrent leur après-midi à des occupations intellectuelles. Ils doivent peu manger à midi, sous peine de ne pas jouir de la plénitude de leurs moyens cérébraux pendant tout le cours de la digestion.

Boissons. — Les boissons sont une grosse question dans le traitement de cette forme de dyspepsie. En règle générale, il faut supprimer le vin rouge, qui paraît très irritant pour la muqueuse stomacale et qui paraît favoriser les fermentations organiques. Nous avons vu l'acidité gastrique augmenter presque immédiatement chez les dyspeptiques qui avaient

---

(1) Ce programme de régime suit de très près celui qu'a conseillé Seure (de Saint-Germain-en-Laye).

pris du vin après en avoir été longtemps privés. Le vin blanc coupé d'eau est fréquemment ordonné : ce n'est pas une mauvaise boisson dans les cas légers de dyspepsie. Il en est de même d'une bière très légère ou coupée d'eau dans une proportion suffisante. Tout cela ne vaut pas l'eau pure ou les eaux minérales naturelles faiblement alcalines, légèrement gazeuses ; les eaux de Pougues, Bussang, Alet, Evian, en sont le type. La trop grande richesse en acide carbonique serait ici un inconvénient. En somme, les eaux dites de table conviennent très bien en cas semblables : elles sont assez nombreuses, on a le choix. Certaines eaux, pauvres en principes alcalins, comme l'eau d'Alet ou d'Evian, ont l'avantage d'être des eaux très pures, assez agréables au goût.

Le lait comme boisson ne convient qu'à moitié aux malades de cet ordre : il a l'inconvénient d'empâter la bouche et de diminuer l'appétit.

Souvent, en cas surtout de flatulence ou de pesanteur marquée à l'estomac, ce qui réussit le mieux, ce sont les boissons chaudes aux repas, très vantées par G. Sée. A elles seules, elles suffisent à amener une grande amélioration dans bon nombre de cas. On donnera du thé léger, du grog très léger fait avec du cognac, ou du rhum en nature, ou préalablement brûlé. Certains malades préfèrent la camomille, la décoction de fleurs d'oranger, de fleurs de tilleul, ou d'autres décoctions plus ou moins agréables au goût. Qu'importe ! le but est en somme de faire prendre de l'eau chaude et de la rendre acceptable.

Dans quelle mesure faut-il permettre aux malades de boire ? C'est là une question très discutée, les uns tenant pour le régime sec, les autres pour la liberté absolue.

Pour notre part, nous laissons les malades soumis aux boissons chaudes boire à discrétion. Ils n'ont, dans ces conditions, aucune tendance à boire avec excès, et les faire boire chaud équivaut généralement à les faire boire moins.

En dehors de cette condition particulière, il faut limiter la quantité de liquide ingérée chez ceux qui boivent réellement trop, qui prennent, par exemple, un litre ou un litre et demi de liquide à chaque repas. Un litre à un litre et demi de liquide par jour, comme maximum, cela doit suffire.

Il ne faut pas laisser prendre de glace, ni boire trop froid. Si, en effet, l'eau froide fait contracter les fibres musculaires lisses comme l'eau chaude, cette contraction fait place bientôt à un relâchement plus considérable qu'auparavant : or combattre le relâchement des tuniques gastro-intestinales est une des principales indications dans la thérapeutique de la dyspepsie nervo-motrice.

Pain. — Disons, pour terminer ces généralités, qu'il ne faut permettre qu'un volume relativement peu élevé de pain. Il est d'observation commune que l'ingestion d'une certaine quantité de pain donne lieu volontiers à une sensation de pesanteur gastrique et de malaise général. En principe, il ne faut pas en permettre plus de 100 grammes à chaque repas au maximum. Ce pain sera bien cuit, de préférence rassis; il importe de le mâcher lentement, de façon à lui permettre de s'imprégner entièrement et largement de salive.

Dans la *forme douloureuse*, il convient de se montrer plus sévère que dans la forme commune de la dyspepsie nervo-motrice. On suivra alors à peu près exactement le régime indiqué pour l'hyperchlorhydrie. Tantôt on commencera par le régime lacté exclusif (2 litres 1/2 à 3 litres de lait par jour), tantôt par l'un des régimes précédents.

La *forme grave* de la dyspepsie nervo-motrice est caractérisée soit par l'intensité des accidents neurasthéniques concomitants, soit par la tendance à l'inanition par alimentation insuffisante, soit encore par la tendance à la dilatation de l'estomac avec stase permanente et toutes les conséquences de la stase.

Qu'il y ait neurasthénie grave avec dyspepsie sensitivo-motrice, ou névropathie cérébrale avec tendance à l'inanition, par crainte des malaises digestifs et affaiblissement accentué, le traitement de Weir Mitchel est ce qui convient le mieux.

Les malades, le plus souvent ce sont des femmes, sont isolés de leur famille, séparés de ceux avec lesquels ils vivent habituellement. On les confie à des gardes-malades expérimentés qui doivent les soigner avec douceur, mais sans faiblesse, et leur rendre progressivement confiance en eux-mêmes. Le repos au lit est absolu au début; les malades sont massés pour remplacer l'exercice supprimé, pour stimuler les échanges nutritifs et la vitalité du système musculaire.

Comme alimentation, au début, le régime lacté exclusif. Plus tard, on ajoute successivement au lait des aliments de plus en plus complexes, de façon à faire une véritable suralimentation. On permet progressivement au malade de se lever, puis de sortir; le massage est continué.

On obtient, en général, d'excellents résultats de

ce régime dirigé à la fois contre l'état mental et contre l'inanition.

Nous avons eu, dans quelques cas, de très bons effets du gavage à la poudre de viande, au lait et aux œufs, chez des neurasthéniques atteints de cette forme grave de dyspepsie. Le gavage était fait avec la sonde : c'est une des bonnes applications de la suralimentation telle que l'a conçue Debove.

En agissant ainsi, on rompt un cercle vicieux. Les malades ne mangent pas et s'affaiblissent parce qu'ils sont névropathes. Ils sont d'autant plus névropathes, d'autant plus déprimés physiquement et moralement, qu'ils se nourrissent moins, et ainsi de suite. Ce cercle vicieux, on le rompt en les remontant, en les alimentant artificiellement. En reprenant des forces, ils reprennent courage et reviennent ainsi à la vie commune.

Il est évident qu'une lésion de l'estomac, telle que la gastrite destructive plus ou moins généralisée, ne devrait pas empêcher de se comporter d'une façon analogue : le succès serait seulement plus douteux.

La séparation du milieu habituel, la séquestration médicale est indiquée nettement chez les hystériques atteintes d'anorexie et chez les neurasthéniques cérébraux, qui ont ce qu'on pourrait appeler la phobie de la dyspepsie et qui arrivent à ne s'alimenter que d'une façon très insuffisante en raison de la difficulté qu'ils ont de digérer. Souvent ils sont encouragés dans cette idée par les personnes qui les entourent et qui partagent leurs appréhensions. Dans ces conditions, la séparation s'impose.

Elle est beaucoup moins nécessaire en dehors de ces circonstances : toutefois les malades pourront encore bénéficier de certains éléments du traitement : le repos, la reprise d'une alimentation quantitativement et qualitativement progressive.

Hypochlorhydrie. — Dans tout ce qui précède, nous ne nous sommes pas préoccupés de savoir si les malades sont ou non hypochlorhydriques.

C'est qu'en réalité, cela n'a qu'une importance secondaire lorsque la motricité est conservée.

L'hypochlorhydrie par elle-même apporte-t-elle du reste une indication au régime alimentaire? Comme le suc gastrique a vu son pouvoir digestif diminuer d'une façon plus ou moins marquée, on a conseillé de donner de préférence des aliments hydrocarbonés.

Ce qui nous paraît le plus indiqué, c'est de donner, suivant les principes généraux de l'alimentation des dyspeptiques, des aliments bien divisés, doués, sous un petit volume, d'un pouvoir digestif très grand.

Tendance à la stase. — Certains dyspeptiques sont à la limite de la dyspepsie nervo-motrice et de la dilatation vraie de l'estomac avec stase permanente. Tout d'abord ils ne se débarrassent que lentement du liquide accumulé dans l'estomac au cours de la digestion, liquide provenant de l'ingestion des boissons, de la sécrétion salivaire et gastrique et de la liquéfaction des aliments solides. La petite tubérosité se laisse distendre par le poids de son contenu, sa limite inférieure s'abaisse, le clapotage digital se laisse percevoir au pourtour et au-dessous de l'ombilic pendant 4 ou 5 heures après le repas, la succussion hippocratique fait percevoir un flot évident. Cependant, pendant longtemps l'estomac se vide complètement de son contenu pendant la nuit : le matin à jeun il ne renferme plus de liquide. Mais il arrive que l'on trouve le matin à jeun une certaine quantité de détritus alimentaires et de liquide. On peut observer chez ces malades une série d'accidents dus à cette stase et aux fermentations acides qui en sont la conséquence : douleurs, brûlures, aigreurs, inappétence marquée, état chronique d'embarras gastrique, et quelquefois intolérance gastrique et vomissements.

Comme nous l'avons indiqué déjà, il est très utile dans ces conditions de faire quelques lavages de l'estomac, à quelques jours de d'intervalle. Le régime sera à peu près celui qui sera indiqué à propos de la dilatation de l'estomac.

C'est pour les malades de cette catégorie que serait le plus marquée l'indication du régime sec de Bouchard, et il est incontestable qu'un bon nombre d'entre eux sont soulagés lorsqu'ils diminuent la quantité du liquide ingéré aux repas.

Les médecins et les malades eux-mêmes ont eu tendance à exagérer la fréquence de l'indication et la sévérité du régime sec. Il convient de fournir à l'organisme un minimum d'eau, pour que la tension sanguine se maintienne et que la dépuration urinaire se fasse. La quantité des urines servira de guide à ce point de vue : elle ne doit pas tomber au-dessous d'un litre et demi en hiver, d'un litre en été.

Traitement médicamenteux. — Dans un assez grand nombre de cas de dyspepsie sensitivo-motrice, on peut se passer complètement des médicaments dans l'établissement du traitement. Le régime alimentaire, le repos intellectuel et moral, la climatothérapie, l'hydrothérapie, l'électricité, le massage, la gymnastique suédoise, répondent à toutes les indications.

Beaucoup de personnes légèrement teintées

de neurasthénie digèrent mal à la ville pendant qu'elles sont tout entières adonnées à leurs affaires ou à leurs plaisirs. Viennent les vacances, l'époque de la villégiature, de la chasse, tous les malaises disparaissent comme par enchantement : elles n'éprouvent plus ni pesanteur gastrique, ni lourdeur de tête, ni paresse gastro-intestinale, ni paresse cérébrale. Elles peuvent digérer sans peine des mets, qui auparavant n'eussent pas été supportés. Il y a dans les faits de ce genre, d'observation si fréquente, un enseignement dont le médecin doit savoir faire son profit.

On n'aura recours aux substances médicamenteuses que lorsque cela sera absolument nécessaire.

Dans la dyspepsie sensitivo-motrice, le problème que l'on a à résoudre est le plus souvent le suivant : activer la motricité et parfois la sécrétion sans provoquer d'irritation trop vive de la muqueuse ; combattre la douleur sans nuire à la motricité.

Il serait précieux de pouvoir à volonté agir sur la motricité et la sécrétion ; malheureusement, comme on a pu le voir plus haut, nous connaissons encore très incomplètement l'action des substances excitantes de l'estomac.

Il semble que, d'une façon générale, les excitants de la motricité soient aussi des excitants de la sécrétion : on n'a pas à s'en plaindre lorsque l'atonie musculaire s'accompagne d'insuffisance de la sécrétion chlorhydropeptique.

Pour notre compte, nous considérons, d'après les résultats obtenus surtout dans le traitement de la dyspepsie flatulente, l'ipéca à faible dose comme un des meilleurs parmi les médicaments excitomoteurs de l'estomac. On peut employer la poudre d'ipéca en nature à la dose de 2 à 5 centigrammes après chaque repas. Ces doses seront données en plusieurs fois à des intervalles d'une demi-heure ou d'une heure, en cachets, mélangées ou non à d'autres poudres, au bicarbonate de soude, à la poudre de quinquina, de colombo, etc. On peut encore se servir des pastilles d'ipéca qui sont d'un usage commode. On peut en donner de 2 à 5 après chaque repas, en les espaçant.

Nous nous servons de préférence d'un mélange de teintures, par exemple :

Teinture d'ipéca..................... ⎫
Teinture de colombo................ ⎬ ãa 15 gr.
Teinture de gentiane............... ⎭

La teinture d'ipéca étant au cinquième, il est facile de calculer la quantité nécessaire pour employer des doses analogues à celles que nous avons indiquées.

L'ipéca, dans ces conditions, ne doit pas provoquer de nausées. Les doses que peuvent en supporter les diverses personnes sans avoir de nausées sont variables, il faut tâter le terrain. Il est bon de prévenir les malades que, bien qu'ils prennent de l'ipéca, ils ne doivent avoir ni nausées ni vomissements; sans cette précaution, ce seul mot d'ipéca suffit quelquefois pour agir sur eux par suggestion.

Habituellement, nous donnons l'ipéca pendant une série de 10 à 15 jours, nous en suspendons l'emploi pendant 5 à 10 jours, puis nous le faisons reprendre. Il faut, en tout cas, en interrompre l'usage lorsqu'il survient de la diarrhée, ce qui est rare, mais possible.

L'ipéca n'agit pas seulement sur l'estomac, mais

aussi sur l'intestin, de façon à faciliter les selles, ce qui est tout bénéfice chez les constipés, et les dyspeptiques, dont nous nous occupons actuellement, le sont en général. Pour augmenter encore cette action laxative, on peut donner, en même temps que la teinture d'ipéca, de la teinture de rhubarbe.

On a vu plus haut que, d'après les recherches de plusieurs auteurs, et en particulier de Reichmann, les amers n'agiraient qu'à faible dose, et seulement au bout d'un certain temps. Pour Reichmann, ils n'agiraient qu'après avoir été résorbés. Ces données confirment l'habitude traditionnelle qui consiste à administrer ces substances avant le repas.

Si nous les faisons prendre de préférence après le repas, c'est pour épargner, autant que possible, à la muqueuse, le contact de substances irritantes; c'est aussi dans le but d'agir surtout sur la motricité et la secrétion stomacales à la fin de la digestion, au moment où l'estomac fait un effort plus énergique pour vider son bas fonds, c'est-à-dire la petite tubérosité. Nous avons vu, du reste, les amers, pris ainsi tardivement, produire une action apéritive, à peu près toujours aussi marquée que s'ils avaient été pris, à la façon classique, un certain temps avant le repas.

Si on les donnait avant, ce n'est pas dix minutes ou un quart d'heure, mais une demi-heure ou une heure avant le repas qu'il conviendrait de les administrer.

Nous nous servons aussi assez souvent de la noix vomique et de la strychnine.

Le plus souvent, nous unissons la teinture de noix vomique à d'autres teintures amères, par exemple :

Teinture de colombo............ .....)
Teinture de gentiane................ } ãã 10 gr.
Teinture de noix vomique............)

Et nous en donnons de 15 à 25 gouttes dans un peu d'eau, une heure après les deux principaux repas.

Pour la strychnine, nous nous servons de la solution suivante :

Sulfate de strychnine.....·............. 0,05 centigr.
Eau distillée........................... 150 gr.

Une cuillerée à café dans un peu d'eau, une heure après le repas deux ou trois fois par jour,

La teinture de noix vomique et la strychnine peuvent être unies à l'eau chloroformée ou à l'acide chlorhydrique.

On les a souvent unies aux opiacés, et l'on se sert volontiers d'une formule dans laquelle la teinture de Baumé est unie aux gouttes noires anglaises, par parties égales. Nous pensons que, dans ce cas, l'effet obtenu est dû à l'opium beaucoup plus qu'à la strychnine. Les gouttes noires anglaises tendent à calmer l'hyperesthésie de la muqueuse, mais il n'est pas démontré que la motricité stomacale soit modifiée par les gouttes de Baumé.

D'après les recherches de l'un de nos internes, J.-Ch. Roux, la peptone serait un des meilleurs excitants de la motricité stomacale. Roux et Balthazard ont vu, à l'aide des rayons de Rœntgen, l'estomac du chien se contracter très vigoureusement sous l'influence de cette substance.

Il est donc indiqué d'essayer la peptone qui est une substance amère, il est bon de le remarquer, non pas comme un aliment artificiel, mais comme un excitant de la motricité stomacale.

Il y a lieu d'employer les excitants de l'estomac dont il vient d'être question lorsque l'estomac tend à se vider difficilement du liquide qu'il renferme, lorsqu'on constate un clapotage persistant pendant la digestion au pourtour de l'ombilic, ou encore lorsqu'il y a une sensation de gonflement, une distension gazeuse de l'estomac, indépendante d'une stase permanente, ou encore de l'hyperacidité par présence d'une quantité exagérée d'acides de fermentation.

Les excitants médicamenteux doivent être employés par périodes successives de 10 à 15 jours, avec des périodes égales de suspension.

Dans les mêmes conditions, on en alternera l'usage avec celui des sels alcalins, s'il y a lieu, et surtout avec la mise en œuvre de moyens physiques, tels que les applications froides sur la région stomacale, les douches en jet chaudes ou froides, l'électrisation, le massage. Le massage sera employé surtout, lorsqu'en même temps il existe une constipation marquée. Or, cette concomitance n'est pas rare, chez les femmes surtout.

Nous ne voulons pas terminer ce chapitre sans accorder une mention spéciale à l'acide carbonique. Penzold, dans les recherches que nous avons citées déjà, a vu que les eaux gazeuses quittaient plus rapidement l'estomac que l'eau simple. Jaworski a aussi admis que l'acide carbonique excitait la sécrétion de l'HCl et la motricité de l'estomac. Ainsi s'explique peut-être en partie les effets incontestablement utiles parfois de certaines eaux simplement gazeuses, ou à la fois gazeuses et alcalines. Il est prudent de ne pas faire indéfiniment usage de ces eaux et d'en suspendre de temps à autre l'emploi;

elles n'en agissent que mieux, lorsqu'on les reprend, avec moins de danger d'émousser leur action et de fatiguer l'appareil glandulaire.

C'est probablement à l'acide carbonique qu'est due l'action heureuse du cidre mousseux et du champagne dans certains cas de dyspepsie nervo-motrice, avec tendance à la stase et à la flatulence stomacale (Cautru).

Sels alcalins. — Les sels alcalins trouvent assez fréquemment leur indication dans la dyspepsie sensitivo-motrice ; on les donnera à des doses et à des heures variables, suivant l'effet que l'on désire obtenir.

On peut les utiliser pour exciter la sécrétion et la motricité et pour saturer l'acidité de l'estomac.

Lorsque la muqueuse est hyperesthésiée, elle peut devenir sensible au contact des acides de fermentation, ou d'une quantité peu élevée d'acide chlorhydrique. De là des sensations de pesanteur et de brûlure. Cette excitation portant sur un estomac dont la sensibilité pathologique peut amener un trouble de la motricité du cardia, il en résulte que des gorgées de liquide gastrique remontent le long de l'œsophage par suite d'un mouvement antipéristaltique. C'est la cause des aigreurs, des régurgitations et du pyrosis. En saturant l'acidité de l'estomac, on fait disparaître ces manifestations. Les auteurs expliquaient autrefois ces accidents par l'hyperacidité du suc gastrique ; ils peuvent se produire en effet lorsqu'il y a, en vertu de la stase, des fermentations acides exagérées ; ce sont là de bonnes conditions pour que ces phénomènes prennent naissance, mais elles ne sont pas indispensables. Le fait principal est, en réalité, une excitabilité réflexe anormale de l'estomac qui se lie le plus souvent à une véritable hyperesthésie de la muqueuse.

Si, comme le veut Reichmann, les alcalins n'avaient d'autre action que de saturer l'acidité stomacale, ils seraient encore d'une très réelle utilité dans ces circonstances. Nous avons dit plus haut qu'ils semblent avoir une action excitante sur la sécrétion et la motricité qui ne se fait sentir qu'un certain temps après leur ingestion.

L'acidité organique s'exagère lorsque diminuent la motricité et la sécrétion chlorhydrique. Si le bicarbonate de soude a réellement une action excito-motrice et excito-sécrétoire, son emploi sera triplement indiqué dans ces conditions.

Lorsqu'il y a seulement de la pesanteur après l'ingestion des aliments, ou un léger degré de flatulence stomacale, on donnera le bicarbonate de soude ou les autres alcalins avant le repas. La dose sera d'autant plus élevée que le moment de la prise sera plus éloigné de celui du repas. On donnera par exemple 2 gr. de bicarbonate de soude une heure, 1 gr. une 1/2 heure, 0 gr. 50 un quart d'heure avant. Le citrate de soude peut être utilisé dans les mêmes conditions, aux mêmes heures. On pourra aussi ordonner le sel de Carlsbad.

Souvent nous utilisons l'eau de Vichy chaude; on peut en faire prendre un verre une heure ou un 1/2 verre une demi-heure avant le commencement du repas L'eau de Vichy doit alors être prise très chaude. La chaleur de l'eau capable d'exciter la motricité des tuniques musculaires de l'estomac agit en même temps comme calmant de la sensibilité. Dans certains cas, surtout lorsqu'il y a des douleurs tardives, on pourra également donner de l'eau de

Vichy bien chaude tardivement après le repas.

Pour modérer les fermentations intrastomacales, cause d'hyperacidité organique et de flatulence gastrique, nous employons assez souvent le biborate et surtout le salicylate de soude à faibles doses, en les unissant au bicarbonate ou au citrate de soude.

Nous formulons par exemple :

Bicarbonate de soude..................... 1 gr.
Salicylate de soude..................... } ãā 0 gr. 20.
Biborate de soude.....................

pour un cachet n° 30. En prendre un au milieu des deux repas, un second une heure après. Les sels de soude à acide minéral, le phosphate, le sulfate et le chlorure de sodium à faibles doses paraissent avoir une action tout à fait analogue à celle des sels alcalins au point de vue de la motricité et de la sécrétion. Par contre, ils ne peuvent saturer les acides organiques comme le bicarbonate de soude, le sulfate de soude et le chlorure de sodium entrent dans la composition du sel de Carlsbad.

Nous avons conseillé souvent, non sans succès, à des dyspeptiques nervo-moteurs, chez lesquels la flatulence gastro-intestinale prédominait, de prendre le matin à jeun, ou bien un certain temps, une demi-heure avant le repas, dans un verre d'eau de Saint-Galmier, un des paquets suivants :

Chlorure de sodium..................... 1 gr.
Sulfate de soude..................... 2 —
Bicarbonate de soude..................... 2 —

Pour un paquet.

Le sel de Carlsbad (Sprudel) contient un peu plus d'un tiers de son poids de bicarbonate et de sulfate de soude, et moins d'un cinquième de chlorure de sodium. On peut, dans les mêmes conditions, en prendre 5 à 6 grammes dans de l'eau simple ou de l'eau gazeuse (eau de Saint-Galmier, eau de Pougues, etc.).

En France, nous possédons deux eaux qui, par leur constitution naturelle, sont tout indiquées pour cet usage : l'eau de Vic-le-Comte et celle de Saint-Nectaire. La première renferme près de 3 grammes de bicarbonate de soude par litre et 2 grammes de chlorure de sodium. L'eau de Saint-Nectaire compte 2 grammes environ de bicarbonate et près de 3 gr. de chlorure de sodium.

Il serait logique d'employer ces eaux à chaud (45 à 50°) une demi-heure ou une heure avant le repas.

L'eau de Carlsbad renferme par litre : 1 gr. 30 de bicarbonate de soude, 2 gr. 40 de sulfate de soude, et 1 gr. 40 de chlorure de sodium.

Alcool, astringents. — Il nous paraît beaucoup plus prudent de n'avoir jamais recours, chez les dyspeptiques, à l'excitation produite par l'alcool, les boissons alcooliques et par les astringents tels que le tanin, le quinquina.

Képhir. — Il rend quelquefois service chez des malades hypochlorhydriques chez lesquels l'appétit a notablement diminué, chez lesquels le lait est mal supporté et l'alimentation insuffisante. Malheureusement un certain nombre de dyspeptiques ne le prennent qu'avec répugnance.

Dans la *forme douloureuse* de la dyspepsie nervo-motrice, la douleur, qui ne prend une certaine intensité que chez des névropathes, impose au traitement des indications particulières. Quand il n'y a que de la pesanteur, une brûlure légère, l'emploi des moyens qui viennent d'être énumérés suffit souvent. Quand les brûlures sont intenses, qu'il y a des crampes réellement pénibles, on est obligé d'avoir recours à des moyens calmants, physiques ou médicamenteux.

Comme calmant physique, un des meilleurs est l'application de compresses imbibées d'eau chaude au creux épigastrique. La chaleur peut être également employée à l'intérieur sous forme de boissons chaudes. Les malades se trouvent souvent bien d'être mis à l'usage exclusif des *boissons chaudes* en mangeant : thé léger, décoctions de camomille, tilleul, feuilles d'oranger, etc.

L'*eau chloroformée saturée* rend de grands services, il ne faut pas l'employer pure, mais coupée d'une quantité égale et même de deux fois son volume d'eau ordinaire. Elle produit souvent un très bon effet lorsqu'il y a flatulence stomacale, avec sensation pénible de gonflement et de tension.

Depuis près d'un an, je me sers également d'*eau bromoformée saturée*. Elle se prépare avec le bromoforme de la même façon que l'eau chloroformée avec le chloroforme. Elle peut se donner à la même dose.

On peut encore se servir des préparations opiacées, du laudanum, de l'élixir parégorique, de la codéine, de la morphine, de la cocaïne ; nous renverrons, pour ce qui les concerne, au chapitre consacré au traitement de la douleur. On n'usera de ces derniers calmants qu'avec beaucoup de prudence et de modération. Les dyspeptiques sensitivo-moteurs sont souvent des névropathes qui ont une tendance naturelle à user et à abuser des toxiques.

Dans les *formes graves de la dyspepsie sensitivo-motrice*, on peut se trouver en présence de deux éléments pathologiques principaux : la névropathie, hystérie ou neurasthénie et la tendance à la stase. Souvent ces deux éléments se trouvent combinés.

Suivant les cas, l'*élément névropathique* sera soigné par des procédés différents. Ces malades ont une tendance marquée à la dépression ; il convient de les remonter moralement, de chercher à leur rendre le courage qui leur manque. Il faut chercher à leur faire reprendre confiance en eux-mêmes.

Pour obtenir ce résultat, il convient souvent de les soustraire à l'influence néfaste du milieu dans lequel ils vivent habituellement. Quelquefois les personnes qui les entourent sont les collaborateurs inconscients de leur état de dépression, soit qu'elles les plaignent trop facilement et partagent leurs craintes, soit qu'au contraire elles cherchent maladroitement à les stimuler ; souvent aussi les lieux dans lesquels habitent les malades leur rappellent des souvenirs pénibles. Pour ces diverses raisons le déplacement vaut mieux. Parfois il convient d'établir la séquestration médicale qui est un des éléments de la méthode de Weir-Mitchell.

A cette méthode il y aura lieu d'emprunter souvent aussi le principe de son autre élément : l'alimentation forcée, le gavage progressif.

Les malades ont en effet vécu auparavant dans un état d'inanition incomplète : ils ne s'alimentaient pas suffisamment, soit parce qu'ils craignaient les malaises consécutifs à l'ingestion des aliments, soit parce qu'ils manquaient d'appétit. Ils se sont affaiblis, anémiés et amaigris. L'inanition a été une cause d'aggravation pour le nervosisme. Ce cercle vicieux est d'observation commune chez les malades de cet ordre, on le rompt en leur imposant une alimentation plus copieuse, et même en les gavant.

Lorsqu'ils sont très affaiblis, il est bon de les maintenir au lit pendant la première période du traitement.

Cela conviendra encore très bien chez les malades atteints de néphroptose, d'entéroptose ou de colite muco-membraneuse.

Pour agir sur le système nerveux, on n'aura que le moins possible recours aux médicaments. On fera surtout appel aux moyens hygiéniques ou physiques : l'hydrothérapie chaude, froide ou mixte suivant les cas, le massage général, l'électricité, la gymnastique suédoise.

Dans les cas où la tendance à la dilatation atonique de l'estomac n'est pas très prononcée, la dyspepsie sera traitée comme il a été dit à propos de la forme moyenne de la dyspepsie nervo-motrice.

Lorsqu'au contraire l'estomac aura une grande difficulté à se débarrasser complètement des liquides ingérés, lorsque le clapotage persistera 5 ou 6 heures après le repas au-dessous de l'ombilic, et, surtout, lorsqu'il y aura du liquide de stase le matin à jeun, il y aura lieu de diriger contre ce facteur symptomatique un traitement plus sévère.

En cas de stase le matin à jeun, l'emploi de la sonde sera tout indiqué. Il suffira quelquefois de quelques lavages pour que les fonctions motrices s'exercent mieux et que l'estomac arrive à se vider pendant la nuit. Dans ces conditions on n'abusera pas du lavage, on ne le renouvellera pas trop souvent, ce qui deviendrait une cause de fatigue et de relâchement pour l'estomac. Il suffira souvent de le faire trois ou quatre fois à deux jours d'intervalle.

Les applications froides, le massage pourront donner de bons résultats.

Les malades de cette catégorie représentent le type le plus pur des dilatés de l'estomac de Bouchard. Dans quelle mesure convient-il de les soumettre aux rigueurs du régime sec ? Quel régime alimentaire leur prescrira-t-on ? Ces questions sont traitées plus loin au chapitre *Dilatation de l'estomac ;* nous y renverrons le lecteur.

Entéroptose et Néphroptose.

Entéroptose. — Il convient de dire ici ce que nous pensons de l'entéroptose, et dans quelle mesure on doit, dans la pratique, tenir compte de la théorie si brillamment défendue par F. Glénard, de Vichy.

Rappelons les points essentiels (1). L'intestin est forcément replié sur lui-même un grand nombre de fois pour pouvoir tenir dans la cavité abdominale. Il est maintenu à sa place par le mésentère et les épiploons dans l'épaisseur desquels on pourrait distinguer de véritables ligaments, et aussi par la sangle musculaire que forment les parois abdominales. Or il est possible que l'intestin augmente de densité : cela se produit lorsqu'il se vide de ses gaz et se contracte à vide. D'autre part, la sangle abdominale peut se relâcher. Le résultat, c'est que l'intestin, qui cesse d'être soutenu, tire sur ses ligaments. Le principal de ces ligaments irait du coude droit du côlon transverse au pylore et à la partie adjacente de la grande courbure. Le côlon, dans sa descente, entraîne donc l'estomac, qui, à son tour, par l'intermédiaire

---

(1) *Lyon Médical.* 1885. Féréol. *Soc. médicale des hôpitaux de Paris,* 1887-88. Cuilleret, *Gaz. des hôpitaux,* 28 septembre, 1888. Kaplan. Thèse de Paris, 1889. Gourcelot, *Th. de Paris,* 1889. Monteuuis. *Les déséquilibrés du ventre,* 1893.

de l'épiploon gastro-hépatique, entraîne le foie. Le rein se déplace également. Ce n'est plus seulement de l'entéroptose, c'est de la splanchnoptose.

Cette rupture d'équilibre dans la statique des viscères abdominaux se traduirait par des phénomènes dont certains correspondent assez exactement à ce que nous avons compris sous la dénomination de dyspepsie sensitivo-motrice.

La diminution de la tension abdominale amènerait en effet la sensation de faiblesse générale, de faiblesse des reins, d'estomac. Le tiraillement de l'intestin sur ses ligaments mésentériques et gastro-épiploïques provoquerait les sensations de tiraillement, de poids, de creux, de vide, de fausse faim... Si on y ajoute les symptômes concomitants dus à l'atonie gastrique, les symptômes choméliens, comme les appelle Glénard, — c'est-à-dire la flatulence, les douleurs, aigreurs, brûlures et vomissements, les serrements et les crampes gastriques, — on a le tableau général de la dyspepsie gastro-instestinale des neurasthéniques et des névropathes vagues.

Les malades sont immédiatement soulagés par le port d'une sangle abdominale qui relève et soutient la masse abdominale : le port d'une ceinture appropriée tient donc une place primordiale dans le traitement que Glénard institue à l'usage des entéroptosés. La sangle, les laxatifs, le régime carné, les alcalins, amènent leur guérison et cela confirmerait le diagnostic.

Il y a beaucoup de vrai dans cette idée de l'entéroptose. Il est incontestable que, chez certaines personnes, il existe une véritable chute de l'abdomen. Cela se voit, en particulier, chez les femmes qui ont subi plusieurs grossesses, chez des individus obèses et surtout chez ceux qui ont maigri d'une façon assez rapide. Il est certain que l'atonie, le relâchement des parois abdominales favorisent la constipation et l'apparition de phénomènes de dyspepsie gastro-intestinale. Ces malades se trouvent fort bien de l'usage d'une ceinture bien serrée et bien ajustée, qui fait mécaniquement ce qui ne peuvent plus faire activement les parois relâchées de l'abdomen.

Rein mobile. — La chute du rein, le rein mobile, la néphroptose, se rencontrent assez volontiers dans ces conditions. Me basant sur un nombre assez grand d'observations, je ne pense pas cependant que la découverte d'un rein mobile, chose fréquente chez la femme, surtout du côté droit, doivent faire faire par surcroît le diagnostic d'entéroptose. En effet, j'ai vu bien souvent chez des jeunes femmes la mobilité du rein exister sans relâchement appréciable des parois abdominales. Je l'ai vue chez des femmes qui n'avaient eu qu'une seule grossesse et, quelquefois même, chez des personnes qui n'avaient jamais été enceintes. D'autres auteurs ont fait la même constatation relativement au rapport du rein mobile et de la grossesse.

Il semble que le rein mobile, plus ou moins déplacé, en tiraillant sur les filaments nerveux irrite le système nerveux et amène plus particulièrement le déséquilibrement du système sympathique abdominal. De là, chez les prédisposés, la névropathie générale, sous forme de neurasthénie, et, le plus souvent et plus directement encore, la dyspepsie nervo-motrice. Il est bien rare que les neurasthéniques à rein mobile n'aient pas des accidents dyspeptiques prédominants.

Leur dyspepsie peut se présenter sous les différentes formes cliniques : dyspepsie nervo-motrice, hyperchlorhydrie, dilatation permanente de l'estomac. La forme la plus fréquente est la forme sensitivo-motrice, dont nous venons précisément d'exposer le traitement. C'est ce qui résulte également des constatations faites par la plupart des auteurs (1) (Lindner, Landau, Sulzer, etc.).

Souvent aussi les malades atteints de rein mobile présentent des vomissements ou même de véritables crises gastriques ; il en sera question plus loin (voir *Crises gastriques*).

Ici nous rechercherons seulement quelles sont les indications thérapeutiques spéciales qui résultent de l'existence d'un rein mobile chez les dyspeptiques.

Les crises de dyspepsie chez les personnes atteintes de néphroptose surviennent surtout à la suite de trois circonstances principales : le surmenage, les commotions morales, la menstruation. Il faut donc mettre, dans la mesure du possible, les malades à l'abri des deux premières causes.

La marche et la station debout suffisent souvent pour entretenir ou pour faire renaître une crise qu'avait provoquée la fatigue. Les malades garderont le plus possible le repos au lit, ce qui, joint au régime, suffit souvent pour améliorer notablement leur dyspepsie. Quand ils voudront se lever et surtout marcher, il faudra leur faire porter une ceinture destinée moins à ramener le rein en place qu'à soutenir l'abdomen et à immobiliser les viscères. Lorsque tout cela ne suffit pas, lorsque les accidents ont réellement de la gravité, on peut songer à l'intervention chirurgicale. On n'y aura du reste

---

(1) LINDNER. *Ueber die Wauderniere der Frauen.*

recours que dans des cas relativement très rares.

Il est assez fréquent de trouver le rein, le droit surtout, seulement légèrement déplacé. La palpation permet de reconnaître son extrémité inférieure, mais son mouvement de descente est en somme très limité. Lorsque l'abdomen n'est ni tombant ni saillant, qu'il n'y a pas de relâchement appréciable des parois abdominales, le port de la ceinture serait d'un avantage fort douteux. On peut se contenter alors — et cette recommandation s'applique du reste à tous les cas — de restreindre, autant que la malade voudra bien le concéder, la fâcheuse constriction exercée par le corset.

CHAPITRE III

Dilatation de l'estomac avec stase permanente.

Bouchard définit la dilatation de l'estomac par cette formule souvent reproduite : Tout estomac qui ne se rétracte pas lorsqu'il se vide, est un estomac dilaté. Cette définition est incomplète, en effet, l'estomac peut être distendu par des gaz et ne pas se rétracter : ce n'est pas un estomac *dilaté*, c'est un estomac *distendu*. En effet, d'après la conception même de Bouchard, le fait le plus important, celui d'où dérive toutes les conséquences néfastes de la dilatation de l'estomac, c'est la *stase des liquides et des aliments solides*. — La véritable formule de la dilatation de l'estomac serait donc la suivante : Tout estomac qui ne se vide pas complètement est un estomac dilaté. Ce qui caractérise surtout la dilatation vraie, c'est-à-dire la dilatation avec stase, c'est que l'estomac ne soit pas complètement vide le matin à jeun, alors que s'est écoulé entre deux repas l'intervalle le plus long (Debove).

En n'admettant comme dilaté que l'estomac dans lequel il y a une stase permanente, on élimine du cadre de la dilatation un grand nombre de cas qui rentrent dans la dyspepsie nervo-motrice avec atonie prédominante; on diminue d'une façon très marquée le nombre des dilatés vrais.

Ces éliminations faites, on se trouve encore en présence d'un ensemble de faits disparates qui jurent de se trouver accouplés artificiellement dans la même série morbide. La dilatation de l'estomac, même en n'y retenant que la grande dilatation permanente, n'est pas une maladie primitive : c'est un état morbide secondaire ; il correspond à des états anatomiques et physiologiques très différents les uns des autres, et qu'il importe de séparer.

On peut y distinguer les variétés suivantes :

1° Dilatation atonique, passagère ou définitive ;

2° Hypersécrétion avec hyperchlorhydrie et stase permanente ;

3° Dilatation mécanique par lésion des parois stomacales ou par obstacle pylorique.

1° **Dilatation atonique, passagère ou permanente.** — Abandonnés à eux-mêmes, placés dans de mauvaises conditions de régime et d'hygiène, les dyspeptiques nervo-moteurs ont tendance à aboutir à la dilatation permanente. Les aliments, après avoir séjourné un temps exagéré dans l'estomac, finissent par y séjourner, en quantité de plus en plus considérable dans l'intervalle des repas, du matin au soir, d'abord, et plus tard aussi du soir au matin.

Dans les premières périodes, il s'agit d'un relâchement curable. Un traitement et un régime convenables, quelques lavages de l'estomac, suffisent souvent pour faire disparaître, pour un temps plus ou moins prolongé, la stase et ses conséquences.

Dans certains cas, on constate, le matin surtout, que le liquide contenu dans l'estomac est fortemen teinté, sinon constitué par de la bile. On attribue ce reflux à un état permanent d'incontinence pylorique.

Dans cette disposition, c'est l'antre prépylorique qui tend à se dilater. Les indications thérapeutiques sont les mêmes que dans la dilatation simple ; il faut, de plus, faire cesser l'usage du corset trop serré, s'il y a lieu ; c'est en effet à la constriction exagérée du corset qu'on doit attribuer la déviation verticale de l'estomac (Clozier, Bouveret, Chapotot).

Il est vrai de dire que, d'après les recherches anatomiques récentes, l'estomac présente toujours une situation verticale. C'est donc toujours aux dépens de l'antre prépylorique que se ferait la dilatation, ce qui du reste est conforme à ce qu'apprend l'observation clinique.

2° **Hypersécrétion avec hyperchlorhydrie et stase permanente.** — Nous n'avons pas à revenir sur cette forme de dyspepsie à laquelle il a été consacré un chapitre tout entier. Faisons seulement remarquer qu'il semble démontré que, par les progrès mêmes de la maladie, l'hyperchlorhydrie peut disparaître pour laisser derrière elle une dilatation permanente avec ou sans hypersécrétion simple. Ce serait la conséquence des progrès de la gastrite, que cette gastrite soit primitive ou secondaire.

3° **Dilatation mécanique par lésions des parois stomacales ou par obstacle pylorique.** — Quand il y a lésion des parois stomacales, dégénérescence ou destruction des tuniques musculaires par un processus anatomique, l'estomac tend naturellement à devenir un sac passif de plus en plus dépourvu de contractilité et même d'élasticité. C'est à cela qu'aboutissent toutes les gastrites chroniques intenses, celles surtout qui s'accompagnent d'une tendance modérée à la sclérose.

Les lésions du pylore qui rétrécissent l'orifice, les

tumeurs qui le compriment, deviennent aussi, par un mécanisme facile à comprendre, une cause de grande dilatation permanente. Le rétrécissement et la compression du pylore peuvent être amenés par des lésions de nature assez variée. Les causes de beaucoup les plus fréquentes sont le cancer et l'ulcère. Le siège même de l'ulcère au niveau du pylore peut amener la dilatation de l'estomac; elle peut résulter encore du rétrécissement consécutif à sa cicatrisation.

La dilatation stomacale, d'origine mécanique, est celle qui peut atteindre les proportions les plus grandes; cependant, on trouve quelquefois d'énormes estomacs, des estomacs remplissant la moitié de l'abdomen, tombant jusqu'au pubis, sans que l'examen, l'examen macroscopique tout au moins, permette de reconnaître la cause de cette ectasie considérable.

Examinons maintenant quels sont et les signes pathologiques et les conséquences possibles de la grande dilatation de l'estomac.

C'est dans le cas où il existe un rétrécissement mécanique du pylore que le tableau morbide est le plus caractéristique. Les malades peuvent éprouver dans la région stomacale soit simplement une sensation plus ou moins pénible de pesanteur, soit de véritables douleurs. Ces douleurs font rarement défaut en cas d'ulcère non cicatrisé encore; elles existent habituellement aussi avec une lésion pylorique ou juxta-pylorique de nature cancéreuse, mais elles peuvent manquer. Assez souvent, des aigreurs, des régurgitations; mais ce qui est surtout caractéristique, ce sont les *vomissements* et la façon dont ils se produisent.

Ces vomissements sont espacés et très abondants.

Les malades ne vomissent que tous les deux ou trois jours, mais très abondamment. Ils rejettent des cuvettes entières d'un liquide qui renferme toujours des détritus alimentaires. Chose caractéristique, on peut y reconnaître des substances qui ont été ingérées plusieurs jours auparavant, par exemple, des pois, des fragments de haricots ou d'autres légumes que leur constitution permet de caractériser aisément. On trouve souvent aussi des grumeaux de caséine. Les matières vomies ont une odeur plus ou moins désagréable, surtout lorsque le vin n'a pas encore été supprimé de l'alimentation. Parfois, ce qui domine, c'est une odeur à la fois aigre et butyrique. Assez souvent des matières glaireuses, plus ou moins diluées, plus ou moins filantes, parfois des traces plus ou moins nettes de sang.

Lorsque le rétrécissement porte sur le duodénum, les symptômes sont les mêmes. Cependant, s'il siège au-dessous du confluent des voies biliaires, la bile reflue en abondance dans l'estomac. C'est là une circonstance rare et d'une extrême gravité : on comprend pourquoi.

Quand les vomissements n'existent pas spontanément, la sonde, introduite le matin à jeun, ramène une quantité plus ou moins considérable de liquide et de matières solides, semblables complètement aux vomissements que nous venons de décrire.

C'est ainsi que se présentent les choses, cliniquement, dans les grandes dilatations par obstacle pylorique, par lésion étendue des parois de l'estomac et dans quelques rares cas d'atonie ou d'incoordination motrice. Le tableau est un peu différent avec les hyperchlorhydriques hypersécréteurs et dans la dilatation atonique paroxystique.

Les hyperchlorhydriques hypersécréteurs éprouvent des douleurs tardives, trois, quatre, cinq heures après le repas. Elles les réveillent la nuit et les crises douloureuses aboutissent à des vomissements qui y mettent fin. Certains malades le savent si bien, qu'ils se font vomir artificiellement pour abréger ces crises. Les vomissements sont filants, glaireux, peu colorés en général, d'odeur aigrelette marquée quand ils ont bu du vin; il se dépose, dans le fond de la cuvette, une purée jaunâtre constituée par des détritus d'aliments amylacés et de pain gonflé et non digéré. Quelquefois, grâce à la bile (Bouveret et Devic), les matières vomies sont colorées en bleu. Ces vomissements abondants, d'un bleu verdâtre, sont caractéristiques.

Certains malades atteints de dyspepsie nervo-motrice avec atonie gastrique très accentuée ont de véritables périodes paroxystiques de dilatation de l'estomac. Sous l'influence de chagrins, d'inquiétudes prolongées, de surmenage, de mauvaises conditions hygiéniques, d'une inanition plus ou moins volontaire, d'un régime peu en rapport avec l'état de leur estomac, certains en arrivent à avoir une stase gastrique permanente avec ou sans vomissements. Cela se présente encore chez des cachectiques de tout ordre, des tuberculeux, des anémiques, des malades atteints de la maladie d'Addison, de dermatite exfoliatrice, d'impaludisme chronique, etc.

Ces malades ont des aigreurs, des renvois, des vomituritions, la langue chargée ou rouge et comme pelée, la bouche acide, un dégoût plus ou moins marqué pour les aliments, la viande en particulier. Ce dégoût, joint à leur cachexie, fait que, dans les cas les plus graves, on les considère assez souvent comme atteints d'un cancer latent de l'estomac.

Les grands dilatés, surtout ceux qui vomissent abondamment, sont le plus souvent constipés d'une façon réellement opiniâtre. Quelquefois cependant surviennent des processus diarrhéiques dus, soit à une débâcle intestinale, soit à ce que l'estomac s'est brusquement vidé de son contenu dans l'intestin.

L'inspection de l'abdomen fournit souvent des renseignements importants : on peut habituellement trouver des signes, non équivoques, de grande stase stomacale, soit par la succussion digitale, soit par la succussion totale pratiquée à la façon hippocratique. Par la succussion totale, on aura beaucoup moins de chance de prendre un bruit de flot colique pour un bruit de flot stomacal. Dans les cas douteux, le passage de la sonde et le lavage de l'estomac trancheront la question et feront voir nettement si le bruit perçu se passe dans l'estomac ou dans le côlon transverse.

Le procédé qui consiste à faire ingérer au malade un grand verre d'eau et à rechercher le clapotage gastrique, ne démontre que l'atonie et le relâchement de l'estomac, et non la dilatation avec stase. Quelquefois, surtout en cas de rétrécissement pylorique, on aperçoit une saillie abdominale due à l'estomac dilaté et, parfois même, des mouvements dus aux contractions péristaltiques de cet organe dans sa lutte contre l'obstacle. La palpation pourra permettre de trouver une tumeur épigastrique.

Dans quelle mesure ces grands dilatés, ces dilatés vrais sont-ils soumis à l'empoisonnement par les substances toxiques qui prennent naissance dans leur estomac ? Dans quelle mesure l'auto-intoxication joue-t-elle un rôle pathogénique dans l'ensemble clinique relevé chez eux ?

On sait que Bouchard attribuait à ces auto-intoxications une importance primordiale ; sous leur dépendance immédiate se trouvait une série presque infinie de maux divers que nous devons énumérer : du côté du foie, la congestion et, en conséquence, la mobilité du rein chassé de sa loge par le foie augmenté de volume ; du côté du système nerveux, les névralgies, la céphalée, la pesanteur de tête, la mélancolie, l'insomnie, les cauchemars, les vertiges, les étourdissements, les troubles de la vue ; du côté de la peau, des éruptions diverses ; du côté des poumons, les bronchites faciles, l'asthme, les coryzas récidivants, la pharyngite chronique ; du côté des reins, l'albuminurie ou la peptonurie. On voit que ce qui domine dans cette énumération, ce sont les symptômes attribuables selon nous à la neurasthénie et à l'arthritisme, autre mode de la névropathie héréditaire.

Chose curieuse, et d'une grande importance dans le jugement du débat : aucun de ces symptômes, surtout ceux d'ordre névropathique, ne se rencontre, habituellement, suivant la remarque de Charcot, chez les grands dilatés de l'estomac, chez les dilatés par lésion mécanique du pylore.

Est-ce à dire cependant que l'auto-intoxication ne joue aucun rôle chez les dilatés ? Non, certainement. Il est vraisemblable qu'elle contribue à amener chez eux cet aspect de cachexie, de déchéance générale, que l'inanition seule ne suffit peut-être pas à expliquer. Par elle, on comprend la fréquence chez les dilatés d'une sorte d'embarras gastrique, chronique ou récidivant, qui se traduit par l'inappétence et le mauvais état des voies digestives supérieures.

Il faudra donc s'efforcer de diminuer, de restreindre, de supprimer si possible les fermentations secondaires, qui s'établissent forcément au sein des matières éminemment fermentescibles et putrescibles que l'alimentation accumule dans le tube digestif. Elles sont en tous cas une cause dangereuse d'irritation locale, de gastrite, et de dilatation irréductible.

Quelle est l'évolution de la grande dilatation de l'estomac? Quel est l'avenir des dilatés?

Il faut ici considérer successivement et séparément les divers types de malades réunis sous la dénomination commune de dilatés.

Les dilatés mécaniques, par lésion du pylore, ne peuvent être guéris que par une intervention chirurgicale qui supprime ou qui tourne l'obstacle. Les conditions, les chances de guérison finale, sont naturellement incomparablement meilleures chez ceux qui ont une lésion cicatricielle, scléreuse, que chez les cancéreux.

La grande dilatation stomacale, irréductible, par atonie incurable ou par lésion dégénérative des tuniques musculaires, est presque aussi grave qu'un cancer pylorique; elle n'a même pas trouvé jusqu'à présent, comme la sclérose du pylore, de ressource dans la gastro-entérostomie. Il n'y a pas cependant de raison de ne pas essayer la gastro-entérostomie, même lorsqu'il n'y a pas [de rétrécissement mécanique du pylore.

La situation des malades atteints d'hypersécrétion avec hyperchlorhydrie et stase gastrique permanente n'est guère meilleure que celle des grands dilatés par lésion de l'estomac. Chez le plus grand nombre, il y a un rétrécissement incomplet du pylore dû à un ulcère récent ou ancien. On sait que la stase contribue beaucoup chez eux à produire l'hypersécrétion. Ce sont là des raisons qui plaident en faveur de la gastro-entérostomie. On ne la décidera cependant jamais sans avoir mis en œuvre toutes les ressources du traitement médical; d'autre part, on n'attendra pas que les malades soient inanitiés et cachexiés avant de les livrer au chirurgien.

Les dyspeptiques atoniques, neurasthéniques, aboutissent quelquefois, mais très rarement, à la grande dilatation définitive. Par un régime approprié, par l'intervention thérapeutique, par le gavage en particulier, on peut souvent remonter ces malades, et les ramener à l'état de simples dyspeptiques nervo-moteurs. Il suffit souvent chez eux de quelques lavages pour amener une amélioration considérable, pour faire cesser la stase du matin, pour ramener à la normale l'acidité stomacale que les fermentations exagérées avaient élevée d'une façon plus ou moins accusée.

On obtient ainsi parfois de véritables résurrections; on voit guérir des malades que tout semblait condamner et chez lesquels l'existence du cancer de l'estomac paraissait presque certaine.

Le traitement, bien que procédant des mêmes principes généraux, sera différent dans les différents types cliniques que nous avons distingués. L'intervention, en tous cas, procédera toujours des mêmes principes.

Il faudra, dans tous les cas :

1° Réduire au minimum la surcharge de l'estomac;

2° Assurer dans la mesure du possible le passage des aliments de l'estomac dans le duodénum, de façon à permettre au malade une alimentation suffisante;

3° Faire l'antisepsie stomacale ;
4° Combattre la dyspepsie chimique ;
5° Combattre la constipation.

1° *Réduire au minimum la surcharge de l'estomac.* — C'est ici, plus que jamais, qu'il faut donner des aliments d'une grande richesse nutritive aussi finement divisés que possible, de façon que l'imprégnation par les sucs digestifs soit très intime, et que les résidus non utilisables soient réduits au minimum. Le lait, la poudre de viande, les farines, les fécules, doivent être surtout recommandés. Les malades ne doivent boire que d'une façon modérée.

Lorsque, malgré tout, il persiste toujours une certaine stase stomacale, il est nécessaire d'enlever mécaniquement ce surplus et de faire des lavages de l'estomac. Le lavage sera donc surtout, dans ce cas, un lavage évacuateur. Il aura l'avantage de diminuer la surcharge stomacale et de soustraire la muqueuse au contact irritant des substances alimentaires en voie de fermentation. On a conseillé, en particulier, dans l'hypersécrétion, de faire ce lavage le soir, au moment où le malade va se mettre au lit. De cette façon il y aurait pour l'estomac une période de repos nocturne ; la muqueuse serait au moins délivrée pendant quelques heures du contact irritant du liquide stagnant.

L'observation m'a démontré que, chez les hypersécréteurs avec stase, il valait mieux ne pratiquer le lavage de l'estomac qu'à des intervalles éloignés : tous les trois jours, par exemple. Les autres jours, on se contente de vider le matin le contenu de l'estomac sans faire de lavage. On voit ainsi la stase du matin diminuer beaucoup plus rapidement que lorsqu'on pratique un lavage quotidien.

On peut profiter de l'introduction du tube pour le lavage ou seulement pour l'évacuation du contenu de l'estomac, pour faire le gavage à la poudre de viande, au lait, aux œufs.

Chez les atoniques, chez lesquels la stase n'existe pas depuis longtemps et n'est pas trop considérable, il suffira quelquefois de quelques lavages pour la faire disparaître et pour faire disparaître du même coup l'hyperacidité organique qui en est la conséquence. Il y a du reste, nous l'avons dit, tous les intermédiaires entre la distension par atonie ou incoordination nervo-motrice et la dilatation avec stase permanente et hyperacidité organique.

Sortis de ces crises paroxystiques, les malades seront remis, avec des précautions particulières, au traitement des dyspepsies nervo-motrices dans lesquelles prédomine nettement la tendance à la stase.

C'est chez eux que pourront surtout se montrer utiles les régimes contre la dilatation formulés par certains médecins, en particulier le régime sec de Bouchard.

Cet auteur fait faire deux repas par jour, séparés par un intervalle de 9 heures ; quelquefois cependant il est obligé de permettre trois repas. Les deux principaux sont à 7 heures d'intervalle l'un de l'autre ; le petit repas du matin n'est séparé du grand repas suivant que de 4 heures. Il ne concède que 375 grammes de liquide à chaque grand repas, c'est-à-dire 3/4 de litre par jour, aucun liquide au petit repas.

Les aliments ne seront pas trop gras ; on donnera de préférence des viandes très cuites, du poisson bouilli. On ne donnera que fort peu de substances susceptibles de fermenter, peu de sucre, pas d'alcool, pas de vinaigre. Le vin rouge sera défendu ; on ne permettra que le vin blanc ou la bière coupés de 2/3 ou 3/4 d'eau.

Peu de pain, et de préférence du pain grillé de façon à tuer les spores de levure qu'il peut renfermer encore après sa cuisson.

Au premier déjeuner on donnera un œuf à la coque, des fruits cuits, ou des marmelades ; pas de pain ni de boissons.

Au deuxième repas conviennent les viandes froides assez cuites, les viandes chaudes, mais braisées de préférence aux rôtis saignants, des purées de viande, du poisson bouilli, des œufs peu cuits, des œufs préparés au lait, du lait en quelque sorte solidifié, des pâtes, du riz préparé au lait, au bouillon, au jus de viande, des purées de légumes, des fromages, des compotes de fruits.

Les trois quarts de litre de liquide que concède Bouchard ne suffisent pas à tous les malades ; beaucoup ne peuvent se contenter d'une si minime quantité de liquide. Il vaut mieux, à notre sens, permettre et ordonner exclusivement les boissons bien chaudes. Les malades sont beaucoup moins tentés d'en boire avec excès que des boissons fraîches, et la chaleur excite utilement la contractilité des fibres musculaires lisses des tuniques stomacales.

Un autre procédé consiste à disséminer en prises espacées la quantité de boisson correspondant à chaque repas. On peut ne permettre, pendant le repas même, que 250 à 300 grammes de liquide ; mais, une heure ou une heure et demie après, on fait prendre 200 à 300 grammes d'infusion chaude, ou d'eau gazeuse, de façon à stimuler la contractilité des tuniques musculaires de l'estomac. Bouveret, en donnant ainsi tardivement un peu d'eau, espère raviver la chloropeptonisation par analogie avec ce qui se passe, *in vitro*, pour les digestions artificielles.

Dans les cas graves, surtout lorsque la quantité quotidienne d'urine est tombée au-dessous d'un litre, on pourra donner du liquide en lavement, et des lavements alimentaires. On est même allé, dans ces conditions, jusqu'à supprimer complètement pendant plusieurs jours l'ingestion de tout liquide par la bouche. Cela peut être utile dans quelques conditions particulières ; on reprend ensuite l'alimentation stomacale progressivement. Nous croyons, en tout cas, que l'introduction d'une certaine quantité d'eau par la voie rectale peut rendre de réels services, nous en avons eu souvent la preuve clinique. On y aura recours surtout en cas de très grande dilatation avec imperméabilité accentuée du pylore, et toutes les fois que la quantité d'urine tendra à s'abaisser beaucoup.

Voici, à titre de renseignement, le régime que donne Rosenheim aux dilatés de l'estomac. Il est, comme on va le voir, partisan de petits repas répétés.

6 heures = 100 gr. de thé, 50 gr. de pain, un œuf.
9 heures = 100 gr. de gelée de viande, 50 gr. de biscuit, 10 gr. de beurre, un petit verre de sherry.
Midi = 150 gr. de bifteck à l'anglaise, 100 gr. de riz bien cuit, bien divisé par la coction, ou un autre légume, 150 gr. de vin rouge.
3 heures = 50 gr. de pain blanc, 200 gr. de lait.
6 heures = 100 gr. de pain blanc, viande fumée, biscuit, 50 gr., 20 gr. de beurre, 100 gr. de vin rouge.
9 heures = 100 gr. de thé, 100 gr. de biscuit.

Ce régime conviendrait mieux aux neurasthéniques atteints de dyspepsie atonique qu'aux dilatés proprement dits. Il faut moins en retenir les termes précis que le principe même des petits repas bien dosés et composés de telle façon que la ration d'entretien soit obtenue. Le vin rouge serait avantageusement remplacé soit par du vin blanc ou de la bière légère, surtout de la bière pasteurisée, soit encore par des boissons chaudes, grog léger, etc. Il ne faut pas oublier que certaines personnes tolèrent mal le thé le soir et qu'elles ne peuvent en prendre sous peine d'insomnie.

Nous avons reproduit le programme de Rosenheim à titre de spécimen. Les auteurs, qui ont de cette façon réparti l'alimentation en prises espacées, ont eu l'intention de ne pas surcharger l'estomac. Mais est-il bien certain qu'ils y réussiront en agissant ainsi, et n'est-il pas à craindre que chacun de ces petits repas, en parvenant dans un estomac qui ne s'est pas débarrassé des substances qu'il avait précédemment reçues, ne viennent encore augmenter et perpétuer la stase ?

Pour ma part, d'accord en cela avec Bouchard, Dujardin-Beaumetz, Debove et Rémond, Bouveret, je crois les repas espacés préférables aux petits repas multipliés, sauf chez les hyperchlorhydriques, chez lesquels les petits repas répétés ont l'avantage de saturer l'HCl à de courts intervalles.

2° *Assurer autant que possible le passage des aliments de l'estomac dans le duodénum.* — Cela peut s'obtenir médicalement soit en faisant disparaître le spasme du pylore, soit en augmentant la contractilité de la poche musculaire elle-même. Les boissons chaudes, les alcalins pourront en diluant et en saturant le suc gastrique trop acide, amener ce résultat chez quelques hyperchlorhydriques exempts d'une lésion pylorique.

Chez les hypochlorhydriques, on cherchera à exciter le muscle gastrique par le massage, l'électrisation, l'hydrothérapie, la teinture de noix vomique, l'ipéca, etc.

Tout cela n'aura chance de réussir, naturellement, que s'il n'existe pas d'obstacle mécanique au niveau du pylore, si le muscle stomacal ne présente pas de lésion destructive trop étendue, s'il n'est pas trop aminci par le fait même de la distension.

Lorsqu'il y a une lésion diffuse des parois de l'estomac, les moyens palliatifs seuls, le régime, le lavage, peuvent être de quelque utilité. Avec une grande dilatation irréductible, la situation est des plus graves.

Il reste toutefois encore une ressource : l'intervention chirurgicale.

Il ne nous appartient pas de développer ici la thérapeutique chirurgicale du rétrécissement du pylore, on trouvera cette question traitée dans un autre volume de cette collection. Nous nous contenterons de dire, en deux mots, notre opinion sur ce sujet.

Pour intervenir radicalement dans le cancer du pylore avec quelque chance de succès, il faut le faire de très bonne heure, alors que la lésion est très restreinte, très limitée, qu'il n'y a pas d'adénopathie secondaire. Malheureusement le diagnostic ne se fait guère à cette période. Plus tard la tumeur est trop étendue pour que son enlèvement par pylorectomie soit chose facile. L'opération devient très périlleuse par elle-même, et ses résultats très problématiques. La récidive survient en général au bout de quelques semaines ou de quelques mois ; le malade a donc couru sans un avantage suffisant les dangers très grands d'une très grave opération.

La gastro-entérostomie, c'est-à-dire l'abouchement de l'estomac à l'intestin au-dessous de l'obstacle, donne des résultats beaucoup plus satisfaisants. La douleur disparaît, les grands vomissements cessent, l'alimentation redevient possible, le malade reprend des forces. Il semble y avoir un temps d'arrêt dans l'évolution du mal. Il est vrai que celui-ci continue sa marche et que, si le malade n'a pas succombé aux suites de l'oblitération du pylore, il est enlevé plus ou moins tôt par les progrès de son cancer.

Les résultats des diverses interventions sont beaucoup plus favorables lorsqu'il s'agit d'un rétrécissement fibreux, non cancéreux du pylore. On a fait alors la dilatation du pylore avec ou sans ouverture de l'estomac et la pylorectomie. C'est encore la gastro-entérostomie qui doit être préférée : c'est en effet l'intervention qui est la plus facile, et qui présente le moins de dangers opératoires ou post-opératoires.

L'indication la plus nette à l'intervention chirurgicale est fournie par le rétrécissement du pylore et la grande dilatation de l'estomac, survenus à la suite de la cicatrisation d'un ulcère simple.

3° *Antisepsie stomacale.* — On cherchera à l'obtenir par le régime ou par la médication.

Pour ce qui est du régime, on fera donner une alimentation telle que les fermentations se trouvent réduites au minimum. Pour cela on évitera les mets faisandés, les substances en voie de fermentation ou de décomposition qui apportent déjà non seulement des produits toxiques, mais aussi, ce qui est plus grave, des germes et des ferments. Le vinaigre, le vin, la bière, le pain insuffisamment cuit, par exemple, renferment des spores de fermentation alcoolique ou acétique dont l'action peut se continuer dans l'estomac. Il serait logique de ne se servir que de substances bien cuites ou de liquides exempts de tout germe nocif, par leur origine ou par stérilisation.

On devra du reste se conformer aux principes que nous avons exposés déjà à propos du régime alimentaire considéré en général.

Le petit volume des ingesta, qui leur suppose une grande richesse nutritive, et leur grande division auront, rappelons-le encore, l'avantage très grand de diminuer la masse alimentaire contenue dans l'estomac et, par conséquent, de restreindre la quantité disponible de matière fermentescible ou putrescible.

Pour ce qui concerne la médication antiseptique et les diverses interventions qui y sont liées, nous renverrons aux chapitres consacrés non seulement à l'antisepsie stomacale, mais aussi à l'antisepsie intestinale.

4° *Combattre la dyspepsie chimique.* — L'état chimique de l'estomac dilaté est très différent suivant les cas. Il y a, chez certains dilatés, hyperchlorhydrie et hypersécrétion; chez les autres, au contraire, hypochlorhydrie avec ou sans hyperacidité de fermentation, gastrorrhée avec ou sans hypersécrétion mucineuse. Ce sont là les conditions les plus opposées.

Il conviendra, naturellement, chez les hypersécréteurs hyperchlorhydriques, de remplir, par les moyens exposés ailleurs, les indications primordiales de cette variété de dyspepsie : réduire l'irritation gastrique au minimum, saturer l'acide en excès par les alcalins à haute dose, etc.

Que faire chez les hypochlorhydriques ? Faut-il

chercher à exciter la sécrétion de l'acide chlorhydrique? Faut-il donner de l'HCl en nature de façon à remplacer l'HCl absent?

Il est à remarquer tout d'abord que les moyens employés pour exciter le muscle serviront aussi à exciter la muqueuse et que, sous leur influence, celle-ci donnera, par ses glandes, ce qu'elle peut donner encore.

L'acide chlorhydrique n'a pas grande utilité dans les cas de rétrécissement cancéreux du pylore et de grande dilatation stomacale en amont; on peut se dispenser de le prescrire dans ces conditions.

On ne donnera pas d'acide chlorhydrique s'il peut y avoir quelque soupçon d'un ulcère simple non cicatrisé encore.

La principale indication de l'HCl, c'est la dilatation atonique intermittente, à paroxysmes, et surtout les fermentations excessives, avec hyperacidité organique.

On pourra le prescrire en nature à la dose de 15 à 25 gouttes en deux ou trois fois ou sous forme de solution aqueuse : par exemple, un ou deux verres à Bordeaux de la solution à 4 pour 1000, donnés une heure et deux heures après le repas.

5° *Combattre la constipation*. — Les dilatés, en dehors des débâcles auxquelles ils sont exposés, ont à peu près toujours de la constipation. Elle est attribuée à ce que l'eau ne parvient pas dans l'intestin en quantité suffisante.

C'est, dans l'espèce, aux moyens mécaniques qu'il convient surtout de s'adresser pour venir à bout de cette constipation : suppositoires, lavements, massage, électrisation même. Il convient, en effet, de ne pas verser dans l'estomac des substances purgatives qui y seraient retenues et ne produiraient pas par conséquent l'effet cherché, tout en contribuant à irriter la muqueuse et à *favoriser* la production ou l'extension des lésions de gastrite à augmenter la masse des matières en stagnation.

CHAPITRE IV

Antisepsie stomacale.

On trouvera dans le second volume, consacré à la thérapeutique de l'intestin, une étude d'ensemble sur l'antisepsie du tube digestif. Nous ne pouvons guère cependant nous dispenser d'indiquer ici ce qui concerne tout au moins la pratique de l'antisepsie stomacale. Nous dirons plus tard comment elle se lie à l'antisepsie intestinale, beaucoup plus importante que l'antisepsie gastrique, et comment celle-ci influence celle-là.

Parvenus dans l'estomac, les aliments sont soumis à l'action de la salive qui agit sur les amylacés et du suc gastrique qui agit sur les aliments azotés, qu'ils soient d'origine animale ou végétale.

L'acide chlorhydrique du suc gastrique est un véritable agent d'antisepsie, ainsi que l'ont démontré les recherches de Cohn, de Hamburger, de Straus et Wurtz et d'autres auteurs. Toutefois cette antisepsie n'est jamais complète, et il pénètre toujours dans l'intestin une quantité considérable de microbes, d'agents de fermentations diverses et, en particulier, de fermentation putride.

Deux raisons font que l'antisepsie naturelle de l'estomac n'est jamais parfaite : d'une part l'HCl n'y existe pas à un taux suffisamment élevé, et, de l'autre, le séjour des aliments dans l'estomac est trop court, pour que cette antisepsie se réalise complètement. Il faut une huitaine de jours, d'après Straus et Wurtz, pour qu'un suc gastrique de chien, très riche cependant en HCl, se stérilise complètement.

Même chez les hyperchlorhydriques, chez lesquels le taux de l'HCl est très élevé, supérieur à la normale, on peut constater souvent une hyperacidité organique élevée qui résulte des fermentations secondaires que l'HCl en excès n'a pas pu arrêter.

Il faut en conclure que, si le rôle antiseptique de l'estomac est réel, il ne faut pas en exagérer la portée.

Toutefois il ressort des recherches intéressantes de Wasbutzki (1) que les acides sulfoconjugués augmentent chez les malades hypochlorhydriques. Or les acides sulfoconjugués paraissent pouvoir, dans l'urine, servir de mesure à l'intensité des fermentations intestinales et de l'auto-intoxication putride.

Lorsqu'il y a stase gastrique et surtout stase permanente, il est certain qu'il se fait, dans l'estomac même, des fermentations secondaires qui se traduisent surtout par de l'hyperacidité organique. Ces fermentations sont nuisibles localement par leur action irritante sur la muqueuse stomacale, et il est à croire qu'elles peuvent donner naissance aussi à des produits toxiques nocifs, bien qu'on n'ait jusqu'à présent démontré expérimentalement la réalité toxique du contenu de l'estomac que dans des cas d'hypersécrétion chlorhydrique avec stase compliquée de tétanie : c'est à la peptone mal élaborée

(1) *Arch. f. experiment. Pathol. u. Pharmakologie*, Bd. XXVI, p. 133.

qu'il conviendrait, d'après Bouveret et Devic (1), d'attribuer cette toxicité.

Les fermentations excessives et l'hyperacidité organique ne peuvent guère se concevoir en dehors de la stase. Bien que cette stase soit moins fréquente qu'on ne l'a dit, elle est très réelle dans certains cas, avec ou sans lésion matérielle de l'estomac, et il convient de consacrer une étude particulière à l'*antisepsie gastrique*.

Cette antisepsie, on a cherché à la réaliser par des *moyens chimiques* et des *moyens mécaniques*.

Les moyens chimiques d'antisepsie stomacale ne peuvent guère être étudiés en dehors des agents chimiques d'antisepsie intestinale; il est difficile, d'une façon générale, de séparer, en fait d'antisepsie, l'estomac de l'intestin. Nous dirons cependant tout de suite que l'antisepsie mécanique de l'estomac, par le lavage, nous paraît bien supérieure à tous les moyens d'antisepsie chimique : c'est aussi la conclusion de Hayem.

En somme, l'antisepsie mécanique de l'estomac s'obtient par l'évacuation artificielle de son contenu par la voie œsophagienne. Cette évacuation peut se faire par un procédé naturel, le vomissement, et par un procédé artificiel, le lavage.

L'indigestion gastrique se termine naturellement par le vomissement, de même que la diarrhée met souvent fin à l'indigestion intestinale. On a tout naturellement imité la nature, et le *vomitif* est le remède consacré de l'embarras gastrique.

Le lavage de l'estomac, moins pénible que le vomissement, chez les personnes qui en ont l'ha-

(1) *Revue de Médecine*, 1887.

bitude, plus facile à renouveler d'une façon suivie, est aussi un moyen excellent d'obtenir l'évacuation de la matière peccante. Le lavage peut être fait avec de l'eau pure, de l'eau bouillie, si l'on veut; mais on a souvent aussi conseillé l'emploi de diverses solutions antiseptiques, non seulement pour obtenir une désinfection plus complète, mais aussi dans l'intention de laisser dans le tube digestif une quantité plus ou moins considérable d'un liquide capable de modérer les fermentations et de les réduire à des proportions normales.

Voici quelques-unes des solutions dont on s'est servi dans ce but :

Acide borique...............	5 à 20 pour 1000.
— thymique...............	1 à 2 —
— salicylique............	1 à 3 —
Salicylate de soude..........	5 à 10 —
Benzoate de soude...........	5 à 20 —
Permanganate de potasse......	0,50 à 1 —
Résorcine pure..............	1 à 5 —
Créoline....................	10 à 15 gouttes pour 1 litre d'eau.
Lysol.......................	Même dose.

On fait depuis longtemps des lavages à l'eau de Vichy, naturelle ou artificielle ; il est vraisemblable qu'on ajoute ainsi à l'action mécanique du lavage l'action du bicarbonate de soude à faible dose. D'après ce que nous savons à ce propos, il conviendrait de faire suivre ce lavage de l'ingestion plus ou moins rapprochée de substances alimentaires.

D'après les recherches de Fr. Kuhn (1), la production des gaz de fermentation dans l'estomac se trouve beaucoup mieux arrêtée par l'acide salicylique, le

---

(1) *Die Gasgährung im Magen des Menschen u. s. w. D. Medic. Wochenschr.*, n°s 49, 50. 1892.

salicylate, le benzoate de soude, que par les autres antiseptiques.

C'est donc avec les solutions correspondantes qu'il conviendrait surtout de pratiquer le lavage de l'estomac; ce sont ces substances qu'il faudrait administrer à titre d'antiseptiques médicamenteux.

Le salicylate et le benzoate de soude agiraient, dans certains cas, à la fois comme alcalins et comme antiseptiques. Ils saturent l'acide chlorhydrique libre, comme il est facile de le constater. Leur acide mis en liberté est susceptible d'exercer une action antiseptique dont il y a lieu de tenir compte.

Albert Robin a tout particulièrement vanté la fluorure d'ammonium à 1 pour 300, dont il donne une cuillerée à bouche à la fin du repas.

Les autres antiseptiques médicamenteux ont tendance à être délaissés pour des raisons que nous allons dire.

Le naphtol, le meilleur d'entre eux, est certainement très irritant pour la muqueuse stomacale.

L'acide chlorhydrique n'est pas antiseptique aux doses médicamenteuses. C'est en effet dans les cas d'hyperchlorhydrie, lorsque le suc gastrique est le plus riche en HCl, que l'on constate la quantité la plus élevée d'acides de fermentation organique. Dans les cas de production abondante de gaz de fermentation stomacale, il faut arriver à une acidité chlorhydrique de 3 à 4 pour 1000, pour mettre fin à la formation de ces gaz (Kuhn).

Si les fermentations se poursuivent encore chez les hyperchlorhydriques, c'est que chez eux il y a stase des liquides; c'est là l'élément morbide qu'il faut surtout combattre, soit en excitant la contractilité des parois musculaires de l'estomac, soit en opérant son évacuation artificielle par la sonde. Dans la dilatation avec stase permanente, c'est donc toujours le lavage qui revient en première ligne.

Il ne faut cependant pas en abuser ; nous l'avons dit déjà à propos de l'hypersécrétion chlorhydrique, et nous ne craignons pas d'y insister de nouveau. Pour le faire, on ne versera pas plus de 300 à 500 grammes de liquide d'un coup. En agissant ainsi, on n'en nettoiera que mieux l'estomac.

Le nombre des lavages variera nécessairement avec la nature et le degré de la dilatation. Dans l'hypersécrétion chlorhydrique, je crois qu'il vaut mieux ne faire le lavage que tous les deux ou trois jours. Dans l'intervalle, on ne fait qu'une simple évacuation par expression, si cela est nécessaire.

Dans certains cas d'atonie avec stase momentanée, il suffit de quelques lavages au début du traitement pour obtenir que l'estomac se vide complètement, au moins du soir au matin, quelquefois même d'un repas à l'autre.

Dans la dilatation par oblitération pylorique, on est obligé parfois, pour éviter la douleur et le vomissement, de faire le lavage tous les jours. Il faut le faire alors de façon à ne nuire que le moins possible à l'alimentation, à n'enlever qu'une petite proportion des substances nutritives. Faire le lavage le soir assez tard a l'avantage de débarrasser l'estomac pendant la nuit et de lui procurer une période de repos assez prolongée ; cela peut convenir lorsque suffit un seul lavage par jour. Quand on est obligé de faire le lavage deux fois en vingt-quatre heures, ce qui est un maximum qu'il faut autant que possible ne pas atteindre et, en tout cas, ne jamais dépasser, il vaut mieux faire le matin à jeun un lavage

que l'on fait suivre d'un grand repas et un autre à
huit ou dix heures d'intervalle suivi d'un autre repas.

Flatulence stomacale (1).

La présence des gaz dans l'estomac est normale, à
l'état pathologique leur quantité peut devenir excessive. Les malades réclament souvent avant tout
qu'on les soulage des gaz qui les incommodent; pour
eux c'est la maladie même, pour le médecin la flatulence n'est qu'un symptôme.

Certains malades vivent dans la crainte et dans la
contemplation permanentes de leurs gaz : c'est pour
beaucoup d'entre eux le sujet d'une véritable phobie
neurasthénique. Il y a dans leur état un côté mental
d'auto-suggestion déraisonnable qu'il faut connaître
et rapporter à sa juste valeur. Pour guérir certaines
pseudo-flatulences, ce n'est pas le tube digestif,
c'est le cerveau qu'il faut soigner.

On peut reconnaître aux gaz de l'estomac trois
origines possibles :

a) l'exhalation de gaz à la surface de la muqueuse
stomacale ;

b) la déglutition de l'air atmosphérique ;

c) la fermentation du contenu de l'estomac.

a) L'exhalation des gaz du sang à la surface de la
muqueuse comme à la surface des alvéoles pulmonaires a été admise pour expliquer les cas dans lesquels il se fait un tympanisme extrêmement rapide
de l'estomac et de l'intestin. Cette explication tend à
n'être plus acceptée. On fait remarquer en effet que

---

(1) Paul VAUTHEY. — *Gaz de l'estomac à l'état normal et pathologique.* Thèse de Lyon 1897.

les gaz trouvés dans l'estomac n'ont pas la même composition que les gaz du sang et que leur analyse amène à les attribuer soit à des fermentations, soit à la déglutition d'une certaine quantité d'air atmosphérique. Brinton contre la théorie de l'exhalation a depuis longtemps invoqué ce fait qu'un seul grain d'amidon, 6 centigrammes, peut donner lieu par sa décomposition à la production de 125 centimètres cubes de gaz, ce qui fait 2 litres de gaz pour 1 gramme d'amidon.

Nous pensons pour notre part que certains dyspeptiques qui croient avoir des renvois de gaz stomacal, n'ont en réalité que de faux renvois et qu'ils expulsent simplement de l'air expiré. De là la richesse très grande de ces gaz en acide carbonique et leur excessive abondance.

b) Quelquefois le gaz accumulé dans l'estomac est constitué presque exclusivement par de l'air dégluti soit avec les aliments et la boisson, soit isolément. Pour certains névropathes, il y a déglutition isolée d'air, en dehors de toute ingestion de solides ou de liquides. Il peut en résulter une tuméfaction appréciable de l'estomac. Le plus souvent, il y a simultanément une série d'éructations qui rejettent au dehors les gaz accumulés dans l'estomac. Parfois les gaz déglutis ne parviennent pas jusque dans l'estomac, ils ne dépassent pas le cardia et ils sont rejetés après avoir séjourné quelques instants dans l'œsophage.

Dans ces conditions, il faut faire une éducation particulière des malades et leur faire perdre cette mauvaise habitude après leur en avoir démontré le mécanisme.

c) Les gaz peuvent aussi se développer par la fermentation ou la décomposition des substances alimentaires.

Pour cela, il faut que trois conditions se trouvent réunies : 1° la présence de substances fermentescibles; 2° la présence de germes vivants en voie d'évolution ; 3° un séjour suffisamment prolongé des substances fermentescibles dans l'estomac.

Les *hydrates de carbone* sont les substances alimentaires qui donnent lieu le plus facilement à des fermentations gazeuses.

Aux dépens du sucre il peut se produire successivement de l'alcool avec mise en liberté d'acide carbonique, plus de l'acide acétique, ou encore de l'acide lactique, plus de l'acide butyrique avec dégagement d'acide carbonique et d'hydrogène.

L'amidon pourrait aussi se transformer directement par oxydation en acide lactique avec mise en liberté d'acide carbonique. De même l'acide butyrique pourrait se produire directement aux dépens de l'amidon, du glucose, de la saccharose et de la maltose avec dégagement d'acide carbonique et d'hydrogène.

La cellulose, en présence du *bacillus amylo bacter*, donnerait lieu à la mise en liberté d'acide carbonique, d'hydrogène et de carbure d'hydrogène (CH^4, gaz des marais).

La transformation des substances albuminoïdes, en présence des ferments figurés, peut provoquer la production d'hydrogène, d'acide carbonique, d'ammoniaque, d'hydrogène sulfuré.

On connaît beaucoup moins bien les fermentations dont les corps gras sont le substratum; les acides gras pourraient, en se décomposant, donner naissance, comme les hydrates de carbone, à l'acide carbonique, à l'hydrogène et au gaz des marais.

2° Pour que ces fermentations se produisent, il faut que les substances alimentaires des trois ordres trouvent dans l'estomac des germes correspondant aux différents processus de fermentation que nous venons d'énumérer. Or les germes existent toujours dans les aliments; dans les cas de stase, il en existe en permanence dans l'estomac lui-même.

La quantité et la nature de ces germes varie naturellement, suivant les circonstances; la stase gastrique est la condition la plus favorable à leur développement et à leur accumulation.

3° Toujours on se trouve ramené à mettre au premier plan la durée du séjour des aliments dans l'estomac lorsqu'il s'agit d'expliquer la genèse des fermentations acides et gazeuses. L'expérience montre que, lorsque ce séjour ne dépasse pas le temps normal, ces processus restent très modérés.

L'expérience a montré également que la présence de l'acide chlorhydrique dans le suc gastrique ne suffit pas pour arrêter les fermentations gazogènes. C'est dans l'hyperchlorhydrie avec stase et hypersécrétion continue qu'on trouve la quantité d'acides organiques la plus élevée et aussi le plus de microbes dans le suc gastrique (Lesage). On peut ainsi constater chez les hyperchlorhydriques la production d'une quantité considérable de gaz, et ces gaz sont souvent riches en hydrogène et en carbures d'hydrogène et par conséquent inflammables.

Il résulte de cette discussion qu'en dehors de l'aérophagie, le traitement de la flatulence stomacale doit surtout consister à combattre la stase et les fermentations intra-stomacales. Nous renverrons à ce propos à ce que nous avons dit précédemment à propos du traitement de la dilatation de l'estomac et de l'antisepsie gastrique.

D'après L. Kuhn, l'acide salicylique, le salicylate et le benzoate de soude seraient les antiseptiques les plus actifs contre les fermentations gazogènes. D'après Albert Robin, on obtiendrait aussi d'excellents résultats de l'emploi du fluorure d'ammonium et de l'iodure de soufre. Il emploie le fluorure d'ammonium en solution aqueuse à 1/300; une cuillerée à bouche aux repas. Il prescrit l'iodure de soufre n° 2 du Pr Prunier en cachet de 0 gr. 10 à 0 gr. 30 à la fin de chaque repas.

Il en est de la flatulence stomacale comme de l'acidité chlorhydrique ou organique; elle est vivement ressentie par certains malades, elle passe inaperçue pour d'autres. Il existe dans la flatulence douloureuse un élément d'hyperesthésie stomacale auquel il convient d'attribuer une certaine place dans les indications thérapeutiques.

Assez souvent les malades se trouvent bien de l'usage des boissons chaudes, de l'eau chloroformée. Les boissons très chaudes stimulent la motilité stomacale, l'eau chloroformée est un agent antiseptique ; mais c'est aussi un calmant capable, dans une certaine mesure, d'anesthésier la muqueuse de l'estomac.

Si la médecine nouvelle met au premier rang la diminution du séjour des substances alimentaires dans l'estomac, la disparition de la stase, et l'antisepsie mécanique et chimique, la médecine ancienne employait beaucoup les carminatifs et les absorbants. Elle ne traitait pas la maladie, elle traitait le symptôme. L'usage des absorbants et des carminatifs doit-il être conservé ?

On peut avec Soulier diviser les absorbants en absorbants physiques : la poudre de charbon, le sous-nitrate de bismuth et la magnésie, et en absorbants chimiques : la magnésie, l'ammoniaque, l'eau de chaux, la craie préparée.

La poudre de charbon a joui d'une réputation que les expériences de Leven n'ont pu lui enlever entièrement, bien qu'il ait montré que, réduite en poudre et humectée, elle n'absorbe pas les gaz. Son action qui paraît réelle, résulterait, croyons-nous, beaucoup plutôt de son pouvoir oxydant et antiseptique. Il est possible encore qu'il agisse comme excitant mécanique de l'estomac. On le donne souvent à trop faibles doses. On peut l'unir à la magnésie et au soufre précipité lorsqu'il est utile d'obtenir un effet laxatif.

Charbon de bois porphyrisé........ ....
Magnésie calcinée................. } ãã 0 gr. 25
Soufre précipité...................

Pour un cachet. — 6 à 8 par jour.

La magnésie et les autres alcalins peuvent absorber l'acide carbonique.

Les *carminatifs* principaux sont : l'anis, le carvi, le fenouil, la coriandre, la mélisse, la camomille, la vanille. Quelle est leur mode d'action ? Cette action est-elle bien réelle ? On peut penser qu'ils agissent surtout, soit comme des excitants de la motilité stomacale, soit à la façon de véritables révulsifs internes. Nous indiquerons au formulaire quelques-unes des préparations les plus usitées.

Beaucoup de dyspeptiques flatulents sont des constipés ; on ne les guérira même jamais, de leur flatulence stomacale, si on ne les fait pas aller régulièrement à la selle. Le massage, les applications froides, l'électrisation sont ici tout particulièrement de mise.

La flatulence des névropathes, des hystériques, reconnaît vraisemblablement pour cause principale une véritable paralysie de la musculature gastro-intestinale. Chez les hystériques, on peut parfois, par la suggestion, provoquer le tympanisme, ce qui montre bien le rôle du système nerveux dans la production de ce phénomène.

Chez ces malades, il faut avoir en vue beaucoup plus l'état général de névropathie que le symptôme flatulence.

On les déshabituera, s'il y a lieu de déglutir de l'air; on mettra en œuvre l'électrisation, l'application des aimants, le massage, les applications froides locales, les enveloppements froids, etc.; on pourra leur donner des carminatifs, de l'eau chloroformée au bromoformée, etc. On ne négligera pas d'avoir recours à la suggestion; dans les cas bien nets de tympanisme hystérique, elle peut avoir une action aussi rapide que complète.

CHAPITRE V

Traitement des phénomènes douloureux dans les maladies de l'estomac. — Traitement des crises gastriques.

La principale indication dans le traitement des phénomènes douloureux qui peuvent dépendre d'un état morbide de l'estomac, c'est, avant tout, d'en supprimer la cause pathogénique. C'est ainsi qu'en saturant l'hyperacidité de nature chlorhydrique ou organique, on fera disparaître la douleur qui résulte de cette hyperacidité. Ce résultat est particulièrement remarquable dans l'hyperchlorhydrie : l'emploi des alcalins à dose suffisante, par conséquent à dose élevée, fait le plus souvent disparaître la douleur beaucoup mieux que tous les calmants et que tous les hypnotiques. Le même bénéfice de l'alcalinisation du contenu de l'estomac se retrouve dans l'ulcère simple ; du même coup on supprime la douleur et on arrête l'évolution de la maladie en rendant l'auto-digestion impossible. Toutes les fois du reste qu'il existe une ulcération de l'estomac, quelle que soit sa nature, il y a intérêt à alcaliniser le suc gastrique dont on suspend ainsi l'action irritante.

Dans la dilatation de l'estomac, et plus particulièrement encore dans l'hyperchlorhydrie avec hypersécrétion et stase permanente, la suppression de la stase amène la disparition de la douleur dans le plus grand nombre des cas en amenant celle de l'hypersécrétion.

Malheureusement, on ne peut pas toujours distinguer et atteindre la cause des douleurs; on peut se trouver en présence de phénomènes purement névropathiques, et c'est souvent l'élément, douleur lui-même qu'il faudra directement viser. Du reste, on se trouve obligé parfois d'avoir recours à une médication calmante, alors même qu'on est en mesure d'instituer un traitement causal et pathogénique. Il importe donc que nous passions en revue les divers moyens par lesquels on peut combattre la douleur dans les maladies gastro-intestinales. C'est une médication symptomatique, secondaire, mais importante lorsqu'il y a quelque cause palpable, anatomique ou chimique de la maladie elle-même ; elle devient la médication principale quand la cause échappe à nos moyens d'investigation, ou encore lorsqu'il paraît s'agir d'une douleur purement névropathique, d'une pure névralgie.

Il ne faut pas l'oublier du reste, la plupart des dyspeptiques ne souffrent que parce qu'ils ont un degré plus ou moins marqué d'hyperesthésie de l'estomac. Avec les mêmes lésions et les mêmes troubles du chimisme stomacal, la viciation de la digestion peut rester tout à fait latente. On est donc obligé souvent d'ajouter une médication purement calmante à la médication essentielle.

On trouvera ailleurs, soit dans la partie consacrée à la dyspepsie, soit dans celle qui sera attribuée aux maladies organiques avec lésion, ce qui a trait à la pathologie des douleurs symptomatiques. Nous ne nous occuperons ici que de la gastralgie et des crises gastriques.

Gastralgie. — Le domaine de la gastralgie, si étendu autrefois, puisque certains auteurs en faisaient le fond même de la dyspepsie, a été beaucoup diminué par les recherches modernes. Il faut en distraire, en effet, les crises de l'hyperchlorhydrie et les crises tabétiques.

Les sensations pénibles, à peine douloureuses, de pesanteur et de tension épisgastriques, si fréquentes chez les malades atteints de simple dyspepsie nervomotrice, ne méritent réellement pas la qualification de gastralgie.

La gastralgie est constituée par une *crampe* douloureuse à l'estomac survenant sans *aucun rapport fixe de temps* avec l'ingestion des aliments. Cette douleur, parfois très vive, est calmée par la pression exercée au creux de l'estomac. Parfois, au moment des crises, il y a une sensation très intense et très pénible de malaise général, avec menace de défaillance. La face est pâle, anxieuse, quelquefois couverte de sueur froide.

Les douleurs ne sont pas calmées par l'ingestion de boissons ou d'aliments, contrairement à ce qui se constate chez les hyperchlorhydriques.

Ces crises douloureuses, si capricieuses dans leur survenue, se rencontrent de préférence chez les chlorotiques, les hystériques, les femmes qui sont atteintes de rein mobile, qu'elles aient présenté ou n'aient jamais eu les grandes crises gastriques avec vomissement que nous décrirons tout à l'heure. On peut les voir encore chez des neurasthéniques ou des neuro-arthritiques.

Il faut admettre aussi que, chez certaines personnes, il existe une véritable hyperesthésie de la muqueuse stomacale. On voit, en effet, des malades présenter des douleurs vives avec des doses d'acide chlorhydrique ou organique qui passent tout à fait inaperçues chez d'autres.

Des troubles légers du chimisme ou des lésions peu accentuées peuvent chez les névropathes, surtout chez les hystériques, devenir la cause de phénomènes douloureux, localisés, de *topoalgie* (Blocq), qui sont surtout le fait d'une sorte d'état de suggestion. Les malades continuent de souffrir à cause de la tension de leur esprit vers le même organe. C'est pour bien indiquer cette particularité que Huchard a proposé le nom d'*algies centrales*.

Ces malades deviennent facilement morphiomanes, et dès lors ne guérissent plus tant qu'on ne supprime pas la morphine. Il importe de le savoir, pour ne pas se laisser aller à faire trop facilement des injections de morphine à des névropathes et surtout à des femmes qui souffrent de l'estomac, et pour les démorphiniser s'il y a lieu.

Les malades à topoalgie gastrique réclament un traitement moral plus qu'un traitement médicamenteux. Souvent, ce qui leur convient le mieux, c'est l'isolement, la séquestration médicale, qui seront quelquefois combinées avec la suralimentation. Nous connaissons plusieurs cas dans lesquels la guérison n'a été obtenue qu'à ce prix.

Nous avons vu, en revanche, la topoalgie gastrique durer depuis dix ou douze ans alors qu'elle était entretenue par la morphiomanie. Chose curieuse, quand on supprime la morphiomanie, on supprime généralement, du même coup, la douleur contre laquelle la morphine était dirigée.

Crises gastriques. — On doit à Charcot (1) la

(1) *Leçons sur les maladies du système nerveux*, t. II, 2º édit. p. 32. — *Leçons du mardi*, p. 331, 1888-89.

connaissance des crises gastriques que l'on rencontre le plus souvent dans l'ataxie locomotrice, mais qu'on peut voir aussi dans d'autres maladies cérébro-spinales : la paralysie générale, la sclérose en plaques, la myélite centrale subaiguë ou chronique, etc.

Les crises du tabès, fréquentes à la période préataxique, au même titre que les douleurs fulgurantes ou les troubles de la vue, se présentent de la façon suivante dans les cas typiques. Les malades commencent par éprouver des douleurs fulgurantes dans les membres inférieurs, quelquefois dans les membres supérieurs, de la douleur en ceinture, puis une douleur vive au creux épigastrique, douleur qui leur arrache quelquefois des cris. Les vomissements surviennent alors, non précédés de nausées, en fusée ; tout d'abord ce sont des vomissements alimentaires, puis glaireux, puis biliaires. Ils mettent fin momentanément au paroxysme douloureux; mais la douleur reparaît dans les mêmes conditions après une période plus ou moins prolongée de calme absolu. Les vomissements peuvent être acides et renfermer une quantité considérable d'HCl. Il y a hypersécrétion chlorhydrique pendant la crise, ainsi que l'ont vu Sahli et d'autres auteurs, mais il peut tout aussi bien y avoir hypochlorhydrie. Il n'y a donc pas lieu de donner les alcalins à haute dose, indistinctement, à tous les malades de ce genre. J'ai trouvé plusieurs fois les vomissements alcalins, ce qui était dû sans doute au reflux, dans l'estomac du contenu de l'intestin et, en particulier, de la bile.

Les crises peuvent durer ainsi avec des exacerbations et des atténuations pendant plusieurs jours de suite. L'alimentation est impossible tant qu'elles persistent. Dès que la douleur est tombée, ce qui se fait brusquement, le malade reprend son alimentation comme si de rien n'était, sans anorexie, sans dyspepsie. Cette terminaison brusque, ces intervalles de répit complet sont très importants pour le diagnostic.

Les crises gastriques des tabétiques peuvent présenter des modifications marquées dans leurs allures, dans leur intensité ; de là, d'après Charcot, les formes cliniques suivantes :

1° Elles peuvent avoir une intensité insolite et amener un état très grave de collapsus.

2° On observe parfois des douleurs *crampoïdes* sans vomissements. Ce sont des crises atténuées bien décrites par Fournier dans la période préataxique du tabès : ce sont des crises *à sec*.

3° Les vomissements peuvent être très abondants et la douleur peu marquée.

4° Les crises peuvent se reproduire chaque jour.

5° Elles peuvent être très prolongées, durer quinze, vingt, trente jours et plus. Dans un cas de Buzzard, douteux du reste, la crise aurait même duré neuf mois.

Des crises gastriques absolument semblables à celles du tabès ont été signalées par divers auteurs en dehors de toute lésion médullaire, chez de simples névropathes : Leyden (1), Debove (2), Rémond (3).

---

(1) *Ueber periodiches Erbrechen* (*Ztsch. f. klin. Medic.* — Berlin, 1882).
(2) *Société méd. des Hôpitaux*, 23 janvier 1889.
(3) *Des crises gastriques essentielles* (*Archivs gén. de méd.*, juillet 1889).

Nous devons dire que Charcot met en doute la réalité de ces crises essentielles. Il pense qu'elles appartiennent en réalité à la période préataxique du tabès, et que les malades qui les ont présentées étaient destinées à devenir plus tard de vrais tabétiques.

Nous avons pour notre part rencontré de véritables crises de douleurs et de vomissements chez des femmes atteintes de rein mobile (1).

Ces crises peuvent avoir absolument les apparences d'une crise tabétique. Elles peuvent être plus ou moins intenses, plus ou moins prolongées. Il peut y avoir des crises douloureuses sans vomissements. Les causes occasionnelles qui les amènent, très importantes à connaître au point de vue de l'intervention thérapeutique, sont les émotions, les chagrins et le surmenage. Elles surviennent de préférence au moment des règles.

Les crises gastriques, purement névropathiques, avec ou sans rein mobile, peuvent toujours se traduire par de l'hypersécrétion acide et des vomissements hyperchlorhydriques. Cela correspond en somme à l'hyperchlorhydrie paroxystique.

Certaines crises d'hyperchlorhydrie, décrites par Rossbach, puis par Lépine, affectent surtout l'aspect d'accès de migraine, avec lesquels on les a certainement souvent confondues.

Avant de dire quel est le traitement qui convient à la gastralgie et aux crises gastriques, nous allons passer en revue les principaux calmants de la douleur.

---

(1) Les crises de vomissements chez les malades atteints de rein mobile. *Soc. méd. des Hôpit.*, 21 octobre 1892.

Il est bon de remarquer que la plupart des médicaments susceptibles de calmer la douleur sont aussi susceptibles de calmer l'excitabilité motrice exagérée, l'état spasmodique, les vomissements nerveux et les crises gastriques. C'est ainsi qu'en indiquant le traitement des crises gastriques, nous indiquerons, dans ses traits essentiels, le traitement des vomissements considérés en général.

Le chapitre consacré spécialement au traitement des vomissements se trouvera ainsi abrégé d'autant.

Opium et ses dérivés. — L'opium est usité depuis très longtemps dans le traitement des douleurs gastriques. Trousseau, dans les dyspepsies douloureuses, donnait au commencement du repas une très petite quantité de laudanum, en commençant par une goutte. Il voulait ainsi diminuer la sensibilité de l'estomac sans agir sur sa motilité. Dans le même but on a donné souvent aussi, de la même façon, des *gouttes noires* anglaises. Elles sont un excellent calmant de la douleur. Si on les emploie, il ne faut pas oublier que les gouttes noires anglaises, ou vinaigre d'opium, sont une préparation beaucoup plus active que le laudanum de Sydenham (1).

Les gouttes noires anglaises sont deux fois plus riches en opium que le laudanum de Rousseau et quatre fois plus que le laudanum de Sydenham.

A *une* goutte noire anglaise correspondent, par conséquent, *deux* gouttes de laudanum de Rous-

---

(1) Voici du reste la formule des gouttes noires anglaises :
Opium de Smyrne divisé.............. 100 gr.
Vinaigre distillé.................... 600 —
Muscades pulvérisées................ 24 —
Sucre blanc........................ 50 —

seau et *quatre* gouttes de laudanum de Sydenham.

L'élixir parégorique (1) est beaucoup moins riche en opium ; il renferme 3 grammes d'extrait d'opium pour 658 grammes d'élixir, ce qui fait environ 5 milligrammes d'opium par gramme, ou par 20 gouttes. Il est donc dix fois moins fort que le laudanum de Sydenham.

Les gouttes noires et le laudanum sont surtout usités avant le repas, pour calmer la douleur au cours de la digestion. On emploie aussi quelquefois, dans le même but et les mêmes conditions, la *poudre d'opium brut*. On l'incorpore alors volontiers à des poudres alcalines ou absorbantes, telles que le bicarbonate de soude, la magnésie anglaise, la craie préparée, le sous-nitrate de bismuth etc. On peut ainsi, dans certains cas, faire prendre avec avantage, une petite quantité de cette poudre d'opium dans des cachets que l'on donne au commencement du repas.

Par exemple :

Craie préparée...................	$\tilde{aa}$ 0,50
Bicarbonate de soude................	
Poudre d'opium brut...............	0,01 centigr.

pour un cachet. Un ou deux au commencement du repas.

Ou encore :

Magnésie......................	$\tilde{aa}$ 0,50
Bicarbonate de soude...............	
Poudre d'opium brut...............	0,01 centigr.

(1) Extrait d'opium sec...............	3 gr.
Acide benzoïque.................	3 —
Camphre.....................	2 —
Huile d'anis...................	3 —
Alcool à 60°...................	650 —

Ces formules pourraient être utilisées surtout chez les malades qui ont, avec une légère hyperacidité, une véritable hyperesthésie de la muqueuse gastrique.

Le laudanum peut être facilement utilisé en lavements.

On le donnera en lavement en particulier dans les cas où il y a des vomissements capables de rendre difficile sa prise par la bouche.

Morphine. — Elle est souvent utile dans les cas de vives douleurs, de crises gastriques par exemple. Elle peut être employée en potion ou en injections hypodermiques.

La morphine en potion est un peu délaissée.

Gallard a donné la formule de *gouttes blanches*, dont l'emploi devait être la même que celui des gouttes noires anglaises :

Chlorhydrate de morphine.......... 0,10 centigr.
Eau distillée de laurier-cerise........ 5 gr.

Il en donnait une très petite quantité au commencement du repas, une à deux gouttes sur un morceau de sucre.

Cette solution est au 1/50 comme la solution habituellement usitée pour les injections hypodermiques, et, en en donnant *deux* gouttes, on donne à peu près deux milligrammes de morphine. On peut, on le voit, augmenter sensiblement cette dose.

La morphine contre les douleurs gastro-intestinales est surtout employée en injections hypodermiques. C'est un excellent médicament contre les douleurs extrêmement vives, dans l'ulcère rond, les crises gastriques, surtout lorsqu'il y a des vomissements. Il faut toujours la donner, au début, à doses faibles chez les personnes dont on ne connaît pas la tolérance (1/2 à 1 centigramme).

On devra aussi n'avoir recours à la morphine qu'en cas de réelle nécessité, et en cesser l'emploi aussi rapidement que possible : la raison, c'est que les malades sujets à des douleurs stomacales sont souvent des névropathes plus que d'autres exposés à la morphiomanie et qu'il importe de ne pas les laisser se prendre à ce dangereux engrenage.

L'opium et la morphine sont aussi particulièrement indiqués lorsqu'il y a tendance à la diarrhée, en cas d'insomnie, d'agitation générale.

Nous devons faire ici une remarque qui pourra servir également pour d'autres circonstances : si nous n'avons pas indiqué les préparations sous forme de sirop, c'est que le sucre, d'une façon générale, convient peu aux dyspepsiques : il vaut donc mieux utiliser chez eux d'autres formes phamaceutiques.

Belladone. — Trousseau vantait beaucoup la belladone contre les douleurs de l'estomac et de l'intestin. Il donnait l'extrait sous forme de pilules, en commençant par 1 centigramme :

Extrait de belladone............... } ãa 0,01 centigr.
Poudre de belladone...............

Pour 1 pilule.

Il est, en effet, certains malades auxquels la belladone réussit bien. Elle convient surtout aux constipés à cause de ses propriétés laxatives.

Eau chloroformée (1). — L'eau chloroformée satu-

(1) On la prépare de la façon la plus simple en versant dans une bouteille qui renferme 300 à 500 grammes d'eau une ou deux cuillerées à café de chloroforme, qui tombe immédiatement au fond. On laisse en contact pendant 24 heures en agitant à

rée, préconisée par Lasègue, est parfois, mais non toujours, un très bon calmant de la douleur et des vomissements. En général, il faut la couper d'eau pure par moitié : sans cela elle cause souvent une sensation de brûlure œsophagienne qui met les malades en garde contre son emploi. L'eau chloroformée saturée a ce grand avantage de pouvoir être employée sans crainte à dose élevée, lorsqu'elle est bien tolérée. On peut en donner 3 à 5 cuillerées à bouche espacées, en une demi-heure ou une heure. On peut la prendre comme véhicule de nombreuses substances médicamenteuses.

Dans ces derniers temps, j'ai employé assez souvent avec succès de l'eau bromoformée préparée de la même façon que l'eau chloroformée.

Lorsque l'eau chloroformée réussit, c'est une préparation très précieuse.

Sulfure de carbone. — On peut, dans les mêmes conditions de préparation exactement, employer l'eau saturée de sulfure de carbone, suivant le conseil de Dujardin-Beaumetz.

Chlorhydrate de cocaïne. — L'action anesthésiante de la cocaïne sur les muqueuses a été utilisée pour calmer les douleurs de l'estomac. On en obtient assez souvent de bons effets.

Dujardin-Beaumetz donne la formule suivante :

Chlorhydrate de cocaïne.............. 0,50 centigr.
Eau............................... 300 gr.

Il en fait prendre deux cuillerées à bouche toutes les deux heures. Il assure qu'on pourrait sans in-

---

plusieurs reprises. On peut se servir de l'eau en ayant soin de ne pas entraîner le chloroforme non dissous, ou décanter, pour plus de prudence.

convénient prendre toute la potion en 24 heures.

Pour notre part, nous nous contentons de la donner en général à des doses beaucoup moins élevées, et nous formulons :

<blockquote>
Chlorhydrate de cocaïne................ 0,10 centigr.
Eau................................ 300 gr.
</blockquote>

Nous ne laissons prendre en général que la moitié de cette solution en un jour, par cuillerées espacées (1).

On peut donner, par exemple, une cuillerée à bouche de quart d'heure en quart d'heure jusqu'à quatre et espacer les autres doses, qui ne seront prises que si la douleur reparaît.

Extrait gras de cannabis indica. — Nous pensons que, d'une façon générale, la cocaïne est plus active que l'eau chloroformée, et, d'une façon générale aussi, que l'extrait gras de cannabis est plus actif que la cocaïne.

L'extrait gras de cannabis indica, recommandé par le professeur G. Sée, est un excellent calmant des douleurs de l'estomac. G. Sée le donnait à la dose quotidienne de 0,05 centigrammes.

Nous commençons habituellement par 0,02 centigrammes et nous dépassons rarement 0,03.

On peut formuler :

<blockquote>
Extrait gras de cannabis indica...... 0,05 centigr.
Julep gommeux.................... 150 gr.
</blockquote>

à prendre en deux jours par doses espacées.

L'extrait gras de cannabis est non seulement un calmant des douleurs gastriques, mais de l'élément

---

(1) Il ne faut pas oublier qu'on a signalé des accidents sérieux de cocaïnisme aigu avec une dose de 5 centigrammes de cocaïne prise en bloc. LUTHER : *Therap. Monatsh.*, février 1893, p. 92.

douleur en général. Il réussit souvent contre les douleurs fulgurantes des tabétiques, les douleurs diffuses de certains neurasthéniques, etc.

Son emploi même à la dose de 0,02 à 0,03 centigrammes par jour demande à être surveillé. En effet, on voit quelquefois, au bout de quelques jours, survenir de légers phénomènes de *haschichisme*, des rêvasseries, des hallucinations dans l'état de demi-sommeil, des cauchemars pénibles. Il ne serait pas très prudent, d'après cela, de le donner à des malades dont les reins fonctionneraient mal.

Solanine. — Desnos a expérimenté la solanine (1). Il en a obtenu des effets calmants très marqués dans des affections douloureuses de l'estomac de nature très variée. Il l'a donnée à la dose de 5 à 10 centigrammes par jour en pilules, rarement de 15 centigrammes.

Dans ces derniers temps, j'ai également expérimenté avec succès de la solanine obligeamment mise à ma disposition par Adrian. Je la donne ordinairement en cachets, avec un peu de sous-nitrate de bismuth.

Solanine...........................	0 gr. 02
Sous-nitrate de bismuth...............	0 gr. 50

pour un cachet.

En prendre 5 à 6 par jour espacés.

L'effet calmant, à peu près nul dans de grandes crises gastriques chez des tabétiques, a été très marqué chez des gastralgiques et des hyperchlorhydriques, soumis du reste au traitement fondamental indiqué par leur dyspepsie.

Chlorodyne. — Dans les pays de langue anglaise,

(1) *Bulletin général de Thérapeutique*, t. CXXII, p. 352.

on emploie beaucoup comme calmant de la douleur un liquide de composition secrète, la chlorodyne, qui jouit, comme calmant des gastralgies, d'une énorme réputation. Elle fait couramment partie des provisions de voyage de beaucoup d'Anglais et d'Américains.

Nous déclarons inconnue la composition de ce médicament; on en donne cependant deux formules différentes que nous reproduisons plus loin d'après Soulier (1). Les substances actives qui entrent dans la composition de ce mélange sont, comme on peut le voir, le chloroforme et la morphine.

Éther. — Il est très inférieur au chloroforme donné sous forme d'eau chloroformée; cependant, chez des individus très nerveux, chez des femmes hystériques, il rend quelquefois des services, qu'on le donne dans un peu d'eau sucrée (10 à 20 gouttes) sous forme de sirop, ou sous forme de perles d'éther.

Menthol. — De l'éther, on peut rapprocher le menthol, utile quelquefois contre les vomissements.

On peut se servir de la formule suivante :

>   Menthol...................... 10 à 20 centigr.
>   Julep gommeux............... 150 gr.

Agiter avec soin avant de s'en servir. A prendre par cuillerées à bouche espacées.

Condurango. — Dujardin-Beaumetz en dit grand bien.

On peut donner en poudre, en cachets, à raison de 1 gramme à chaque repas.

On peut aussi employer la teinture alcoolique au 1/5, dont on donne 5 à 10 grammes à chaque repas,

---

(1) Voir à l'Appendice.

ou l'extrait fluide : 20 gouttes après chaque repas. Nous pensons que le condurango doit prendre surtout place parmi les excitants de la sécrétion gastrique, et nous ne sommes nullement convaincu de son action calmante.

Nitrate d'argent. — Si singulier que cela puisse paraître au premier abord, Rosenhein (1) donne le nitrate d'argent comme un très bon calmant dans les cas d'excitabilité exagérée de la muqueuse stomacale. Voici comment il conseille de l'administrer dans ces conditions :

Nitrate d'argent................. 0,20 à 0,30
Eau distillée.................... 100 gr.

Une demi-cuillerée à bouche trois fois par jour dans un demi-verre d'eau. La première dose est prise à jeun, les deux autres avant le déjeuner et le dîner.

Le nitrate d'argent est surtout indiqué dans les cas d'hyperchlorhydrie et d'ulcère rond, mais il réussit parfois en dehors de cette condition chimique. Nous l'avons employé assez souvent, et quelquefois avec succès.

Antipyrine. — L'antipyrine, cet excellent sédatif nerveux, paraît avoir l'inconvénient d'irriter assez fortement la muqueuse stomacale.

On ne doit donc l'employer qu'avec une certaine réserve dans tous les cas de dyspepsie, avec plus de réserve encore lorsqu'on a lieu de soupçonner qu'il y a de la gastrite.

Pour notre compte personnel, suivant en cela l'exemple de G. Sée, nous donnons toujours l'antipyrine associée au bicarbonate de soude.

(1) *Krankheiten der Speiseröhre und des Magens*, p. 288.

On peut aussi l'administrer en lavements.

C'est dans les crises gastriques qu'elle donne les meilleurs résultats; on sait, du reste, qu'elle agit favorablement dans bien des cas contre les crises douloureuses chez les tabétiques.

On en donnera de 0 gr. 50 à 3 grammes. On n'oubliera pas que l'antipyrine doit toujours être donnée avec précaution, à faibles doses, chez les personnes qui en prennent pour la première fois : il y a en effet, à son égard, en vertu d'idiosyncrasies particulières, des susceptibilités extrêmes.

Bromures. — Tous les bromures, plus que l'antipyrine encore, méritent le reproche d'irriter la muqueuse de l'estomac. Dans ces derniers temps, G. Sée a préconisé l'emploi du bromure de calcium. Il considère ce dernier comme un excellent sédatif de toutes les douleurs gastriques. Il le prescrit à la dose de 2 ou 3 grammes, exactement de la même façon que le bromure de potassium.

A la suite et à côté des moyens chimiques, il est bon de donner aussi une place aux agents physiques: les applications chaudes, les bains, l'électricité, la révulsion.

Applications chaudes. Bains. — L'action calmante des applications chaudes sur l'abdomen, surtout des applications humides, compresses ou cataplasmes, est bien connue ; on pourra y avoir souvent recours.

Les bains chauds ont également une action calmante manifeste ; on les ordonnera avec bénéfice chez les malades capables de les bien supporter, en particulier contre les crises gastriques.

Sous-nitrate de bismuth. — Proposé d'abord pour le traitement de l'ulcère rond, le sous-nitrate de bismuth s'est montré un bon calmant de la douleur dans l'hypersécrétion chlorhydrique continue, dans certaines gastrites aiguës ou subaiguës, et dans les crises tabétiques. Il agit souvent d'une façon très remarquable dans ces diverses conditions.

Électricité. — Plusieurs auteurs ont signalé les bons effets de l'électrisation dans le traitement des douleurs de l'estomac. Leube a obtenu d'excellents résultats des courants continus (1). Burkart s'est servi avec avantage des courants faradiques (2).

Max Einhorn (3), inventeur d'un appareil spécial pour l'électrisation intrastomacale, a vu également la douleur disparaître sous l'influence de ce mode d'intervention. Ravé, qui a fait ses recherches sur le traitement des dyspepsies par l'électricité dans le service de Hayem, formule la conclusion suivante : « Les phénomènes douloureux sont, d'une manière générale, amendés par l'emploi judicieux du courant constant. Toutefois, il faut faire une réserve relativement aux crises que peut provoquer le traitement chez les hyperchlorhydriques.

Cette dernière réserve est justifiée par ce fait que, d'après les recherches de Ravé et celles d'Hoffmann (4), l'électrisation de l'estomac exagère la secrétion gastrique.

L'électrisation intrastomacale soulève parfois une telle résistance de la part des malades que Ziemssen en est arrivé à faire exclusivement l'électrisation extérieure à l'aide d'électrodes à large surface.

L'électrisation faradique pourrait être employée

---

(1) *Berlin. Klin. Wochenschrift*, n. 12 u. 13, 1889.
(2) *Ziemssen's Hdb.* Bd. 7. Th. 2, p. 205.
(3) *Neurasthenia gastrica*. Bonn. 1882.
(4) Cité par J. Ravé, Th. de Paris, 1892.

de préférence chez les malades atteints de relâchement notable des muscles de l'abdomen et de constipation.

Révulsion. — La révulsion est quelquefois utile dans le traitement des douleurs de l'estomac et de la gastralgie. On peut employer des sinapismes, des pulvérisations, le stypage au chlorure de méthyle, ou de petits vésicatoires. Nous croyons que ces moyens agissent surtout par suggestion. C'est une raison pour n'employer qu'une révulsion superficielle, n'entamant que fort peu la peau ou ne l'entamant que sur une très faible étendue. Cela nous fait rejeter le cautère qui a le tort grave de créer une véritable plaie caustique.

Pour terminer ce chapitre, il est bon de donner quelques renseignements sur le mode d'intervention qui convient plus particulièrement aux différentes variétés de douleurs stomacales.

Les alcalins à dose élevée et le sous-nitrate de bismuth sont les meilleurs calmants des douleurs de l'hyperchlorhydrie simple et de l'hypersécrétion chlorhydrique. Cependant, dans les cas où il existe une grande hyperesthésie de la muqueuse, dans les cas qui prennent l'aspect de véritables crises paroxystiques, il sera bon d'avoir recours à des calmants de l'estomac. Les boissons chaudes sont souvent utiles. Parmi les calmants chimiques, on donnera la préférence à la morphine, à la solanine, à la cocaïne et à l'extrait gras de cannabis indica. Il ne faut employer ici ni l'antipyrine, ni l'électricité, à cause de l'irritation qu'elles exercent sur la muqueuse.

Les bains chauds et les douches chaudes ont souvent une action favorable. On les donnera, autant que possible le soir, dans l'intention d'obtenir le calme et le sommeil pour la nuit. Dans la *dyspepsie sensitivo-motrice simple*, sans tendance à l'hyperacidité organique, on aura recours aux gouttes noires anglaises, aux gouttes blanches de Gallard, au laudanum donné à la façon de Trousseau, par très petites quantités au commencement du repas, à la solanine. Les boissons chaudes sont ici particulièrement utiles, à la fois pour exciter la motricité et pour calmer la douleur. Il va sans dire que le régime et le traitement principal seront institués comme il a été dit antérieurement.

On pourra, dans les mêmes conditions, se servir de l'eau chloroformée, qui est, on le sait, un bon antiseptique et qui, à ce titre, trouvera une indication nette dans les cas de fermentation avec hyperacidité organique ou flatulence.

Lorsqu'il y a stase et dilatation, le lavage de l'estomac sera fort utile contre la douleur.

La révulsion convient surtout à la gastrite chronique, à l'ulcère rond et à la gastralgie des névropathes, des neurasthéniques et des hystériques.

Gastralgies et crises gastriques. — Dans les grandes crises douloureuses, avec ou sans vomissements, il faut mettre les malades au repos absolu, et même au repos au lit. Ceci est utile toujours et absolument obligatoire lorsqu'il y a un rein mobile. Comme médication calmante, on donnera le cannabis, l'eau chloroformée, la solution de cocaïne, le menthol. On pourra aussi faire des piqûres de morphine, donner des bains chauds, pratiquer l'électrisation extérieure. Le repos et les boissons chaudes sont le meilleur moyen dans certains cas de crises avec hypochlorhydrie.

Crises gastriques et gastralgies graves. — Dans les crises gastriques tabétiques et dans les grandes crises gastralgiques qui leur ressemblent tant, il faut mettre les malades au repos absolu et même au repos au lit. Cela est toujours utile, absolument indispensable lorsqu'il y a un rein mobile.

Les grandes crises gastriques ne sont calmées que par les injections de morphine. Dans les crises moins intenses, on pourra essayer le sous-nitrate de bismuth, l'eau chloroformée, l'extrait gras de cannabis, la solution de cocaïne avec ou sans adjonction de morphine, le menthol.

L'alimentation par la bouche sera complètement suspendue ; s'il y a lieu, on donnera des lavements alimentaires ou tout au moins des lavements d'eau bouillie destinés à fournir à l'organisme une quantité de liquide suffisante pour maintenir à un taux suffisamment élevé la tension artérielle et la dépuration urinaire.

Dans certaines crises douloureuses de l'hyperchlorhydrie et de l'ulcère rond, et dans les crises tabétiques, on obtiendra d'excellents effets du sous-nitrate de bismuth donné comme il sera dit plus loin à propos de l'ulcère.

CHAPITRE VI

Viciations de l'appétit. — Médication apéritive.

L'appétit peut être augmenté ou diminué. La *boulimie*, ou exagération de l'appétit, est chose rare en dehors du diabète et de la convalescence des grandes maladies aiguës. On la rencontre chez quelques hyperchlorhydriques ; elle les rend gloutons et ils avalent les aliments sans les mâcher suffisamment. En dehors de ces conditions, la boulimie est surtout une manifestation à l'usage des névropathes de race ; on la traitera par l'opium à dose élevée, progressive, par l'extrait de valériane (dont on donnera successivement de 4 à 10 gr.) et par l'antipyrine.

La *diminution de l'appétit* dans les cas ordinaires bénéficiera souvent du traitement général et local dirigé contre la dyspepsie ; la climatothérapie, l'hydrothérapie et le massage seront surtout utiles.

Comme médication *apéritive*, les amers ont une réputation très ancienne ; l'usage de la gentiane, du quassia, de la noix vomique, est bien connu. La teinture de noix vomique, les gouttes amères de Baumé sont très souvent prescrites par les médecins Généralement on fait prendre les amers un peu avant le repas, la teinture de noix vomique et les gouttes amères sont prises immédiatement avant, en se mettant à table. Nous aimons mieux prescrire les teintures amères après le repas, dans le cours même de la digestion.

Le *quassia* en macération paraît inoffensif et peut être pris à jeun sans inconvénient. Il n'en est pas de même des préparations vineuses ou alcooliques, qui finissent par amener l'épuisement sécrétoire de la muqueuse et même une véritable gastrite. Il faut surtout signaler comme dangereuses à ce point de vue toutes les préparations vendues dans le commerce des boissons, sous le fallacieux prétexte d'être des « apéritifs ». On en fait de nos jours une consommation très grande, et ces amers, de tout ordre, de toute étiquette, sont aussi nuisibles que l'absinthe, aussi capables qu'elle d'amener à la gastrite et à cette forme particulière d'intoxication par les essences que Lancereaux a si justement séparée de l'alcoolisme.

C'est donc pendant la période de digestion qu'il faudra faire prendre le vin de gentiane, de colombo, et les teintures correspondantes, que l'on peut unir à la teinture de noix vomique, d'ipéca, de badiane, etc.

La bière prise en mangeant est un bon moyen d'exciter l'appétit.

L'appétit est excité par l'*acide chlorhydrique* à petites doses. Cet effet est marqué surtout dans la dyspepsie et l'anorexie des tuberculeux.

Certains neurasthéniques finissent par avoir un invincible dégoût pour les aliments. On a cité des malades qui sont morts en apparence d'inanition simple et qui étaient sans doute des neurasthéniques ou des hystériques.

C'est dans ces conditions très graves qu'il faut recourir à l'isolement et à l'entraînement progressif recommandé par Weir-Mitchell. En cas semblable encore, on se trouvera le plus souvent très bien du gavage à la sonde. Par le gavage on remonte les malades, on leur rend des forces et on fait réapparaître l'appétit aboli.

La séquestration médicale, avec ou sans gavage, est aussi le meilleur moyen de venir à bout de l'anorexie hystérique, anorexie qui consiste surtout, du reste, en une véritable perversion de la sensibilité et de la volonté.

Dujardin-Beaumetz considère la médication arsenicale comme le meilleur moyen de lutter contre l'anorexie simple : on pourra l'essayer chez des malades moins atteints que ceux dont il vient d'être question, chez ceux qui ont pu continuer à s'occuper de leurs affaires, voyager, etc.

Le chlorhydrate d'orexine a été vanté par Penzold comme apéritif et stomachique, susceptible de stimuler l'appétit et de provoquer la sécrétion de l'acide chlorhydrique. On trouvera à l'appendice sa formule favorite. Parmi les auteurs qui ont, après lui, employé cette substance, les uns s'en sont loués, les autres l'ont considérée soit comme tout à fait inactive, soit comme très infidèle. Plus récemment Penzold a surtout vanté l'orexine basique. Il la donne en cachets le matin à la dose de 0 gr. 20 à 0 gr. 30. Elle serait contre-indiquée par la tendance à l'hémorrhagie et par l'albuminurie.

CHAPITRE VII

Vomissements.

Les vomissements se montrent dans des conditions si fréquentes, si nombreuses, que nous ne pouvons entreprendre de tracer ici leur histoire au complet, même en nous plaçant au seul point de vue de la thérapeutique. Nous devons donc nous contenter de donner des indications générales sur le traitement du vomissement lui-même considéré isolément de l'ensemble morbide auquel il appartient. On trouvera des renseignements plus circonstanciés à propos des diverses maladies dans lesquelles le vomissement peut se produire ; nous ne pouvons qu'y renvoyer.

La glace est souvent employée avec succès. Il faut, non pas la faire sucer, mais en faire avaler de petits fragments, d'une façon continue. Nous avons souvent arrêté les vomissements des tuberculeux en leur faisant avaler de petits morceaux de glace immédiatement après le repas.

Les boissons glacées et acidulées, les limonades gazeuses, le champagne réussissent aussi quelquefois.

L'emploi de la potion de Rivière est classique ; il ne faut pas la donner en cas d'ulcère rond de l'estomac, à cause de la distension dangereuse à laquelle peut donner lieu le dégagement de l'acide carbonique.

Tous les calmants de la douleur peuvent être ordonnés contre les vomissements, l'eau chloroformée, le chlorhydrate de cocaïne, l'extrait gras de cannabis indica, la morphine à l'intérieur, et surtout en injections hypodermiques.

Leur emploi est indiqué surtout lorsque les vomissements sont liés à des phénomènes douloureux intenses, comme c'est le cas dans l'ulcère rond et les crises gastriques.

Depuis quelque temps, on a vanté le menthol contre les vomissements incoercibles.

Les préparations recommandées contre les vomissements incoercibles sont du reste très nombreuses, et souvent très inattendues.

Lasègue a donné la teinture d'iode à l'intérieur en solution iodurée à la dose de dix à douze gouttes par jour.

On peut se servir aussi de la solution de nitrate d'argent conseillée par Rosenheim contre l'hyperesthésie de la muqueuse gastrique (p. 239) :

　　Nitrate d'argent...................... 0,20 à 0,30
　　Eau distillée........................ 100 gr.

Trois fois par jour deux cuillerées à café étendues.

Contre les vomissements incoercibles de la grossesse, on a vanté l'oxalate et le valérianate de cérium.

Plus récemment, on a conseillé l'eau oxygénée : une cuillerée à bouche dans un litre d'eau prise en boisson aux repas (Gallois). On a employé aussi les inhalations d'oxygène.

Contre les vomissements nerveux, on pourra aussi utiliser la révulsion sous diverses formes : sinapismes et vésicatoires au creux épigastrique, pulvérisations d'éther et de chlorure de méthyle, électrisation.

Albert Robin emploie avec succès le traitement suivant : 1° application au creux épigastrique d'un petit vésicatoire de 5 à 8 centimètres de diamètre; 2° introduction une ou deux fois en 24 heures d'un suppositoire de beurre de cacao renfermant dix centigrammes de poudre d'opium brut.

On a conseillé l'électrisation du pneumogastrique à la région cervicale ; les bons effets de cette méthode sont certains. Est-ce bien le pneumogastrique que l'on électrise? Quelquefois on obtient des résultats tout aussi bons par la faradisation de la région épigastrique à l'aide du pinceau électrique.

On pourrait employer aussi l'électrisation statique, le bain électro-statique.

Chez les hystériques et les neurasthéniques, les moyens physiques sont particulièrement indiqués. Chez les premiers, on aura aussi recours à la suggestion. Les traitements usités contre les vomissements sont extrêmement nombreux, parce que les vomissements rebelles sont souvent d'origine névropathique, et, en conséquence, susceptibles de guérir sous l'influence de moyens très variés. La suggestion est souvent pour beaucoup dans leur succès.

Le lavage de l'estomac sera indiqué dans les cas de stase avec fermentations acides.

Le gavage réussit souvent contre les vomissements incoercibles des hystériques, alors que tous les autres moyens ont échoué; c'est un procédé héroïque auquel on aura recours au besoin, lorsque rien n'en contre-indiquera l'emploi (Debove).

CHAPITRE VIII

Hémorrhagies de l'estomac

La première indication est de mettre le malade au repos le plus complet dans la situation couchée. On pourra placer un sac de glace sur la région épigastrique.

On fera, non pas sucer, mais avaler de petits morceaux de glace. On pratiquera la ligature des membres à leur racine, de façon à interrompre la circulation veineuse pendant quelque temps.

Il faudra faire tout son possible pour obtenir l'immobilisation la plus complète de l'estomac.

Le mieux est donc de supprimer totalement l'alimentation buccale. Cela est de rigueur dans l'ulcère rond, ou encore avec des hématémèses rouges dans le cancer. Pendant ce temps, on donnera de petits lavements d'eau bouillie répétés, et, si l'inanition se prolonge, des lavements alimentaires.

Les opiacés sont indiqués; on peut donner de la morphine en injections hypodermiques, du laudanum en lavements. La préparation la plus utile en cas semblable est peut-être encore l'extrait thébaïque, qu'il faudra donner à la dose élevée de 10 à 12 centigrammes par pilules de 2 centigrammes. Par l'extrait thébaïque, on obtient l'immobilisation du tube digestif, mais il semble avoir aussi une action hémostatique générale ; il réussit en effet tout aussi bien contre l'hémoptysie que contre les hémorrhagies gastro-intestinales.

Le *perchlorure de fer* est très employé, bien que son action hémostatique interne soit mise en doute par beaucoup d'auteurs; il se donne à la dose de 1 à 4 grammes en potion, par prises espacées. On y ajoute quelquefois une petite quantité d'eau de Rabel (3 à 5 grammes). L'eau de Rabel renferme 100 grammes d'acide sulfurique pour 300 grammes d'alcool à 90°; il se forme ainsi du sulfate d'éthyle. Le perchlorure de fer et l'acide sulfurique, tout aussi bien que les astringents tanniques, ne seront pas employés en cas d'hémorrhagie gastrique due à un ulcère rond, parce qu'ils pourraient augmenter encore directement l'acidité de l'estomac ou exciter la sécrétion de l'acide chlorhydrique.

Si les moyens précédemment indiqués ne suffisent pas pour arrêter l'hémorrhagie, on pourra employer l'ergot de seigle, et surtout ses dérivés, l'ergotine ou l'ergotinine. On pourra donner 2 à 3 grammes d'ergotine Bonjean dans une potion qui sera prise par cuillerées à bouche dans les 24 heures.

Pour les injections hypodermiques, on préfère soit l'ergotine de Yvon, soit l'ergotine de Tanret, à l'ergotine Bonjean.

L'ergotine Yvon correspond à son poids d'ergot de seigle.

L'ergotinine de Tanret s'administre à la dose de 1/4 de milligramme à 1 milligramme; l'auteur en prépare une solution pour injection hypodermique qui en renferme 1 milligramme par centimètre cube.

Les hémorrhagies stomacales peuvent être assez abondantes pour mettre directement la vie en danger. Il peut y avoir, par le fait de l'abondance de la perte de sang, une anémie aiguë si grave, qu'on a été amené quelquefois à faire contre elle la transfusion du sang. En cas semblable, il serait indiqué de faire des injections hypodermiques de sérum artificiel à la dose de 200 à 1000 grammes : c'est un excellent moyen de relever l'action du cœur.

QUATRIÈME PARTIE

MALADIES ORGANIQUES DE L'ESTOMAC

Les détails dans lesquels nous sommes entrés à propos du traitement des diverses formes de la dyspepsie et des divers éléments séméiologiques susceptibles d'être rencontrés dans les maladies de l'estomac, vont singulièrement nous faciliter la besogne au moment où nous abordons le traitement des maladies de cet organe, qui ont un substratum matériel appréciable, que caractérisent des lésions anatomo-pathologiques. D'une part, prévenu par ce qui précède, on saura mieux à quels éléments symptomatiques nous ferons allusion. En passant de l'analyse à la synthèse, il nous suffira souvent de renvoyer à ce qui a été dit précédemment. Nous devrons ici n'insister spécialement que sur les indications particulières aux catégories de faits pathologiques que nous allons successivement passer en revue, ainsi qu'à leurs diverses formes cliniques.

Les maladies de l'estomac dont nous exposerons la thérapeutique particulière sont les suivantes :

Les gastrites,
L'ulcère simple,
Le cancer.

CHAPITRE PREMIER

Gastrites.

On a beaucoup abusé et on abuse encore de la dénomination de gastrite, en lui attribuant la même signification qu'au terme de dyspepsie. La gastrite désigne un fait anatomique, la dyspepsie un fait de physiologie pathologique.

Là se retrouve l'influence lointaine mais mal effacée de Broussais, qui avait donné à la gastrite un rôle si important. A sa suite, on a considéré la gastrite comme le substratum obligatoire de la dyspepsie. D'autres donnaient au contraire à l'élément nerveux la place prépondérante. Les deux systèmes sont encore en présence, et les auteurs ont, pour la plupart, des tendances manifestes à montrer dans leur doctrine une prédilection évidente soit pour la gastrite, soit pour la névropathie.

Nous croyons, pour notre part, ne tomber ni dans l'un ni dans l'autre de ces excès et tenir la balance égale entre l'inflammation et la gastro-neurose. Nous nous sommes déjà expliqué à ce point de vue. Il est bon d'y revenir brièvement ici. Ce n'est pas le lieu de se livrer à des dissertations théoriques ; mais, comme il est certain que la manière dont on s'explique les choses a une influence directe sur la thérapeutique qu'on emploie, il n'est pas mauvais qu'il n'y ait aucun malentendu sur la façon dont nous concevons les rapports de la dyspepsie et de la gastrite.

Nous sommes persuadé que la dyspepsie existe souvent sans que la gastrite en soit la cause, mais aussi que la gastrite peut en être la lésion primitive. Nous croyons que la gastrite se surajoute souvent à la dyspepsie nerveuse et réciproquement.

Seulement, dans un grand nombre de cas, on ne peut guère discerner ce qui, dans la symptomatologie, dérive de l'inflammation de la muqueuse de l'estomac, et il n'y a pas outre mesure à s'en préoccuper en thérapeutique. La notion certaine de l'existence de la gastrite diffuse n'ajouterait pas grand'chose aux indications et ne modificrait guère notre conduite. La démonstration de la gastrite a certainement plus d'intérêt pour le pronostic que pour le traitement.

Les gastrites peuvent se diviser en *gastrites aiguës* et en *gastrites chroniques*. Gastrites aiguës et gastrites chroniques peuvent elles-mêmes se subdiviser d'une façon assez différente suivant le point de départ que l'on adopte, suivant qu'on les considère au point de vue de l'étiologie ou de l'anatomie pathologique.

D'après leur intensité, nous diviserons les *gastrites aiguës* en :

Gastrites légères,
Gastrites intenses ;

Les *gastrites chroniques* en :

Gastrite avec hypersécrétion muqueuse,
Gastrite avec hypersécrétion chlorhydrique,
Gastrite atrophique.

Nous pourrions y ajouter la *gastrite ulcéreuse*, mais il est naturel de la rapprocher de l'ulcère simple, au point de vue du traitement.

On peut distinguer encore les gastrites en gastrites primitives et en gastrites secondaires, suivant qu'elles expliquent la majeure partie des symptômes observés, ou qu'au contraire l'état morbide est dominé tout entier par une lésion ou une maladie dont la gastrite est la conséquence. Nous ne nous occuperons point particulièrement des gastrites secondaires.

Enfin, lorsqu'il s'agit des maladies de l'estomac elles-mêmes, la gastrite peut être secondaire : elle est secondaire, par exemple, à la dilatation atonique avec stase permanente, à la dilatation d'origine mécanique, au cancer, etc. Dans ces conditions, elle aggrave toujours l'état protopathique.

On voit sous combien de points de vue différents la gastrite peut être envisagée; mais nous ne pouvons pas nous arrêter plus longtemps à ces considérations générales.

Gastrites aiguës. — Les anciens auteurs admettaient la gastrite ou la gastro-entérite aiguë dans un grand nombre de conditions différentes.

Leur conception des cas morbides correspondants était beaucoup trop unilatérale, trop simpliste; les choses sont en réalité beaucoup plus compliquées, et maintenant qu'on a dégagé beaucoup d'autres éléments, les auto-intoxications, le rôle du système nerveux, etc., on est fort embarrassé pour déterminer où commence en clinique le rôle de la gastrite, de la gastrite aiguë en particulier. Sous le nom de gastrite aiguë étaient compris des faits d'embarras gastrique, d'indigestion, etc. Y a-t-il gastrite aiguë dans l'embarras et l'intolérance gastrique qui suivent des excès alcooliques aigus? Peut-être; c'est en tout cas une lésion superficielle passagère et rapidement réparable.

La gastrite aiguë est beaucoup mieux déterminée dans ses cas intenses que dans ses cas légers. La *gastrite toxique* a une séméiologie bien accentuée. Après l'ingestion d'une substance vivement irritante (acide ou base en solution concentrée, par exemple), il survient des vomissements répétés, parfois sanguinolents, une vive douleur spontanée ou provoquée par la palpation au creux épigastrique; le pouls est petit et rapide, la face anxieuse, grippée, couverte de sueur.

On doit attacher une certaine importance pour le diagnostic de la gastrite à la sensibilité que réveille la pression au creux épigastrique, et surtout le long de la grande courbure de l'estomac.

La gastrite toxique suraiguë (1) sera traitée de la même façon que l'ulcère rond, à sa phase aiguë. On supprimera complètement l'alimentation buccale; on ne donnera à boire qu'un peu d'eau de Vichy par très petites quantités. On fera sucer au besoin de petits morceaux de glace pour calmer la soif et l'irritation de la bouche. L'alimentation sera remplacée par des lavements d'eau bouillie les deux premiers jours et plus tard par des lavements alimentaires. On fera au besoin de grandes injections de sérum artificiel. Par des injections hypodermiques de morphine on s'efforcera de calmer la douleur et les vomissements. Le malade sera tenu dans une immobilité absolue.

Après la phase des accidents aigus, le traitement sera exactement calqué sur celui de l'ulcère rond, en ce qui concerne tout au moins la reprise de l'alimentation. L'absence d'hyperchlorhydrie rendra l'emploi

---

(1) Voir page 264.

des alcalins à haute dose moins nécessaire que dans l'ulcère rond.

Dans les cas moins graves, ou lorsqu'il y a déjà une amélioration notable, on prescrira d'emblée le régime lacté et les alcalins : le régime sera à peu près celui qui convient à la gastrite ulcéreuse. Comme calmant, un peu de laudanum ou de morphine.

Dans les cas très légers, destinés à guérir prochainement, le régime lacté, une alimentation légère, des eaux alcalines, des boissons chaudes, répondront parfaitement aux indications.

De la *gastrite suppurée*, qui est une rareté très grande, nous ne dirons qu'un mot. C'est une maladie très grave, qui évolue souvent avec des phénomènes généraux très intenses, et qui est d'un diagnostic difficile. On la traitera comme une gastrite toxique très aiguë. On combattra de plus la fièvre et les phénomènes typhoïdes.

Gastrites chroniques. — Depuis longtemps déjà, le mucus dans les vomissements est considéré comme la caractéristique de la gastrite catarrhale. On admet que les cellules à mucus du revêtement épithélial de la muqueuse et les conduits excréteurs des glandes peuvent, dans les cas d'inflammation légère, superficielle, fournir une quantité considérable de mucus. Dans les cas plus graves, plus profonds, les cellules principales elles-mêmes pourraient subir la transformation muqueuse et fournir également leur contingent de mucus.

Au contraire, les cellules bordantes ou délomorphes traduiraient leur excitation par une sécrétion exagérée d'HCl et donneraient lieu à l'hypersécrétion chlorhydrique. Il y aurait donc deux variétés de catarrhe gastrique chronique : le *catarrhe muqueux*, et le *catarrhe acide* de Jaworski et Korckzinski, que l'on pourrait appeler *catarrhe hyperchlorhydrique* ; il correspond à la *gastrite hyperpeptique* d'Hayem. Il peut y avoir encore *atrophie* de l'élément glandulaire, gastrite atrophique. La *sclérose hypertrophique sous-muqueuse*, linite plastique de Brinton, bien étudiée depuis par Hanot et Gombaut, et par Pilliet, n'est en réalité qu'une forme de cancer squirrheux.

Gastrite avec hypersécrétion muqueuse. — L'hypersécrétion muqueuse n'est pas douteuse dans bien des cas de gastrite chronique. Cependant le mucus n'est pas très facile parfois à démontrer. Les vomissements filants ne doivent pas toujours cette qualité à la présence du mucus gastrique ; en effet, la pituite des alcooliques renferme beaucoup de salive, comme Frerichs l'a reconnu le premier. La lenteur de la filtration du suc gastrique peut être due en partie à la présence des albumines dissoutes. Enfin il est assez difficile d'apprécier, par l'opalescence à laquelle donne lieu l'acide acétique en précipitant la mucine, la richesse vraie d'un suc gastrique en mucus.

Dans certains cas, au contraire, l'hypersécrétion muqueuse est abondante et évidente. Les masses de mucus enveloppent les aliments, les garantissent contre la peptonisation et provoquent de véritables indigestions à jet continu ; l'estomac se dilate. C'est une forme grave de gastropathie.

L'hypersécrétion muqueuse n'exclut nullement l'hypersécrétion chlorhydrique. Elle peut aller d'autre part avec l'hypochlorhydrie. Le mucus disparaît, lorsqu'il y a destruction, atrophie complète de la muqueuse (Jaworski). Ce serait là un signe des plus graves au point de vue du pronostic.

Lorsque l'hypersécrétion muqueuse est peu accentuée, elle ne réclame pas un traitement particulier. Les indications thérapeutiques restent fournies par les grands complexus symptomatiques de la dyspepsie : hyperchlorhydrie, hyperesthésie, insuffisance motrice, hypochlorhydrie.

Quand l'excès de mucus est très marqué, quand les mucosités enveloppent les particules alimentaires d'une sorte de vernis isolant qui les soustrait à l'action du suc gastrique, il convient d'employer les eaux alcalines, soit en boisson, soit en lavages. Une cure à Vichy ou à Carlsbad sera indiquée lorsqu'il n'y aura pas de stase stomacale.

Le lavage de l'estomac donne de bons résultats quand il y a à la fois sécrétion muqueuse exagérée et stase gastrique ; les lavages seront faits à l'eau alcaline. Le principal repas de la journée sera donné peu de temps après ce lavage. Pour l'alimentation, on suivra du reste les règles indiquées d'une façon générale, à propos du traitement de la dilatation de l'estomac.

La dilatation permanente avec hypersécrétion muqueuse considérable, est une maladie grave et très rebelle.

Gastrite avec hypersécrétion chlorhydrique. — Son traitement a été complètement exposé à propos de l'hyperchlorhydrie : nous n'avons pas à y revenir.

Gastrite atrophique. — Toute gastrite grave et prolongée tend à l'atrophie de la muqueuse et à la dilatation du ventricule. Ainsi se trouvent constituées certaines des grandes dilatations irréductibles dont il a été question dans un autre chapitre.

On a attribué l'anémie pernicieuse à l'atrophie de la muqueuse stomacale, c'est une théorie trop exclusive qui ne vise qu'un des facteurs de l'état morbide.

Quand l'atrophie glandulaire est partielle et qu'il n'y a pas de grande dilatation avec stase permanente, l'ensemble clinique correspond à la dyspepsie sensitivo-motrice avec hypochlorhydrie ; avec ou sans hyperesthésie, elle comporte le même traitement.

CHAPITRE II

Traitement de l'ulcère simple.

On a beaucoup discuté sur la pathogénie et la nature de l'ulcère simple (1).

Nous croyons, pour notre part, que l'ulcération progressive qui caractérise l'ulcère de l'estomac résulte de la mise en œuvre de deux facteurs : la diminution marquée de la vitalité de la muqueuse stomacale sur certains points, et l'existence d'un suc gastrique, pourvu d'un pouvoir de digestion suffisamment énergique.

La diminution de la vitalité de la muqueuse résulte le plus souvent dans ces conditions d'une infiltration embryonnaire compacte des espaces interglandulaires sur certains points. Il se produit ainsi de véritables petits abcès qui laissent, après leur élimination, des pertes de substances sans défense contre l'action du suc gastrique. La progression de l'ulcération ainsi constituée s'explique par l'extension continue de la zone d'infiltration embryonnaire et de l'auto-digestion.

L'observation clinique a montré que, dans le plus

---

(1) Voir DEBOVE et J. RENAUT. *Ulcère de l'estomac.* (Bibliothèque Charcot Debove 1892). — A. MATHIEU. Pathogénie et traitement de l'ulcère de l'estomac. *Gaz, des Hôpitaux*, 906, 1892. — L. BOUVERET. *Traité des maladies de l'estomac.* — HAYEM et LION. *Traité de médecine et de thérapeutique*, 1897.

grand nombre des cas, il y a hyperchlorhydrie dans l'ulcère rond. Le pouvoir digestif du suc gastrique se trouve ainsi notablement exagéré. Dans les cas plus rares, dans lesquels on a constaté non de l'hyper, mais de l'hypochlorhydrie, on peut penser qu'il y avait eu antérieurement une phase d'hyperchlorhydrie non constatée. Du reste, l'auto-digestion serait possible encore sous l'influence des acides de fermentation organique ; elle serait seulement beaucoup moins active.

L'hyperchlorhydrie suppose la présence dans la muqueuse stomacale d'un nombre suffisant de cellules bordantes, ces cellules étant préposées à la sécrétion de l'acide chlorhydrique. Aussi trouve-t-on ordinairement dans l'ulcère rond une prolifération accentuée des cellules bordantes, non seulement au voisinage de l'ulcération, mais même à distance sur toute l'étendue de la muqueuse.

Ces lésions entrevues dans l'ulcère rond par Jaworski et Korckzinski sont considérées par Hayem comme caractéristiques de l'hyperchlorhydrie. Il y a donc coexistence de deux ordres de lésions de l'estomac : une hypergénèse généralisée des éléments sécréteurs de l'HCl, et l'existence d'une ou plusieurs taches d'infiltration embryonnaire interstitielle, interglandulaire. Il y a en somme une gastrite en aires : les unes douées d'un pouvoir de sécrétion chlorhydropeptique normal ou exagéré ; les autres d'une résistance insuffisante à l'auto-digestion ; celles-ci ont tout naturellement tendance à être attaquées et ulcérées par celles-là.

Pour que l'ulcération de la muqueuse de l'estomac se produise et s'étende, il faut, ou que l'infiltration embryonnaire soit très accentuée, ou que le pouvoir digestif du suc gastrique soit très accentué.

Quand des lésions interstitielles très denses coïncident avec des lésions dégénératives des glandes, il peut se faire que des ulcérations multiples se produisent sans qu'il se fasse d'ulcère simple véritable; c'est le cas dans les érosions hémorrhagiques, par exemple. Il s'agit alors d'une lésion différente dans son mécanisme et son aspect.

Comment peut-on s'expliquer que l'ulcère simple reste le plus souvent unique? Tout d'abord, il peut y avoir quelquefois deux ou trois ulcères ronds, et même davantage. Ensuite, l'examen microscopique de la muqueuse montre que, sur d'autres points, des infiltrations embryonnaires ne demandaient qu'à s'ulcérer à leur tour. La présence de l'ulcération amène souvent des accidents graves, douleurs, vomissements, hématémèse, qui forcent les malades à adopter un régime moins irritant que celui auxquels ils étaient antérieurement soumis; c'est peut-être ce qui fait que l'ulcération reste le plus souvent unique.

Les causes de l'ulcère rond sont les causes mêmes de la gastrite et de l'hyperchlorhydrie. Les jeunes femmes chlorotiques, les hystériques et les alcooliques y sont plus particulièrement prédisposées.

L'ulcère rond siège souvent au voisinage du pylore ; il se produit, en conséquence de la stase gastrique, tout l'ensemble clinique de la maladie de Reichmann.

On peut dire que, d'une façon générale, le traitement de l'ulcère simple est celui qui convient à l'hyperchlorhydrie grave. Cependant l'intensité de la douleur, l'hématémèse, le fait même de l'ulcération obligent à une sévérité plus grande et comportent des indications particulières, tout au moins dans la première phase de la maladie.

Rappelons rapidement quels sont les principaux signes cliniques de l'ulcère de l'estomac; ce sont : la douleur vive immédiatement après l'ingestion des aliments ou des liquides, la douleur en broche, la douleur à la palpation au creux de l'estomac, les vomissements et surtout les vomissements de sang. L'hématémèse de l'ulcère simple est habituellement abondante. Le sang est rendu en nature, plus rarement modifié par la digestion. Il peut se trouver aussi dans les selles, sous forme de mélæna, lorsque l'hémorrhagie a été abondante.

Certains signes attribués à l'ulcère sont en réalité sous la dépendance de l'hyperchlorhydrie concomitante, en particulier la douleur tardive, trois à quatre heures après le repas, qu'on a souvent rapportée au siège pylorique de l'ulcère.

L'ulcère peptique peut siéger à la partie inférieure de l'œsophage, au voisinage du cardia ou dans la première partie du duodénum, entre la valvule pylorique et l'ampoule de Vater. Il est, dans ces deux localisations, exactement de même nature que l'ulcère stomacal, mais il se traduit par une séméiologie un peu particulière. L'ulcère de la partie inférieure de l'œsophage provoque de la douleur à la fin de la déglutition; le cathétérisme, du reste très dangereux, permettrait de le localiser exactement.

Dans l'ulcère du duodédum, fort bien étudié en France par Bucquoy, la douleur spontanée est tardive la douleur provoquée siège au-dessous et à droite du creux épigastrique. L'ulcère duodénal donne souvent lieu, d'une façon imprévue, à des hémorrhagies extrêmement abondantes, dangereuses pour la vie.

Le sang peut refluer dans l'estomac, mais le plus souvent il est exclusivement évacué par l'intestin.

Nous envisagerons successivement le traitement proprement dit de l'ulcère simple et le traitement de ses principales complications, c'est-à-dire la gastrorrhagie, les vomissements, la perforation.

Traitement de l'ulcère simple. — Cruveilhier a eu le mérite, non seulement de bien séparer l'ulcère simple des lésions cancéreuses, d'en établir l'individualité pathologique, mais aussi d'indiquer nettement le régime lacté comme le traitement le meilleur.

Son but était d'obtenir autant que possible le repos de l'organe.

« Le régime lacté, dit-il, voilà le grand moyen de guérison de l'ulcère simple de l'estomac, le seul aliment dont cet organe puisse, en général, supporter la présence sans se révolter, le seul topique qui lui convienne ; et quelquefois le lait, lorsqu'il est bien toléré, réussit comme par enchantement. »

Obtenir le repos de l'organe est en effet une excellente condition, et c'est une indication à remplir dans tous les cas. Ce repos doit être compris à la fois dans le sens de la motricité et de la sécrétion. La notion de l'auto-digestion a entraîné une autre indication, celle de saturer l'acidité du suc gastrique de façon à le rendre inactif.

En présence d'accidents graves et tels que des douleurs excessives, des vomissements répétés, d'une hématémèse, du mélæna, on commencera par ce qu'on pourrait appeler le *traitement d'urgence*.

Traitement d'urgence. — Il faut mettre le malade au repos absolu au lit, supprimer complètement l'alimentation buccale, donner de l'opium ou de la morphine et faire sur la région épigastrique des applications chaudes ou froides.

Le *repos au lit* est absolument indispensable toutes les fois qu'il y a des douleurs intenses, des vomissements répétés, des hématémèses ou du mélæna. Il permet plus facilement d'éviter une perforation menaçante ou d'arrêter une hémorrhagie; il convient du reste de restreindre les dépenses au minimum chez des malades auxquels on supprime complètement l'alimentation buccale pendant un temps un peu prolongé.

La *suppression complète de l'alimentation par la bouche* est obligatoire dans ces conditions. C'est la meilleure façon d'obtenir le repos absolu de l'organe. Cette méthode employée tout d'abord par Mac Call Anderson et par Donkin est actuellement acceptée par les auteurs les plus compétents; nous l'employons en cas semblable toutes les fois que l'occasion s'en présente et nous la donnons sans hésitation comme la méthode de choix.

L'alimentation par la bouche est complètement supprimée. Nous ne permettons, pour combattre la soif et la sécheresse de la bouche, que de prendre de l'eau par très petites quantités espacées (un 1/2 litre en 24 heures), ou encore de sucer de petits morceaux de glace, des pilules de glace. La glace ne doit être avalée que lorsqu'il s'agit de combattre une gastrorrhagie récente.

La meilleure façon d'obtenir la suppression de la sécrétion chlorhydrique, c'est de mettre l'estomac en état complet de vacuité, de le soustraire complètement aux excitations sécrétoires; cela résulte nettement des publications les plus récentes et de nos propres observations.

Pour alimenter le malade ou tout moins pour fournir à son organisme la quantité d'eau indispensable, on aura recours aux lavements, et si cela devient indispensable, à l'hypodermoclyse.

Nous ne donnons les deux ou trois premiers jours que des lavements d'eau bouillie à 40° de 200 à 300 grammes chacun. En général les malades en gardent parfaitement trois ou quatre par jour. On leur fait donc absorber ainsi de 600 à 1200 grammes d'eau. Il est bon parfois d'ajouter trois à cinq gouttes de laudanum par lavements ; ils sont ainsi plus facilement gardés ; parfois aussi, s'il est nécessaire de remonter le malade, on peut y mettre une petite quantité de cognac. Les lavements alimentaires ne sont commencés que le second ou le troisième jour. Il est bon de tâter la susceptibilité du malade et de ne pas vouloir d'emblée introduire dans le rectum une dose trop forte de substances alimentaires ; on risque, sans cette précaution de provoquer l'intolérance de l'intestin et la diarrhée, ce qui peut rendre complètement impossible de continuer la mise en œuvre de cette excellente méthode.

Si les lavements sont mal tolérés, si la quantité des urines émises en 24 heures s'abaisse beaucoup au-dessous d'un litre, ou encore s'il y a eu des pertes de sang considérables, il convient de pratiquer des injections massives de sérum artificiel par la voie sous-cutanée.

En cas de douleurs intenses, ou à la suite d'une hémorrhagie, le sous-nitrate de bismuth à haute dose est parfaitement indiqué.

Les *opiacés* sont souvent très utiles : ils ont l'avantage d'immobiliser l'estomac, de calmer la douleur et la faim. Suivant les cas, on aura recours aux pilules d'extrait thébaïque, aux lavements laudanisés ou aux injections hypodermiques de morphine. Celles-ci sont indiquées surtout lorsque les malades ne peuvent prendre ou garder les pilules d'opium ni les lavements laudanisés.

Les *applications chaudes et les applications froides* sur la région épigastrique comptent des partisans également convaincus. En France, on emploie en général les applications de glace en permanence ; en Allemagne, on a plutôt recours, suivant la méthode de Leube, aux applications de cataplasmes ou de compresses imbibées d'eau chaude. Leube fait mettre des cataplasmes aussi chauds que possible. Cette application provoque l'apparition de vésicules ; pour éviter leur suppuration, il conseille de nettoyer la peau avec une solution de sublimé et d'interposer une compresse imbibée de vaseline boriquée. Les compresses imbibées d'eau chaude peuvent être maintenues à la température convenable avec des sacs de caoutchouc remplis d'eau chaude, ou d'autres appareils plus compliqués dans lesquels circule un courant d'eau chaude.

Les applications chaudes ont l'avantage de calmer la douleur ; on peut du reste en dire autant des applications de glace, et il est bien difficile de décider lesquelles sont préférables. Penzold et d'autres auteurs pensent que leur seul avantage est d'amener plus aisément l'immobilité complète des malades : ils pourraient bien avoir raison.

Dans une *seconde période*, au bout de 3 à 5 jours, on fait prendre une petite quantité de lait par la bouche. Le but est de substituer progressivement le régime lacté à l'alimentation rectale.

Le lait sera donné tiède ou glacé, par petites quantités espacées; on en augmentera progressivement la dose journalière de façon à arriver, en dernier terme, au régime lacté ordinaire, et à supprimer complètement l'introduction des liquides par une autre voie que la voie buccale.

Le régime lacté exclusif sera, suivant les cas, maintenu pendant un temps variable, de 4 à 6 semaines environ. On ne peut pas, pour cela, fixer d'avance de durée uniforme; mais, en général, au bout de ce temps, on pourra essayer de revenir progressivement à l'alimentation solide.

Le lait sera donné par petites quantités espacées, froid, non sucré, bouilli ou non bouilli, à raison de 1 puis de 2 litres par jour pour commencer. Au bout de 6 à 8 jours, on pourra porter cette quantité à 3 litres. Il est bon de l'additionner d'une certaine dose d'eau de chaux (100 grammes par litre). Dans ces proportions, l'eau de chaux n'a qu'une action alcaline fort modérée, quoique très réelle; mais cependant elle paraît contribuer beaucoup à faire disparaître la douleur.

L'inconvénient du lait, c'est qu'il est un aliment très riche en graisse, suffisamment riche en substances azotées, mais pauvre en substances hydrocarbonées. Pour la nutrition complète d'un adulte, il en faut une quantité considérable, 6 litres environ, qu'on ne peut prendre d'une façon suivie, sous peine de voir se produire une dilatation considérable de l'estomac. Debove en a signalé un cas des plus probants. Le régime lacté exclusif, s'il représente une alimentation parfaite pour les premières semaines du traitement, devient ensuite un régime insuffisant.

C'est pourquoi Debove a eu l'excellente idée

d'y suppléer par l'usage des poudres alimentaires et, plus spécialement encore, de la poudre de viande.

Au bout d'une huitaine de jours de traitement par le lait, on pourra donner par jour une, puis deux, puis trois doses de 30 grammes chacune de poudre de viande délayée dans de l'eau ou du lait et aromatisée avec un peu d'essence de menthe. Il ne faut pas alors se servir de rhum ou de cognac, comme chez les tuberculeux. On augmentera plus tard la quantité de poudre de viande, de façon à la porter à 100, 150 et même 200 grammes par jour. Malheureusement il est souvent difficile de faire prendre directement un volume aussi considérable de cette poudre. On se heurte bientôt au dégoût et au refus obstiné du malade.

Aura-t-on alors recours à la sonde? Bien que le danger de provoquer une hémorrhagie ou même la perforation de l'estomac soit minime au bout de 4 à 6 semaines, on comprend cependant qu'un médecin prudent hésite à l'introduire, surtout si le malade n'est pas habitué déjà au cathétérisme œsophagien.

On pourra remplacer la poudre de viande par de la viande crue finement pulpée, broyée au mortier et passée au tamis. Il nous a cependant paru à plusieurs reprises que la viande crue excitait l'estomac plus que la poudre de viande.

On peut encore à ce moment donner des œufs au lait crus et des potages légers au tapioca ou à la semoule.

Dans un nombre de cas assez considérable le régime ne suffit pas pour saturer l'hypersécrétion chlorhydrique, pour faire disparaître la douleur et pour arrêter l'auto-digestion.

Il faut alors administrer les alcalins à dose élevée, précisément d'après les principes que nous avons exposés à propos de l'hyperchlorhydrie. Au début, avec le régime lacté pur, le lait étant ou non additionné d'eau de chaux, il suffira d'une petite quantité de bicarbonate de soude : 10 à 15 grammes par jour. Pour l'administrer on peut procéder de façons différentes. On peut simplement ajouter le bicarbonate de soude au lait, cela réussit quelquefois, mais l'expérience m'a montré qu'il vaut mieux procéder autrement. Le lait est donné à des intervalles réguliers, toutes les deux ou trois heures par exemple. Le bicarbonate de soude est administré en cachets, dans de l'eau ou dans un peu de lait, au moment où le lait cesse de saturer l'acidité gastrique. On en donne une quantité suffisante pour que la douleur disparaisse complètement ; en tâtonnant quelque peu, on arrive facilement à déterminer quelle est pour cela la dose nécessaire dans chaque cas.

Suivant les cas, on pourra avoir recours dans les mêmes conditions aux autres alcalins : à la craie ou à la magnésie.

En somme, à moins de complications particulières, le traitement à partir de cette période sera exactement celui que nous avons précédemment conseillé pour l'hyperchlorhydrie, le régime sera le même. Comme lorsqu'il s'agit de l'hyperchlorhydrie, on ne doit passer à un régime plus complexe que lorsque les phénomènes dyspeptiques et, plus particulièrement, la douleur ont déjà disparu depuis quelque temps.

La douleur, les vomissements, les hémorrhagies, peuvent nécessiter la mise en œuvre du traitement d'urgence de l'ulcère rond que nous avons indiqué tout d'abord. Les hémorrhagies réclament toujours ce traitement. Le plus souvent la douleur et les vomissements cèdent à l'emploi méthodique des régimes successifs, des alcalins ou du sous-nitrate de bismuth; toutefois il est des cas dans lesquels il conviendra de traiter directement la douleur et les vomissements. Contre la douleur on aura recours, s'il le faut, aux calmants directs : à l'opium, à la morphine, à l'eau chloroformée ou bromoformée, à la cocaïne, à l'extrait gras de cannabis indica. Pour les doses et le mode d'administration, nous renverrons au chapitre où se trouve exposée la médication de la douleur.

Il faudra, avec les malades atteints d'ulcère rond, se défier beaucoup des injections hypodermiques de morphine, à cause de la facilité extrême qu'ont ces malades à tomber dans la morphiomanie.

Vomissements. — Les vomissements prennent, quelquefois une fréquence et une violence telles que le traitement général de la maladie, le régime lacté, les alcalins, ne suffisent pas pour les arrêter. Il faut alors diriger contre eux une médication particulière.

La *potion de Rivière* n'est pas de mise ici. La raison, c'est que le développement du gaz acide carbonique pourrait amener la distension de l'estomac, et faciliter ainsi une perforation. Il en résulte que toutes les boissons gazeuses doivent être proscrites au même titre. On ne pourra donc y avoir recours pour combattre les vomissements.

On ne pourra pas non plus avoir recours au *lavage de l'estomac*, qui pourrait provoquer une gastrorrhagie et même une perforation.

Un des moyens les plus simples de calmer les vomissements est de faire avaler de la *glace* et de donner des boissons glacées. La glace sera donnée par petits fragments et non pas sucée, mais avalée en bloc.

Si cela ne suffit pas, on aura recours à la série des calmants de la douleur : inutile de les énumérer une fois de plus.

La liste des substances employées pour combattre les vomissements incoercibles est des plus riches et des plus variées. On a réussi avec les médicaments les plus imprévus.

Lasègue a donné la teinture d'iode, à raison de 15 gouttes dans 150 grammes d'une potion sucrée à prendre par cuillerées à bouche de 2 en 2 heures.

Debove et Renaut prescrivent l'acide cyanhydrique (5 à 15 gouttes d'une solution à 1 pour 100).

Rosenheim recommande le nitrate d'argent contre l'hyperesthésie de la muqueuse ; il nous a semblé plusieurs fois en obtenir de bons effets dans le traitement des vomissements rebelles. On donne 3 fois par jour 2 cuillerées à café d'une solution de nitrate d'argent à 0,20 ou 0,30 pour 100 d'eau distillée. Ce qui fait 2 ou 3 centigrammes de nitrate d'argent à chaque prise. La solution de nitrate d'argent n'est pas donnée pure, mais étendue de 60 à 80 grammes d'eau distillée.

Ceci nous amène à parler de la *médication cicatrisante* de l'ulcère simple. C'est au nitrate d'argent dont il vient d'être question qu'on a surtout attribué la propriété, en cautérisant l'ulcération, d'en favoriser la réparation. Ce mode d'action est assez difficile à admettre. En effet, il est probable que le nitrate d'argent se décompose immédiatement en présence de l'HCl et des chlorures. Son seul avantage serait donc d'avoir saturé une certaine quantité d'HCl; cet avantage est tout à fait négligeable.

Landouzy vante beaucoup les bons effets de l'*iodoforme* qu'il donne à la dose de 10 à 20 centigrammes par jour, sous forme de pilules ainsi composées :

Iodoforme............................ } $\tilde{a}\tilde{a}$ 1 gr.
Sulfate de quinine...................

Pour 100 pilules : en prendre de 4 à 6 trois fois par jour.

A ce traitement interne, il ajoute une révulsion énergique par des pointes de feu appliquées largement une ou deux fois par semaine au creux épigastrique. La médication est continuée ainsi pendant des mois et au besoin des années (1).

Nous avouons ne pas être convaincu de l'utilité de la révulsion en cas semblable.

Le sous-nitrate de bismuth à hautes doses (2) doit prendre place aussi parmi les cicatrisants.

Il a été employé par Fleiner sur les conseils de Küssmaul. Après avoir pratiqué le lavage de l'estomac, il introduit par le tube 10 à 20 grammes de sous-nitrate de bismuth tenu en suspension dans 200 centimètres cubes d'eau. Il fait ensuite prendre au malade une position telle que le bismuth vienne au point le plus déclive, se déposer à la surface de l'ulcération. Ce traitement est répété tous les jours. Comme on n'introduit pas la sonde œsophagienne sans une légitime appréhension à des malades atteints d'ulcère rond, on se contente le plus souvent

---

(1) L. THÉRÈSE. *Gaz. des Hôpit.* 13 janvier 1894.
(2) *Münchener Medic. Wochenschr.*, n° 18, p. 339, 1893.

de donner le matin à jeun 10 à 20 grammes de sous-nitrate de bismuth dans un peu d'eau chaude. Le malade reste ensuite couché un quart d'heure sur le dos, un quart d'heure sur le côté gauche, un quart d'heure sur le côté droit et un quart d'heure sur le ventre. La situation exacte de l'ulcère étant toujours très incertaine, on a, en procédant ainsi, beaucoup plus de chance pour que le bismuth vienne se déposer à la surface de l'ulcération. S'il y a lieu, on donne le soir une seconde dose du médicament.

A condition d'être parfaitement pur, et surtout exempt de toute trace d'arsenic, le sous-nitrate de bismuth peut être pris à doses élevées d'une façon continue pendant longtemps. Un de mes malades a pu en prendre 1.800 grammes en deux mois et demi sans inconvénient sérieux.

A ces doses élevées, le sous-nitrate de bismuth provoque beaucoup moins de constipation qu'on ne pourrait le croire *a priori ;* en général, la constipation produite est facilement combattue par l'emploi de quelques lavements.

Quel est le mode d'action du sous-nitrate de bismuth dans l'ulcère? D'après les recherches de Matthes sur des chiens, il se mélange intimement au mucus, et peut venir se déposer au niveau des ulcérations de l'estomac, de façon à former une croûte protectrice à l'abri de laquelle se fait le travail de cicatrisation.

Le sous-nitrate de bismuth à haute dose donne également de bons résultats dans l'hyperchlorhydrie, surtout lorsqu'il y a des douleurs vives. Parfois il calme beaucoup mieux que les alcalins les crises douloureuses de la maladie de Reichmann. Est-ce parce que le syndrome de Reichmann se rencontre souvent chez des malades atteints à la fois d'ulcère juxta-pylorique et d'hypersécrétion ? Nous pensons qu'il provoque une abondante sécrétion de mucus et que ce mucus forme à la surface de la muqueuse un vernis qui la protège contre l'action irritante du suc gastrique hyperacide.

L'action calmante du bismuth ne s'observe pas également chez tous les malades, soit dans l'hyperchlorhydrie, soit dans l'ulcère, et un bon nombre d'entre eux sont beaucoup plus favorablement influencés par les alcalins administrés aux doses et aux heures convenables.

Nous croyons inutile de donner la liste des autres substances auxquelles on a attribué la propriété d'amener la cicatrisation de l'ulcère de l'estomac. Elles n'ont qu'une valeur très contestable : on peut, avec Debove et Renaut, passer en bloc condamnation sur elles.

Traitement chirurgical. — Il nous reste à parler du traitement chirurgical de l'ulcère rond.

Au XXVIe Congrès de la Société allemande de chirurgie (avril 1897), von Leube a donné comme indications de l'intervention chirurgicale dans l'ulcère rond : 1° les hémorrhagies qui se renouvellent par petites poussées incessantes et résistent à tous les traitements médicaux ; 2° les violentes douleurs et les vomissements répétés aboutissant à l'inanition des malades ; 3° la périgastrite, les adhérences de la paroi stomacale avec les organes du voisinage, les abcès sous-phréniques ; 4° la rupture de l'ulcère dans la cavité péritonéale.

Les médecins peuvent accepter ces quatre catégories d'indications de l'intervention chirurgicale ; il faudrait y ajouter non seulement la grande dilatation par sténose cicatricielle du pylore, mais encore la dilatation avec stase par ulcère récent encore en activité.

L'ulcère siégeant au voisinage du pylore se rencontre dans des cas dans lesquels le tableau clinique est à peu près exactement celui de la maladie de Reichmann, c'est-à-dire de l'hypersécrétion chlorhydrique continue avec stase permanente (Hayem); nous avons nous-même observé toute une série de faits semblables dont quatre avec autopsie. Dans ces conditions, la gastro-entérostomie eût pu, sinon amener la guérison absolue, tout au moins le rétablissement des fonctions.

Le chirurgien peut, en cas d'ulcère rond, réséquer l'ulcère avec une zone plus ou moins étendue de la paroi stomacale avoisinante, rétablir le calibre du pylore rétréci (pyloroplastie) ou établir une communication anormale entre l'estomac et l'intestin (gastro-entérostomie).

La résection serait l'opération nécessaire en cas de petites hémorrhagies répétées, menaçantes pour la vie dans un délai plus ou moins rapproché. Elle serait toujours l'opération idéale, puisqu'elle amènerait la guérison radicale, mais elle présente de graves difficultés qui en rendent l'exécution très difficile, très incertaine.

La pyloroplastie et la gastro-entérostomie peuvent, en rétablissant le libre passage du contenu stomacal dans l'intestin, arrêter l'auto-digestion, faire disparaître les douleurs et amener la guérison. Elles seraient indiquées toutes les fois qu'il y a grande dilatation avec stase permanente, toutes les fois surtout qu'existe d'une façon accusée le syndrome de Reichmann.

Le chirurgien, on l'a vu, peut être amené à intervenir contre certaines complications de l'ulcère; pour libérer des adhérences avec les organes voisins, pour ouvrir un abcès sous-phrénique, pour traiter la péritonite par perforation.

Dans ce dernier cas, l'intervention, pour avoir des chances de réussir, devra être faite le plus rapidement possible.

CHAPITRE III

Cancer de l'estomac

Malgré l'incurabilité de la maladie, le médecin ne doit pas trop se décourager lorsqu'il se trouve en présence d'un cancéreux de l'estomac. Il lui arrivera souvent de rendre de signalés services à ces malheureux malades en les débarrassant de quelque symptôme particulièrement pénible, en relevant leurs forces et leur courage, en atténuant leurs souffrances.

Depuis longtemps on cherche le *médicament spécifique* du cancer de l'estomac. Il y a quelques années, on a cru le trouver dans le condurango blanco, qui, venu d'Amérique avec la réputation de guérir cette terrible maladie, en a imposé au début même à des hommes d'une haute valeur. Ce triomphe, qui du reste a laissé sceptiques la grande majorité des médecins, a été de courte durée.

Actuellement, le condurango est retombé au rang des simples stomachiques, et même des stomachiques de second ordre.

Plus récemment, au Congrès de Besançon (1), Brissaud a présenté le *chlorate de soude* comme un médicament susceptible d'amener une amélioration du cancer de l'estomac pouvant aller jusqu'à la gué-

---

(1) *Association française pour l'avancement des sciences.* — Congrès de Besançon, 1893.

rison apparente. Il avait été amené à l'employer en songeant aux bons effets que donne le chlorate de potasse dans le traitement des épithéliomas bénins de la peau; il avait de préférence, pour l'usage interne, choisi le chlorate de soude plus soluble et beaucoup moins toxique. Il l'a donné à la dose quotidienne de 8 à 16 grammes en solution. La saveur du chlorate de soude étant très analogue à celle du chlorure de sodium, il est très facile de le faire accepter par les malades.

Sous son influence, Brissaud a obtenu dans cinq cas des résultats merveilleux. Il a vu disparaître tous les signes du cancer de l'estomac, y compris même la tumeur. Hanot et Le Gendre avaient vu chacun un cas tout aussi favorable.

Huchard a été satisfait de l'emploi de ce sel dans deux cas sur trois; cependant il ne croit pas le chlorate de soude capable d'amener la guérison du cancer. Je l'ai moi-même donné à plusieurs reprises sans résultat. Avais-je eu affaire à des cas avancés ou compliqués, compliqués par exemple de généralisation hépatique comme ceux dans lesquels a échoué Brissaud lui-même? Je ne saurais le dire. Depuis, je l'ai donné quelquefois avec un succès relatif : les malades, sans être guéris ont cessé de souffrir et de vomir. L'un d'eux a repris un certain embonpoint.

Ce médicament serait à essayer le plus tôt possible, de façon à pouvoir agir sur de petites ulcérations sans infiltration épithéliomateuse trop étendue, sans propagation aux autres viscères ou au péritoine. Il ne faudrait pas dépasser la dose maxima de 16 grammes par jour. Lépine pense qu'au delà de cette dose il pourrait se produire une dangereuse lésion du sang par réduction chimique de l'hémoglobine.

Il ne faudrait pas non plus, d'après Huchard, donner le chlorate de soude à dose élevée en cas d'albuminurie.

Le chlorate de soude n'est certainement pas un spécifique du cancer, et il y aurait lieu de l'essayer dans tous les cas où il existe une hypochlorhydrie marquée sans irritation inflammatoire accentuée.

Le régime lacté rend des services évidents dans le traitement d'un grand nombre de cancéreux de l'estomac. C'est l'alimentation qu'ils supportent le mieux, en général. Sous son influence, on voit quelquefois les vomissements disparaître, les forces se relever, la douleur s'atténuer. L'amélioration peut être assez marquée quelquefois pour que le médecin se prenne à douter de son diagnostic. Le lait pourra être additionné d'une petite quantité d'eau de chaux, qui le fera mieux tolérer.

Dans l'appréciation de la valeur de remèdes tels que le condurango et le chlorate de soude, il faut tenir compte de l'amélioration due au régime, et, en particulier, au régime lacté; ce n'est pas toujours chose facile.

Dans certains cas, on pourra essayer le gavage à la poudre de viande, les œufs sous diverses formes, les potages au lait, les purées, les diverses poudres nutritives. Il est assez rare toutefois que tout cela soit longtemps toléré, et le plus souvent on est forcé d'en revenir au régime lacté.

On sait que les cancéreux ont souvent de l'*anorexie*, et surtout de l'anorexie élective. Cette anorexie, il est assez difficile de la vaincre par l'emploi des médicaments ordinaires : les eaux minérales, les amers, les acides, et en particulier l'acide chlorydrique.

On réussit mieux quelquefois par le *lavage de l'estomac*. C'est qu'il n'est pas rare qu'il y ait dilatation stomacale avec stase. La chose est marquée surtout lorsque la lésion siège au pylore et qu'il y a, par son fait, rétrécissement pylorique et grande dilatation stomacale. Le lait, les aliments, les divers produits de sécrétion s'accumulent alors dans l'estomac et y subissent des fermentations organiques. Le plus souvent le vomissement survient au bout de quelques jours, et le malade expulse en bloc tout ce qu'il a accumulé dans son estomac.

Le lavage fait mieux et plus vite ce que fait ainsi naturellement le vomissement. Il peut être fait simplement avec de l'eau bouillie ou avec quelqu'une des solutions antiseptiques que nous avons signalées.

On peut ainsi éviter aux malades le malaise que provoquent la surchage de l'estomac, la fatigue des grands vomissements, les douleurs causées par le contact d'un contenu riche en acides organiques, et, peut-être aussi, dans une certaine mesure, les conséquences de l'auto-intoxication dues à des fermentations anormales.

On sait que, dans le plus grand nombre des cas de cancer de l'estomac, il y a disparition de l'acide chlorhydrique combiné, en un mot hypochlorhydrie marquée. Cette diminution de l'HCl vient s'ajouter aux causes déjà présentes de fermentations secondaires lorsqu'il y a stase de contenu stomacal.

On a naturellement cherché à remédier à cette hypochlorhydrie; on a donné, sans grand succès, il faut bien le dire, de l'HCl en nature. J'ai quelquefois imité cette pratique sans avoir particulièrement à m'en louer.

Lorsqu'on pratique la gastro-entérostomie chez des malades atteints de carcinome pylorique, on ne guérit pas la maladie, cela va de soi, mais on obtient une amélioration considérable tant de l'état local que de l'état général. L'obstacle pylorique jouait donc un rôle important dans la pathogénie des accidents observés.

De plus, chose curieuse, les *douleurs* disparaissent. Cela s'explique parce que les matières stomacales cessent de venir au contact de l'ulcération cancéreuse et passent directement dans l'intestin grêle par la voie détournée qu'on leur a ouverte.

C'est dire que les indications les plus importantes sont de délivrer l'estomac de sa surchage et de rendre son contenu moins irritant, en le rendant moins acide. N'est-il pas évident que, dans ces conditions, le lavage évacuateur et l'administration des alcalins à dose élevée devront être préférés à l'emploi de l'acide chlorhydrique ?

L'HCl peut exister en excès dans le suc gastrique des cancéreux de l'estomac ; le cancer succède alors à l'ulcère.

Dans le but de diminuer les fermentations gastriques, on a eu recours à l'eau chloroformée, à l'eau sulfocarbonée, au naphtol, à l'eau boriquée, etc. Il ne faut pas oublier que le cancer de l'estomac ne va guère sans une gastrite étendue, et que certains antiseptiques paraissent très irritants pour la muqueuse.

La mauvaise élaboration des aliments, l'imperméabilité plus ou moins grande du pylore, peuvent être des causes de véritable *inanition*. Comment la combattre ? La chose serait aisée si l'on savait fabriquer des peptones et d'autres produits de digestion artificielle directement assimilables ; malheureusement les peptones sont généralement mal tolérées, et elles provoquent soit des vomissements, soit de la diarrhée.

On a cherché ici encore à faire l'alimentation par la voie rectale. On fait facilement ingérer de cette façon une quantité d'eau assez considérable. Il est beaucoup plus difficile de faire supporter longtemps la peptone, les œufs, le lait, les bouillons plus ou moins concentrés qu'on a souvent ajoutés aux lavements alimentaires. On pourra par le rectum faire absorber une petite quantité de cognac à titre de tonique.

Au même titre on pourra faire des injections sous-cutanées de caféine, de phosphate de soude.

Comment combattre les *douleurs*, quelquefois si atroces, du cancer de l'estomac? Chemin faisant, nous avons montré quel bénéfice on pouvait tirer de l'alimentation exclusive par le régime lacté, du lavage de l'estomac, de l'usage du chlorate de soude. Quand cela ne suffit pas, il faut avoir recours aux calmants habituels de la douleur, que nous avons énumérés ailleurs. Il n'y a ici aucune réserve à faire, il n'y a pas à craindre la morphiomanie comme avec l'ulcère simple.

Les *vomissements* dans le cancer de l'estomac sont loin de se présenter toujours de la même façon. Ils reconnaissent certainement dans les différents cas un mécanisme tout à fait dissemblable. C'est une chose qu'a bien mise en relief Jaccoud.

Nous avons déjà signalé les grands vomissements évacuateurs qui sont dus à l'imperméabilité du pylore ; ce sont les vomissements rares et abondants de la grande *dilatation mécanique de l'estomac*. Quelquefois les vomissements surviennent à la suite de *crises de douleurs* ; ils sont sans doute d'origine réflexe, et reconnaissent un mécanisme analogue aux vomissements de l'ulcère simple ou de l'hyperchlorhydrie. Enfin on observe quelquefois de véritables vignes d'*embarras gastrique*, auxquels succèdent les vomissements. Ces derniers sont alors justiciables du lavage de l'estomac.

Les vomissements réflexes qui accompagnent assez souvent les phénomènes douloureux seront surtout traités par les calmants de la douleur, par la glace à l'intérieur, l'eau chloroformée, les boissons gazeuses, etc.

La gastrorrhagie sera traitée par les moyens habituels.

Que doit-on penser du *traitement chirurgical du cancer de l'estomac* qui tient à prendre une place de plus en plus grande dans la thérapeutique d'une maladie que les moyens médicaux sont impuissants à guérir?

Contre le cancer de l'estomac, on a tenté plusieurs sortes d'opérations ; nous ne parlerons pas de la dilatation mécanique du pylore, toujours insuffisante et souvent dangereuse. Mais il reste actuellement deux opérations en présence, la pylorectomie et la gastroentérostomie.

La pylorectomie est seule une opération radicale; elle consiste à enlever totalement le pylore cancéreux; pour en attendre quelque résultat, il faut que la tumeur soit petite, qu'elle n'ait pas d'adhérences, et qu'il n'existe pas de généralisation cancéreuse ; c'est dire qu'il faut intervenir au début du cancer, chose difficile, car le diagnostic précoce du cancer est, à l'heure actuelle, entouré de grandes difficultés. D'autre part, la pylorectomie est une opération des plus graves, surtout peut-être parce qu'on intervient trop tardivement, sur des malades fatigués, et aussi peut-être parce que c'est une opération laborieuse, durant 2 h. 1/2 à 3 h. en moyenne ; son pronostic va pourtant en s'améliorant. En 1892, Guinard trouvait une mortalité de 62 0/0. Mais plus récemment, Billroth (1) sur 17 opérations ne perdait que 5 malades et Mickulicz (2), dans ces derniers temps, a publié sa statistique qui donne 5 morts sur 18 opérés. Les résultats sont très variables ; la récidive peut survenir au bout de un à deux mois, comme elle peut n'apparaître qu'au bout de 6 à 7 ans ; en moyenne le malade survit de 1 an à 15 mois.

La gastroentérostomie donne une survie moins considérable, elle n'a pas la prétention d'être une opération radicale, mais c'est à elle en général qu'on aura recours le plus souvent, car les cancers qu'on opère sont presque toujours trop avancés pour permettre la résection du pylore : au reste c'est une opération moins grave ; elle ne dure que 3/4 d'heure en moyenne, et les statistiques donnent une mortalité qui varie de 40 0/0 à 12 0/0. Ce dernier chiffre est certainement trop favorable ; actuellement la mortalité, pour les bons opérateurs, semble être de 20 à 30 0/0 (3). Comme la pylorectomie, la gastroentérostomie fait disparaître les symptômes subjectifs dont se plaignaient les malades ; ils mangent bien, ils engraissent, ils ne souffrent plus ; cet état persiste pendant 6 mois en moyenne,

---

(1) Hacker. *Wiener Klinische Wochenschrift*, 1895.
(2) *Centralblatt für Chirurgie*, 1895. N° 27.
(3) Roux. *Revue de gynécologie et de chirurgie abdominale.* N° 1. 1897. — Marion. Th. Paris, 1897.

puis en quelques semaines la cachexie apparaît, fait des progrès et emporte le malade. Malgré ce résultat presque fatal, il ne faut pas condamner cette opération qui, pendant quelques mois, donne au malade l'illusion de guérir.

Pour être complet, nous dirons que tout récemment Kocher (1) a associé la résection du pylore à la gastroentérostomie; sur 14 malades ainsi opérés deux seulement auraient succombé, et pour les autres la survie paraît plus considérable que pour chacune de ces deux opérations isolées.

(1) KOCHER. *Deutsche medicinische Wochenschrift*, 1895.

APPENDICE

I. — Eaux minérales

Les eaux minérales sont très employées dans le traitement des maladies de l'estomac. Nous ne nous occuperons ici que de leur usage à l'intérieur. Ce n'est pas que leur usage externe, que l'hydrothérapie sous ses diverses formes, que les bains sulfureux ou chlorurés ne puissent avoir une grande utilité dans le traitement des différentes modalités de la dyspepsie stomacale ou gastro-intestinale ; mais il s'agit là, le plus souvent, d'un traitement indirect. C'est l'état nerveux que l'on veut atteindre, pour stimuler les atoniques ou calmer les excités. C'est l'état général que l'on veut modifier en combattant l'anémie, la chlorose, la scrofule, l'arthritisme. Du reste, chemin faisant, nous avons eu soin de donner sur ce sujet des indications particulières en exposant le traitement spécial des différents états dyspeptiques.

Nous ne nous occuperons donc ici que des eaux minérales prises en boisson. Avant d'aller plus loin, nous devons présenter quelques considérations générales, susceptibles de s'appliquer à toutes ces eaux.

Celles qui renferment des principes minéraux ont évidemment une action en rapport avec leur richesse médicamenteuse. Que cette action ne corresponde pas exactement à celle de la substance principale qui les caractérise, cela est bien possible ; car elles contiennent toujours en quantité plus ou moins élevée des substances secondaires qui, elles aussi, doivent, dans une certaine mesure, être prises en considération.

A en croire la plupart des médecins qui exercent dans les stations minérales et thermales, les eaux n'auraient pas seulement une action susceptible d'être appréciée exactement par le dosage de leurs principes minéraux, il y aurait autre chose. Ce *quid divinum*, on a cherché à l'expliquer par l'état électrique. L'électricité est bonne personne, elle explique bien des choses sans protester. Il faut dire cependant que certaines expériences très sérieuses sont tout à fait en faveur de cette façon de voir.

Il faudrait donc prendre les eaux à la source même, pour en obtenir tous les effets voulus ; les transporter, ce serait les tuer. On comprend avec quel empressement les médecins des eaux saisissent cette doctrine. Les Compagnies, au contraire, qui ne détestent pas l'exportation, font tout leur possible pour encourager l'usage de leurs eaux à domicile.

. Le plus souvent, il vaut mieux prendre les eaux dans les stations mêmes ; mais le dynanisme, l'état électrique, le *quid divinum* ne sont pas ce qui nous pousse à émettre cette opinion.

Il faut tenir compte, et dans une large mesure, des circonstances concomitantes. Se déplacer, abandonner ses travaux, ses soucis habituels, vivre au grand air, suivre des pratiques d'hydrothéraphie externe et sous la surveillance d'un médecin compétent, etc., c'est quelque chose, c'est même beaucoup. Il est à souhaiter que l'on tienne à l'avenir plus régulièrement compte de ces moyens d'action médicatrice que l'on a eu tort jusqu'à présent, en général, de trop reléguer au second plan lorsqu'on ne les négligeait pas complètement.

Il faut réglementer ces éléments avec autant de soin que la cure de boisson.

Lorsqu'on a vu une foule de malades venus de tous pays se porter dans un village allemand dépourvu de tout confort pour s'y soumettre à des prescriptions hygiéniques d'une grande simplicité, sous la direction d'un prêtre de campagne étranger à la médecine, lorsqu'on a vu les bons résultats obtenus assez souvent par cette cure climatothérapique, hydrothérapique et hygiénique, on ne peut s'empêcher de penser que les médecins ne tirent pas tout le parti possible des stations minérales et thermales.

Le jour viendra où, d'un commun accord, malades et médecins y donneront une plus grande part à la médication hygiénique, et ce sont en somme les malades qui, en cela comme pour le massage, auront forcé la main aux médecins.

Dans certaines stations dont les eaux sont presque indifférentes, ce régime hygiénique et les pratiques externes seront l'élément principal ; dans les stations dont les eaux sont le plus actives, ils seront encore un élément très important du traitement.

Pour qu'une cure soit réellement complète, l'exercice et l'alimentation doivent être ordonnés avec une grande précision ; pour les dyspeptiques, du reste, le régime alimentaire a certainement plus de valeur que la médication ; celle-ci ne doit venir qu'en seconde ligne.

Le régime des tables d'hôte, tel qu'il fonctionne

dans la plupart des stations minérales, surtout dans celles qui sont destinées plus spécialement aux dyspeptiques, est tout à fait illogique. Ceux-là seuls peuvent s'en accommoder chez lesquels la dyspepsie est peu marquée, purement nerveuse, sans lésion de la muqueuse, sans viciation accentuée du chimisme stomacal. Pour les autres, il est absolument nécessaire qu'ils puissent suivre les règles d'alimentation en rapport avec la variété de leur dyspepsie.

Pour les névropathes, les neurasthéniques, les anémiques, comme le sont souvent les dyspeptiques il conviendra de réglementer l'exercice avec soin. Les malades doivent faire de l'exercice, surtout de l'exercice au grand air. Ils doivent éviter le surmenage et procéder au contraire prudemment et progressivement par voie d'entraînement méthodique.

L'hydrothérapie peut rendre aussi de grands services; il en est de même du massage et de l'électricité. Dans une station convenable le malade doit trouver toutes ces ressources; malheureusement ces divers desiderata sont assez loin d'être réalisés dans bien des endroits, même des plus renommés et des plus fréquentés.

Nous devons dire cependant qu'un grand nombre de médecins des stations minérales se rendent parfaitement compte de la nécessité des améliorations que nous venons de signaler. Ils font leur possible pour les obtenir.

Pour qu'ils y parviennent, il faut qu'ils soient en cela aidés par le public mieux instruit et plus soucieux de ses véritables intérêts. Dire qu'à Vichy les médecins, malgré leurs efforts, n'ont pas pu réformer la classique table d'hôte ! Et cependant ils ont à soigner des hépatiques, des dyspeptiques, des diabétiques, tous malades pour lesquels le régime alimentaire a la place capitale dans le traitement suivi.

Abordons maintenant l'étude des eaux minérales usitées dans le traitement de la dyspepsie et surtout de la dyspepsie stomacale. On peut, parmi elles, établir la division suivante :

Eaux indifférentes ou indéterminées froides et chaudes.

Eaux acidulées gazeuses.

Eaux carbonatées sodiques.

Eaux carbonatées calciques.

Eaux chlorurées sodiques.

Eaux sulfatées sodiques.

Eaux ferrugineuses.

Eaux sulfureuses.

A côté des eaux minérales simples, caractérisées par un élément très prédominant, doivent figurer celles qui présentent simultanément plusieurs éléments minéraux à des doses suffisantes pour qu'ils puissent avoir simultanément une action réelle; ce sont les *eaux mixtes* :

Eaux chlorurées et bicarbonatées.

Eaux chlorurées, sulfatées et bicarbonatées.

Eaux indifférentes (1). — Certaines eaux sont des eaux d'une minéralisation indifférente, c'est-à-dire qu'elles ne diffèrent pas sensiblement des eaux de source ordinaires. Elles ne sont pas toujours les moins employées; certaines d'entre elles ont une clientèle nombreuse et fidèle.

Il faut distinguer, du reste, les eaux *chaudes* des

---

(1) Nous nous occupons surtout des eaux françaises; parmi les eaux étrangères, nous ne citerons que les plus importantes, celles qui ont en quelque sorte une réputation universelle.

eaux froides. Les eaux chaudes sont le plus souvent employées à l'extérieur, mais il arrive aussi cependant qu'elles sont prises à l'intérieur. Ces dernières nous occuperont seules ici.

Parmi les eaux françaises indifférentes ou indéterminées froides, nous citerons : *Evian, Aix-en-Provence, Sail-les-Bains, Alet* ; parmi les eaux de minéralisation indifférente, mais chaudes : *Plombières* et *Luxeuil*. Pour pouvoir juger convenablement l'action de ces eaux, il faudrait être fixé sur ce point important de savoir quelle est l'influence physiologique de l'eau, des variations de sa quantité.

La plupart des auteurs admettent que l'eau pure en quantité considérable augmente la quantité d'urée éliminée. Debove et Flamant ont cependant tiré de leurs expériences des conclusions opposées. Pour eux, l'augmentation de la quantité d'eau ingérée n'aurait aucune influence sur l'élimination de l'azote.

On sait que les dyspeptiques atoniques et ceux qui ont tendance à la dilatation par lésion mécanique de l'estomac, ne peuvent ingérer des quantités de liquide trop considérables sans être menacés de stase, intermittente d'abord et plus tard permanente.

Quelques mots sur chacune des stations que nous venons de mentionner :

Évian (Haute-Savoie). — Sur le lac de Genève, en face de Lausanne. Température 12°. Evian pour les dyspeptiques sera considéré comme une agréable station climatérique.

Aix-en-Provence (Bouches-du-Rhône) — Température 20 à 36°. Etablissement thermal bien installé. Contrée pittoresque à 6 lieues de Marseille, on y traite la neurasthénie.

Sail-les-Bains (Loire). — Six sources d'une température variant de 14 à 34°. On y traite la dyspepsie et la neurasthénie.

Alet (Aude). — Eaux faiblement alcalinisées qui renferment une petite quantité de bicarbonate de chaux et de magnésie.

En somme, ces diverses stations doivent être considérées beaucoup plutôt comme des stations climatothérapiques que comme des stations minérales. Les eaux de *Contrexéville*, de *Vittel* (Grande Source) sont également des eaux à peu près indifférentes.

Toutes ces eaux peuvent être conseillées aux dyspeptiques à titre de bonne eau de table non gazeuze.

Examinons maintenant les *eaux indifférentes chaudes*. Pour bien se rendre compte de leur action possible et de leurs indications, il faut se rappeler quelle est l'action des boissons chaudes.

L'eau chaude ou simplement tiède (35 à 40°) a sur l'estomac une action calmante que l'on utilise assez souvent dans les irritations douloureuses, dans l'hyperchlorhydrie, dans les crises gastriques. L'eau très chaude (45 à 55°) a, au contraire, une action excitante qui porte probablement surtout sur la motricité. C'est de la même façon que l'eau très chaude provoque la contraction des capillaires et des fibres musculaires lisses de l'utérus et de l'intestin.

C'est donc dans ce sens et d'après ces données que les eaux indifférentes chaudes sont susceptibles d'être utilisées. L'élément thermique, lorsqu'il existe, ajoute son appoint à l'action des eaux déterminées. Parmi les eaux françaises et indifférentes ou à minéralisation simple, on peut citer *Plombières* et *Luxeuil*.

Plombières (Vosges). — On y compte vingt-sept sources ; dix sont utilisées, leur température varie de 19 à 65°. L'eau de Plombières était conseillée dans la gastralgie. Elle paraît plus utile dans certaines entérites chroniques.

Luxeuil (Haute-Saône). — Les eaux faiblement minéralisées, salines et ferrugineuses, ont une température qui va pour les différentes sources de 28 à 51°. Elles peuvent recevoir les mêmes applications que les eaux de Plombières. On y soigne avec succès la neurasthénie.

Eaux acidulées gazeuses. — On désigne sous ce nom des eaux qui renferment au moins 500 centimètres cubes d'acide carbonique par litre. On y rencontre généralement en même temps, en quantité variable, du bicarbonate de soude, du chlorure de sodium et du carbonate de chaux ; elles sont en général froides.

Leur action est due surtout à l'acide carbonique qu'elles renferment. On attribue depuis longtemps à ces eaux la propriété d'exciter la muqueuse et la musculature de l'estomac. L'appétit et la sécrétion du suc gastrique seraient également stimulés ; sous leur influence, l'estomac se viderait plus rapidement de son contenu : c'est, en effet, ce qui résulte des recherches de Penzold et de ses élèves.

Les eaux gazeuses sont très usitées comme boissons de table ; elles sont en général très agréables au goût. Elles sont utiles dans certaines affections aiguës, l'embarras gastrique, l'indigestion ; elles sont d'une certaine utilité dans les états atoniques de l'estomac lorsqu'il n'y a pas de tendance à une dilatation trop marquée. Leur usage, dans ces conditions, doit être intermittent.

Elles conviennent aussi dans la convalescence des maladies aiguës, et dans certaines maladies chroniques quand il y a lieu d'exciter l'appétit.

Les eaux gazeuses naturelles doivent être préférées aux eaux gazeuses artificielles parce que l'acide carbonique leur est plus intimement lié et qu'elles ne le laissent échapper que plus lentement.

Un certain nombre d'eaux d'une minéralisation positive, active, sont en même temps gazeuses, ce qui les rend plus agréables à boire et ajoute à l'action des principes salins qu'elles renferment l'action de l'acide carbonique.

En France, on trouve parmi les eaux gazeuses d'une minéralisation faible ou indifférente :

Saint-Galmier, avec 1500 centimètres cubes de CO^2 ;
Desaignes (Ardèche), avec 1525 ;
Saint-Pardoux (Allier), 1248 ;
Châteldon (Puy-de-Dôme), 1165 ;
Bussang (Vosges), de 500 à 700 suivant les sources ;
Condillac (Drôme), 400.

A l'étranger, on trouve aussi de nombreuses sources semblables.

Il est regrettable que l'action de ces eaux n'ait pas encore été étudiée d'une façon suffisamment méthodique. Il paraît prudent de ne pas prolonger leur usage d'une façon excessive.

Eaux bicarbonatées sodiques. — Elles comptent parmi les eaux minérales les plus importantes, surtout en ce qui concerne la dyspepsie : les eaux de Vichy et de Vals en sont le type. Ce n'est pas qu'elles ne renferment autre chose que du bicarbonate de soude, mais ce sel tient une place prépondérante dans leur composition. C'est lui qui doit, dans l'état actuel de nos connaissances, servir de point de repère pour leur emploi. Les sels secondaires ont peut-être aussi leur utilité, mais elle échappe pour le moment à toute appréciation régulière.

Il convient donc de s'en rapporter à ce qui a été dit précédemment de l'emploi des alcalins (1). Il est évident que les eaux alcalines ne peuvent pas être employées lorsqu'il y a hypersécrétion marquée de l'acide chlorhydrique, et qu'il est nécessaire de saturer aussi complètement que possible une quantité élevée d'acide.

Les eaux de Vals et de Vichy, que nous avons prises comme type, ne contiennent en effet que de 4 à 7 grammes de bicarbonate de soude par litre.

Il en faudrait, d'après cela, de 3 à 6 litres par jour pour obtenir le résultat désiré. Il n'est donc pas possible de traiter la grande hyperchlorhydrie avec ces eaux. En revanche, on peut se servir des sels de Vals et de Vichy dans les mêmes conditions et aux mêmes doses que du bicarbonate de soude.

Une autre raison empêche que les malades atteints de cette maladie ne soient envoyés dans les stations alcalines pour y subir une cure : c'est qu'ils ont besoin d'un repos et d'un régime sévère qu'on ne fait bien que chez soi. Il importe d'immobiliser les ulcéreux ; l'immobilisation ne convient du reste guère moins aux grands hypersécréteurs.

Les eaux alcalines peuvent servir à saturer l'acidité exagérée lorsqu'elle est moins accentuée, par exemple dans l'hyperchlorhydrie légère, ou dans les cas d'hyperacidité organique.

Dans l'hyperchlorhydrie légère, il ne faudra, en

---

(1) Voir pages 98 et 134.

tout cas, donner ces eaux que *pendant* ou *après* le repas, jamais avant, de façon à ne pas exciter la sécrétion de l'acide chlorhydrique fourni déjà en excès par la muqueuse stomacle. Au besoin même, pour ne pas augmenter d'une façon exagérée la quantité du liquide ingéré chez des malades qui n'ont souvent déjà que trop tendance à la stase des liquides et à la dilatation, on pourra renforcer leur action par l'administration de sel alcalin en nature.

Dans l'hyperacidité organique de fermentation, il suffit d'une petite quantité d'eau, de sels, ou même de pastilles de Vals ou de Vichy pour faire disparaître les symptômes observés. Le bicarbonate de soude donné ainsi à petites doses a sans doute alors un double avantage : il neutralise immédiatement l'acidité de fermentation et provoque secondairement la sécrétion d'une certaine quantité d'acide chlorhydrique lorsque cela est possible.

Dans les cas de paresse stomacale, d'hypochlorhydrie, les eaux alcalines sont particulièrement indiquées ; mais elles doivent être données alors avec des précautions particulières. Il convient surtout de les donner à doses peu élevées, un certain temps avant le repas : on donnera par exemple un grand verre d'eau de Vichy une demi-heure avant. Cela correspond environ à un gramme de bicarbonate de soude. Il paraît plus avantageux encore, dans les mêmes conditions, de faire prendre cette eau bien chaude que de la faire prendre froide. Il s'agit, en effet, de stimuler à la fois la sécrétion et la motilité de l'estomac.

Cette façon de faire donne d'excellents résultats dans certains cas d'atonie gastrique. Il serait tout indiqué, dans les stations, d'envoyer les malades prendre à la source même leur eau quelque temps avant le repas; il y a là un motif tout trouvé de promenade et d'entrainement.

On attribue aussi aux eaux alcalines la propriété de dissoudre le mucus de l'estomac : de là résulterait leur utilité dans la gastrite chronique avec sécrétion catarrhale exagérée.

Nous n'avons parlé jusqu'à présent que des effets *directs* des eaux alcalines sur la digestion gastrique.

Il ne faut pas oublier que ces eaux agissent sur le foie sûrement, sur le pancréas probablement et sur l'ensemble de la nutrition ; malheureusement, nous sommes très mal renseignés encore sur l'influence réelle qu'exercent les alcalins sur la vitalité des éléments cellulaires dont la confédération constitue l'organisme et sur le mouvement nutritif.

Les eaux alcalines sont surtout conseillées aux arthritiques chez lesquels il y aurait nutrition retardante et hyperacidité organique. Elles auraient pour résultat de diminuer cette hyperacidité ou cette diminution d'alcalinité des humeurs.

La diminution de l'acidité urinaire ne fait de doute pour personne. La quantité d'urée éliminée n'est pas augmentée dans la mesure de ce que réclamerait la théorie de la nutrition retardante. En effet, ou bien on n'a constaté aucune modification de l'urée éliminée, ou bien on a, au contraire, relevé sa diminution. D'après Stadelmann et ses élèves (1), il y aurait des oscillations assez brusques de l'urée sous l'influence des alcalins à doses élevées; mais la moyenne resterait normale, et il n'y aurait soustraction à l'organisme, ni d'acide sulfurique, ni d'acide phosphorique.

(1) *Einfluss der Alkalien auf den menschlichen Stoffwechsel.* 1890.

Pour Hayem (1), il y aurait toujours diminution de l'excrétion azotée (urée et azote total) et, par conséquent, action modératrice sur la désassimilation des matières albuminoïdes.

En réalité, cette question réclame des études prolongées, faites avec des méthodes suffisamment précises, réellement scientifiques, et ce n'est pas chose facile que de les instituer et de les mener à bien.

Pour ce qui est des affections de l'estomac, on s'en tiendra à ce que nous avons dit antérieurement de l'action des alcalins.

Pour terminer, nous devons parler de l'action nuisible des eaux alcalines. Pour M. Hayem, elles tendraient à exagérer le type chimique de la dyspepsie. Cette influence devrait surtout être redoutée chez les hypochlorhydriques ; mais on a vu ailleurs que plusieurs auteurs attribuent aux alcalins à faible dose, surtout chez les hypochlorhydriques, une action excitante de la sécrétion chlorhydrique qui ne pourrait que leur être favorable. Enfin, bien qu'on ne craigne plus autant qu'autrefois la cachexie alcaline, il est certain qu'on ne doit donner ces eaux ni à trop hautes doses, ni d'une façon trop prolongée. Au bout de quelques semaines d'un usage quotidien de l'eau de Vichy ou de l'eau de Vals comme eau de table, on voit quelquefois survenir une sensation de fatigue, de faiblesse, une tendance aux éblouissements, aux vertiges légers ; cela n'est pas constant.

En dehors de l'hyperchlorhydrie légère, les eaux ne seront donc données qu'à dose assez modérée, de préférence avant le repas (un verre), de façon à sti-

---

(1) *Leçons de Thérapeutique.* Les Agents physiques et naturels. — 1894.

muler la sécrétion stomacale, ou en petites quantités après le repas, pour saturer les acides de fermentation. On en interrompra l'usage de temps en temps.

Il faut bien dire toutefois que certaines personnes tolèrent les eaux alcalines en usage continu à dose relativement élevée, comme eau de table, pendant un temps presque indéfini sans aucun accident.

On tiendra compte de l'état général des malades et on sera plus prudent avec les gens affaiblis. L'hyoazoturie doit être considérée comme une contre-indication.

Les cures d'eau alcaline ne réussissent nullement aux malades atteints de lésions cancéreuses de l'estomac. Leur insuccès peut être même en certains cas un élément de diagnostic.

Voici, d'après Moeller (1), un tableau des eaux bicarbonatées sodiques, d'après leur richesse décroissante :

Rohitsch (Styrie). Ignazbrunnen	8 gr. 6
Vals (source Marquise)	7.1
— (source Souveraine)	6.5
Le Boulou (France). Source Saint-Martin.	5.9
Passug (Suisse). Ulricusquelle	5.3
Vichy. Hôpital	5.02
— Célestins	5.10
— Lardy	4.9
— Grande-Grille	4.8
— Hauterive	4.6
Bilin (Bohême)	4.2
Vals. Vivaraise, n° 5	4.07
Fachingen (Prusse)	3.6
Châteauneuf (France). Source de la Chapelle	2.08
Andabre (France)	1.82
Vals. Source Pauline	1.61
Apollinaris	1.2
Neuenahr (Prusse)	1.
Soulzmatt (Alsace)	0.9

(1) *Traité pratique des Eaux minérales.* — 1892.

De ces eaux, les unes sont froides, les autres chaudes ; elles renferment toutes une certaine quantité de chlorure de sodium et de sulfate de soude ; pour aucune d'elles toutefois, ces sels secondaires n'atteignent 1 gramme par litre, sauf l'eau du Boulou qui compte 1 gr. 07 de chlorure de sodium. Il n'y a pas de source chaude au dehors de Vichy parmi celles que nous venons de signaler.

A l'étranger, on rencontre un assez grand nombre d'eaux tout aussi riches que les précédentes ; mais elles renferment aussi une notable proportion, soit de chlorure de sodium, soit de sulfate de soude. Il en sera question à propos des eaux mixtes.

Nous nous contenterons de donner quelques renseignements complémentaires sur les deux grandes stations alcalines françaises, Vichy et Vals.

Vichy (Allier). — Les sources de Vichy et des environs sont nombreuses ; elles ont une composition à peu près identique, les matériaux solides s'élèvent à 8 ou 9 grammes : la moitié est représentée par du bicarbonate de soude ; l'autre moitié comprend surtout du bicarbonate de potasse (0,2 à 0,4 en chiffres ronds), du bicarbonate de magnésie (0,2 à 0,4), de la chaux (0,4 à 0,6), du sulfate de soude (0,3) et du chlorure de calcium (0,50).

Voici la température des principales sources usitées à l'intérieur :

Puits Chomel	43°6
Grande-Grille	42°5
Hôpital	31°7
Source Lardy	23°9
Source du Parc	22°
Source Mesdames	17°
Sainte-Marie et Sainte-Elisabeth (Cusset)	16°8
Hauterive	15°
Saint-Yorre	12°3

Les eaux froides sont celles qui supportent le mieux le transport.

Les eaux de Vichy renferment de 1 à 2 grammes d'acide carbonique dissous.

Il nous est assez difficile d'attribuer de l'importance à la petite quantité de carbonate de fer (17 à 28 milligrammes par litre) que renferment les mieux partagées d'entre elles à ce point de vue.

Vichy est une station remarquablement organisée, dans laquelle on donne une juste importance à l'hydrothérapie externe. C'est une ville extrêmement fréquentée qui offre toutes les ressources de la vie mondaine. Peut-être les touristes qui y vont surtout pour s'amuser nuisent-ils un peu aux malades sérieusement désireux de se soigner méthodiquement. On regrette de n'y pas voir tenir compte dans une plus large mesure des ressources et des indications de l'hygiène et du régime. Disons tout de suite qu'il faut en attribuer la faute beaucoup plus aux hôteliers et aux malades qu'aux médecins, qui regrettent de n'avoir pas, autant que leurs confrères de certaines stations étrangères, la haute main sur le régime de leurs clients.

On soigne avec succès à Vichy les engorgements du foie, les coliques hépatiques, la lithiase biliaire, la gravelle urique, la goutte, le diabète, la dyspepsie.

Nous n'avons à nous occuper ici que de la dyspepsie.

Ce que nous avons dit sur l'action des sels alcalins et sur la nature des diverses variétés de la dyspepsie stomacale servira de guide dans leur emploi.

Vals (Ardèche). — Les sources de Vals sont plus nombreuses encore que celles de Vichy, elles sont en même temps plus variées; elles sont toutes froides.

On y trouve en bicarbonate de 1 gr. 60 (source Pauline) à 7 gr. 20 (Vivaraise n° 9). La minéralisation totale varie de 2 gr. 10 à 9 gr. 84. Dans ce total la proportion du bicarbonate de soude est sensiblement plus élevée qu'à Vichy. C'est ainsi que dans l'eau de la source Souveraine, il y a 6 gr. 50 de bicarbonate de soude pour 7 gr. 60 de minéralisation totale; 7 gr. 15 pour 8 gr. 62 à la source Marquise.

On trouve 1 gr. 20 à 2 gr. 60 d'acide carbonique dissous par litre.

Les indications des eaux de Vals sont à peu près les mêmes que celles des eaux de Vichy; cependant, comme elles sont toutes froides, on ne peut pas demander à leur thermalité naturelle l'action calmante de la sensibilité que l'on peut attribuer aux eaux chaudes de Vichy.

Les eaux de Vals, en revanche, se transportent avec une grande facilité.

Eaux bicarbonatées calciques. — Nous ne retiendrons sous cette dénomination que les eaux qui renferment plus de 1 gr. 50 de bicarbonate de chaux par litre. Ce sont :

Wildungen (Prusse). Kœnigsquelle, avec 2 gr. 23 de bicarbonte de chaux et 1 gr. 50 d'acide carbonique.

Borszek (Hongrie), qui présente à peu près exactement la même composition.

En France :

Pougues (Saint-Léger), 2 gr. 20 de carbonate de chaux et 2 gr. 11 d'acide carbonique.

Rouzat, avec 1 gr. 84 de carbonate de chaux et 72 centigrammes d'acide carbonique.

Bien qu'il n'y ait pas, à notre connaissance, d'expérience précise sur ce point, il est probable que ces eaux sont à la fois excitantes de la sécrétion par leur petite quantité de substance alcaline et excitante de la motricité par leur acide carbonique.

Pougues (Nièvre). — Les eaux de Pougues conviennent surtout aux atoniques de l'estomac. Cette station serait tout indiquée pour constituer un sanatorium à l'usage des neurasthéniques déprimés, présentant surtout de l'atonie stomacale. On joindrait, ce qui se fait du reste déjà, à l'usage interne des eaux l'hydrothérapie froide, le massage, le régime, l'exercice bien réglé, la cure de terrain. C'est dans ce sens, à notre avis, que Pougues tendra certainement à se développer.

Eaux chlorurées sodiques. — Nous ne nous occuperons ici que des eaux dont la richesse minérale est assez faible pour qu'on puisse les employer à l'intérieur.

Leur action est due au chlorure de sodium; ce sel fait à l'état normal partie intégrante de notre alimentation.

D'après Bunge, le chlorure de sodium, utile seulement aux herbivores, aurait pour utilité de rétablir l'équilibre dans l'organisme entre la soude et la potasse. Avec une alimentation mixte, il suffirait pour cela de 1 à 2 grammes de sel de cuisine par jour; or, nous en ingérons de 20 à 30 grammes. Nous augmentons ainsi notablement la quantité des sels alcalins éliminés par les urines (1).

Une cure aux eaux chlorurées sodiques représente

---

(1) Bunge. *Cours de chimie biologique et pathologique*, traduction Jacquet, Paris, 1891.

une augmentation de la quantité de chlorure de sodium ingérée ; mais ici le sel est en solution dans une quantité plus ou moins considérable d'eau, et cette eau peut être et est souvent ingérée en dehors des repas.

On admet depuis longtemps que le chlorure de sodium produit une excitation du fonctionnement de l'appareil digestif dans son entier ; de plus, il exercera aussi, d'après les recherches de Bischoff, de Kaupp et Voit (1), une augmentation du mouvement nutritif des éléments azotés : de là une augmentation de l'excrétion de l'urée. Hayem a constaté que les doses modérées de chlorure de sodium excitent la sécrétion du suc gastrique, tendent à augmenter l'acidité totale et à favoriser la formation des peptones. Gilbert, dans des expériences inédites, a vu que le chlorure de sodium stimule la sécrétion chlorhydrique à faible dose (1 à 3 gr.) ; à dose élevée, il arrête la digestion, mais il précipite l'évacuation de l'estomac et produit même une action purgative.

Les eaux chlorurées doivent être absolument interdites aux hyperchlorhydriques, non seulement à cause de l'excitation directe qu'elles produisent sur la muqueuse stomacale, mais aussi parce que, en fournissant à l'organisme un surcroît de chlorure de sodium, elles apportent des matériaux en excès pour la fabrication de l'acide chlorhydrique.

L'usage des eaux chlorurées sodiques ne sera jamais continué trop longtemps, de façon à ne pas exagérer l'irritation de la muqueuse, ce qui pourrait amener, suivant les cas, soit à l'hypersécrétion chlor-

(1) Cités par Mœller.

hydrique, soit, au contraire, à l'hypochlorhydrie définitive.

Voici, avec leur richesse en chlorure de sodium et leur température, la liste des eaux chlorurées sodiques faibles que l'on trouve en France, et la liste des plus importantes des eaux du même ordre à l'étranger.

En France :

Balaruc (Hérault). — 7 grammes de chlorure de sodium par litre. Trois sources ayant comme température 16, 28 et 48 degrés. Bains de boue.

Bourbonne-les-Bains (Haute-Marne). — 5 gr. 78. de NaCl par litre, avec un peu de bromure de sodium, très analogues aux eaux de Wiesbaden. Température allant suivant les sources de 37 à 65 degrés. Elles sont surtout employées à l'extérieur.

Bourbon-l'Archambault (Allier). — 2 gr. 40 de NaCl par litre ; quatre sources d'une température de 10 à 52 degrés. On ne traite guère qu'accessoirement la dyspepsie à Bourbon-l'Archambault, ce qui nous paraît un tort, étant données la température et la minéralisation de ces eaux.

Bourbon-Lancy (Saône-et-Loire). — Cinq sources ayant de 1 gr. 13 à 1 gr. 31 de chlorure de sodium et d'une température de 46 à 55°

Lamotte (Isère). — 3 gr. 80 de chlorure de sodium. T. 57 à 62°. Ne sont guère usitées contre la dyspepsie.

A l'étranger, nous citerons :

Baden-Baden (Grand-duché de Bade). — Plus de vingt sources : 2 gr. 10 de chlorure de sodium. (Hauptquelle). T. de 44 à 62°.

Kissingen (Bavière). — Cinq sources. La plus importante, Rakoczy, renferme 5 gr. 80 de chlorure de sodium par litre. On y traite surtout les dyspepsies de toute nature, les maladies du foie, la pléthore abdominale, l'obésité, la constipation habituelle.

Wiesbaden (Prusse). — Vingt-quatre sources ; la principale, Kochbrunnen, renferme 6 gr. 8 de chlorure de sodium. Température des sources variant de 50 à 68°. On y traite la dyspepsie liée à la goutte et à la scrofule.

Nombreux établissements balnéaires, avec une organisation très complète.

Soden (Prusse, province de Hesse-Nassau). — Vingt-quatre sources de 15 à 28°, 7. 0,3 gr. à 14 gr. 50 de chlorure de sodium.

Hombourg (Prusse, province de Hesse-Nassau). — Cinq sources contenant de 5 à 9 gr. 80 de chlorure de sodium par litre. Employées dans le catarrhe chronique de l'estomac et de l'intestin, la constipation habituelle, la pléthore abdominale.

Pyrmont (Principauté de Valdeck-Pyrmont). — Nombreuses sources, les unes ferrugineuses, avec 0,037 à 0,077 de carbonate de fer, les autres salées avec 7 à 32 gr. de chlorure de sodium. Dyspepsie chez les scrofuleux. Anémie.

Eaux sulfatées sodiques. — Les eaux sulfatées sodiques pures ne sont utilisées que comme eaux purgatives. Le sulfate de soude à petites doses augmenterait la sécrétion chlorhydrique, il la diminuerait à dose élevée. Son action prolongée pourrait amener l'épuisement de la muqueuse. Nous aurons à revenir sur ces données et à les utiliser lorsqu'il sera question des eaux mixtes.

Eaux ferrugineuses. — Les eaux ferrugineuses paraissent beaucoup plutôt faites pour provoquer que pour guérir la dyspepsie. A ce point de vue les plus faibles sont en général les meilleures, le fer qu'elles renferment, le plus souvent sous forme de carbonate de fer, ne vient pas enrayer les bons effets produits par l'hygiène et la climatothérapie.

Eaux sulfureuses. — Il n'y a aucun doute que les eaux sulfureuses ne rendent de signalés services dans le traitement de certains états généraux, la scrofule, le lymphatisme, surtout. Que la dyspepsie symptomatique de ces états constitutionnels soit du même coup améliorée, rien d'étonnant à cela. En résulte-t-il que les eaux sulfureuses doivent être directement applicables au traitement de la dyspepsie, isolément? La chose est douteuse.

En l'absence de données positives recueillies rigoureusement, scientifiquement en se servant d'une technique suffisante, il faut se contenter de n'envoyer aux eaux sulfureuses que les malades dont l'état général, protopathique, ou la maladie principale (dermatose, syphilis, scrofule, lymphatisme, neurasthénie) réclament directement l'intervention de ces eaux.

Les eaux sulfureuses produisent probablement un certain degré d'excitation sur la muqueuse gastrique ; bien employée, on conçoit que cette excitation puisse être utile, directement. Les dyspeptiques sont réclamés surtout par Cauterets (source Mahourat) et Saint-Sauveur.

Eaux minérales mixtes

Il nous reste maintenant à examiner les eaux qui renferment en quantité active plusieurs des substances qui, prises isolément, caractérisent celles que nous avons précédemment passées en revue.

Les suivantes sont parmi les eaux mixtes les seules

auxquelles nous croyions devoir nous intéresser ici :
Eaux bicarbonatées chlorurées.
Eaux sulfatées, bicarbonatées et chlorurées.

Eaux bicarbonatées chlorurées

Le bicarbonate de soude et le chlorure de sodium à faible dose agissent tous deux comme excitants du processus de digestion stomacale. Les eaux bicarbonatées chlorurées, modérément chargées de chlorure et de bicarbonate, sont donc parfaitement indiquées dans le traitement des atonies stomacales avec atonie sécrétoire prédominante : c'est le cas précisément dans les formes que nous réunissons sous le nom commun de dyspepsie motrice, surtout lorsqu'il n'y a pas une tendance trop accentuée à l'hyperresthésie de la muqueuse.

Parmi les stations de cet ordre nous citerons, en France :

	Bicarbonate de soude	Chlorure de sodium
Saint-Nectaire..............	1 gr. 9	2 gr. 76
Vic-le-Comte...............	2.9	2 gr.
Vic-sur-Cère...............	1.80	1.20
Royat, grande source.......	1.1	1.7
— source César........	0.3	0.7
— — Saint-Victor .	0.8	0.8
— — Saint-Mart...	0.8	1.5
Châtel-Guyon (source Duval).	1.0	1.6

A l'étranger

| Ems (Prusse)............... | 2 gr. | 1 gr. |

Saint-Nectaire (Puy-de-Dôme). — Dix sources d'une température de 10 à 48°. Ces eaux alcalines et salées, assez fortement gazeuses, conviennent parfaitement aux indications générales que nous venons de formuler. Il ne leur manque que d'être bien dirigées et bien organisées dans ce sens.

Royat (Puy-de-Dôme). — Quatre sources dont nous avons donné la composition plus haut. De plus, on trouve un peu d'arsenic à la source Eugénie, un peu de lithium dans la source Saint-Mart, de carbonate de fer dans la source Saint-Victor.

Cette station très fréquentée, parfaitement aménagée au point de vue de l'hydrothérapie, de l'électrothérapie, etc., située dans une contrée pittoresque, convient parfaitement aux candidats à la goutte, aux goutteux et aux neurasthéniques.

On voit que les eaux des deux Vic ressemblent beaucoup aux eaux de Royat, et que ce groupe d'eaux françaises a une composition très analogue à celle des eaux d'Ems. Toutes ces eaux, peu minéralisées, conviennent surtout aux cas peu accentués de dyspepsie, surtout chez les arthritiques et les neurasthéniques dont l'état de santé générale réclame avant tout l'exercice au grand air, la distraction, l'hydrothérapie externe et le régime.

Châtel-Guyon (Puy-de-Dôme). — 26 sources d'une température de 24 à 38°. On trouve dans ces eaux : 0 gr. 20 à 1 gramme de bicarbonate de soude, 2 grammes à 2 gr. 5 de bicarbonate de chaux, 1 gr. 60 de chlorure de sodium, 1 gr. 30 de chlorure de magnésium et 0 gr. 50 environ sulfate de soude.

Elles sont usitées surtout comme eaux laxatives.

On les emploie dans la dyspepsie, la dilatation stomacale, le catarrhe gastro-intestinal, la constipation habituelle, la pléthore abdominale, les engorgements du foie et la lithiase biliaire, la tendance aux congestions de la tête et des organes thoraciques, dans l'obésité, le diabète, l'albuminurie, les maladies de la matrice.

Que doit-on exactement en attendre dans la dyspepsie stomacale ? C'est ce qu'il importerait de déterminer par des recherches positives, faites à l'aide d'une technique suffisante.

Ems (Prusse, province de Hesse-Nassau). — Ce sont peut-être les eaux d'Allemagne les plus célèbres malgré leur faible minéralisation. Onze sources sont employées, leur température varie de 27°, 9 a 50°, 4. Elles renferment environ 2 grammes de bicarbonate de soude et 1 gramme de chlorure de sodium par litre.

On traite à Ems « le catarrhe de l'estomac et des intestins » et les maladies du foie. On y traite aussi les névroses. D'après leur faible minéralisation, ces eaux paraissent surtout devoir réussir aux neurasthéniques, aux névroses qui ont besoin du régime et du grand air.

Eaux sulfatées bicarbonatées et chlorurées. — A ces eaux correspondent, en Allemagne, les deux stations de Carlsbad et de Marienbad.

Carlsbad (Bohême). — Station célèbre, la reine des eaux minérales, dit-on en Allemagne. On y compte un assez grand nombre de sources ; leur température varie de 33 à 72 degrés.

Voici les principaux éléments minéraux de Sprudel, la plus importante d'entre elles :

Bicarbonate de soude.................... 1 gr. 30
— de chaux...................... 0.30
— de magnésie................ 0.16
Sulfate de soude....................... 2.40
Chlorure de sodium.................... 1.40

La composition de l'eau des autres sources ne diffère pas sensiblement de celle de l'eau du Sprudel.

Carlsbad est recommandé en Allemagne précisément dans les conditions dans lesquelles on recommande Vichy en France.

Sandberg et Ewald (1) pensent que l'eau de Carlsbad provoque la sécrétion de l'HCl. Une cure de 5 à 6 semaines ne diminuerait la sécrétion ni de l'acide chlorhydrique, ni de la pepsine, ni de la présure (ferment lab). Ces auteurs ne pensent pas, contrairement à Jaworski et Hayem, qu'une cure prolongée amène l'hypochlorhydrie. Hayem a même attribué, à une ou plusieurs cures antérieures à Carlsbad, l'absence à peu près complète d'acide chlorhydrique, libre ou combiné qu'il a constaté chez certaines femmes. Comme il n'avait pas examiné ces malades auparavant, il est assez difficile de dire ce qu'il y a de fondé dans cette opinion.

Les médecins de Carlsbad réclament le traitement de l'hyperchlorhydrie et de l'ulcère rond.

Le sel de Carlsbad serait probablement beaucoup plus utilement employé dans ces conditions que l'eau en nature; en voici la composition :

Carbonate de lithine............	0.20	p. 100
Bicarbonate de soude............	36.11	—
Sulfate de potasse..............	3.31	—
Sulfate de soude................	41.62	—
Chlorure de sodium..............	18.19	—
Borate de soude.................	0.03	—

Un mélange ainsi composé doit être excitant de la sécrétion gastrique à faible dose (3 à 5 grammes), surtout à jeun; il doit, au contraire, saturer l'acide déjà produit et atténuer la sécrétion chlorhydrique à doses plus fortes (5 à 10 grammes). A doses un peu

(1) *Centralbl. f. d. med. Wissenschaft.* p. 337, 1855.

élevées, il deviendrait purgatif en vertu de sa teneur en sulfate de soude.

En somme, il reste encore à étudier l'action de l'eau de Carlsbad dans les différentes formes de la dyspepsie de la façon méthodique dont il convient d'étudier le bicarbonate de soude, par exemple. Les recherches faites à l'aide des procédés colorimétriques ne sont pas suffisantes pour juger la question.

Marienbad (Bohême). — Sources très nombreuses de composition assez variée. Dans certaines d'entre elles, on trouve environ 5 grammes de sulfate de soude, dans d'autres seulement 1 gramme ou 1 gr. 50. On y trouve, de plus, près de 2 grammes de chlorure de sodium et un peu moins de bicarbonate de soude. La source Marie est extrêmement gazeuse et peu minéralisée.

Les eaux de Marienbad sont laxatives ; on les emploie en Allemagne à peu près dans les mêmes conditions que les eaux de Carlsbad. Marienbad est surtout renommé pour la cure de l'obésité. C'est une station très fréquentée.

II. — Lavements alimentaires.

On a beaucoup discuté sur la valeur des lavements alimentaires, les opinions les plus opposées se sont trouvées en présence. Pour les uns, ils étaient dépourvus de toute valeur, d'après les autres, au contraire, on pouvait presque, pour l'alimentation, substituer le rectum à l'estomac. Ces deux opinions sont toutes les deux également exagérées.

Il y a certainement absorption de l'eau par la muqueuse rectale et colique, cela ne peut donner lieu à aucune espèce de doute. Aussi peut-on se servir de cette voie pour faire absorber de l'eau par l'organisme, pour en faire pénétrer dans la circulation toutes les fois qu'il y a lieu de mettre l'estomac à un repos complet (ulcère rond, gastrique suraiguë, plaies de l'estomac), toutes les fois encore que les liquides ne peuvent franchir soit le cardia, soit le pylore, par conséquent en cas de rétrécissement imperméable de l'œsophage, de rétrécissement du pylore, ou encore de vomissements incoercibles.

Les lavements destinés à être gardés seront précédés de grands lavements évacuateurs; ils seront peu volumineux (150 à 300 grammes), mais répétés plusieurs fois en 24 heures. On les donnera tièdes, le malade étant au lit, à l'aide d'une longue canule en caoutchouc, et de préférence encore, en caoutchouc rouge. On les introduira lentement, non avec un clysopompe, mais avec un réservoir muni d'un long tuyau en caoutchouc (entéroclyseur) qu'on élèvera progressivement. Toutes ces précautions doivent être prises si l'on veut être certain que le liquide sera conservé.

On sait que, grâce à l'eau, la vie peut être conservée pendant très longtemps en l'absence de toute alimentation solide, et l'on a pu se demander si les bons effets des lavements alimentaires n'étaient pas attribuables tout simplement à l'introduction et à l'absorption d'une certaine quantité d'eau.

Voit et Bauer, Eichhorst ont admis la résorption de la peptone et de l'albumine du blanc d'œuf; Czerny et Latschenberger ont admis la résorption de la graisse; Leube, la résorption de la graisse et de l'albumine.

Armin Huber a fait, sur cet important sujet (1), des

(1) *D. Arch. f. Klin. Med.*, p. 495, 1893.

expériences qui paraissent très concluantes dans le sens de l'affirmative. Il a expérimenté sur trois personnes, un jeune garçon et deux vieillards qui étaient soumis à un régime fixe. Pendant des périodes successives de quatre jours, on les mettait soit au régime simple, soit, en plus, aux lavements alimentaires. Ils prenaient alors en lavements, trois œufs le matin et trois le soir. L'azote était parallèlement dosé dans les urines et dans les matières fécales; le poids du corps était régulièrement relevé. Tous ont gagné en poids pendant la durée des expériences.

Il résulte de ces recherches que, pendant les périodes où les lavements étaient donnés, l'urée augmentait dans les urines; au contraire, l'azote diminuait dans les matières fécales. La résorption était plus considérable avec les œufs peptonisés qu'avec les œufs salés et avec ceux-ci qu'avec les œufs simplement émulsionnés. En pratique, toutefois, on pourrait considérer les œufs salés et les œufs peptonisés comme ayant une valeur à peu près équivalente.

Voici comment on doit procéder pour préparer ces lavements aux œufs. On bat soigneusement, jusqu'à ce que le blanc d'œuf ne file plus, trois œufs dans une petite quantité d'eau froide ; on ajoute ensuite environ 250 grammes d'eau tiède et 2 grammes de sel par œuf.

On introduit lentement ces lavements à l'aide d'une longue canule ; au besoin, on ajoute 6 à 10 gouttes de laudanum par lavement. Nous nous sommes servis de ces lavements aux œufs salés, et nous avons pu constater qu'ils étaient bien gardés.

Leube a recommandé les lavements pancréatisés que l'on prépare de la façon suivante : on hache finement, d'une part 150 à 300 grammes de belle viande de bœuf, de l'autre 50 à 100 grammes de pancréas de bœuf; on agite vivement dans un vase avec 75 à 150 grammes d'eau tiède de façon à obtenir une consistance de bouillie claire. On peut ajouter encore 2 ou 3 grammes de bicarbonate de soude.

Maragliano, de Gênes, a modifié le lavement de Leube en y faisant entrer 25 grammes de fiel de bœuf.

Muscles de bœuf finement hachés	300 gr.
Pancréas — — —	250 —

Mêler dans un mortier, triturer et ajouter:

Eau	Q. S.
Carbonate de soude	5 gr.
Fiel de bœuf récent	25 —

A l'aide de ces lavements il a nourri pendant 93 jours une femme qui n'a perdu pendant ce temps que 2,700 grammes de son poids.

On trouvera plus loin la formule d'une série de lavements alimentaires que nous considérons comme de valeur inférieure à ceux dont il vient d'être question.

III. — Technique du massage de l'estomac (1).

Quel que soit le manuel opératoire employé, le malade sera, dans tous les cas, placé sur un lit dur, abordable des deux côtés; il aura le siège un peu élevé, les cuisses en demi-flexion sur le bassin et

---

(1) Le Dr Cautru, très compétent en fait de massage abdominal, a bien voulu écrire pour ce manuel l'exposé sommaire de la technique du massage de l'estomac.

dans une légère abduction, de façon à relâcher les muscles de l'abdomen ; il respirera librement, la bouche entr'ouverte, en procédant par petites inspirations pour éviter la tension abdominale que produirait le refoulement trop brusque de l'estomac et de l'intestin par le diaphragme.

Le médecin s'assied à la droite du patient, sur un siège assez élevé pour que, ses mains étant posées sur l'abdomen du malade, il soit très légèrement penché en avant.

Le massage, de l'estomac peut être *superficiel* ou *profond*.

1° Massage superficiel. — Il comprend deux sortes de manœuvres absolument différentes suivant le but à atteindre : d'où sa subdivision en *massage calmant* et *massage excitant*.

A) *Massage superficiel calmant*. — Il consiste en frictions douces, faites au niveau de la région gastrique à l'aide de la paume de la main ou de la pulpe des doigts. Peu importe le procédé. Voici cependant quelques manœuvres que nous conseillons volontiers :

L'opérateur place sa main droite de façon que, l'extrémité des doigts étant dirigée vers le côté gauche du malade, la paume de la main caresse en quelque sorte le creux épigastrique, puis toute la région gastrique, en se dirigeant, de la fourchette du sternum en bas et à gauche selon le bord inférieur des fausses côtes. Pendant que la main droite descend à gauche, la main gauche fait le même mouvement, mais avec la pulpe des doigts et en descendant vers le côté droit.

On pourra encore placer l'extrémité des dix doigts au niveau de la fourchette du sternum et descendre vers l'ombilic, les deux mains se séparant alors pour suivre le bord inférieur des fausses côtes. Arrivées au bout de leur course, les mains se soulèvent pour revenir à leur point de départ, ce mouvement devant se faire de haut en bas.

On fera également au niveau de la grande courbure des frictions douces, avec la face palmaire des mains que l'on dirigera l'une après l'autre de gauche à droite, en partant de l'extrémité postérieure de l'hypochondre gauche pour se diriger vers l'ombilic.

Les manœuvres doivent être faites assez rapidement, de façon que la région que l'on masse soit toujours en contact avec la paume de la main ou la pulpe des doigts.

Indications. — Gastralgies d'origine nerveuse pure. — Contractures du pylore. — Crises gastriques symptomatiques. — Sensation de pesanteur, de brûlure, gonflements pénibles accompagnant les digestions.

Peut être faite dans tous les types chimiques avant ou après les repas. N'a pas une seule contre-indication.

Il devra durer au moins quinze minutes, et pourra être prolongé jusqu'à effet sédatif.

B) *Massage superficiel excitant.* — Comme son nom l'indique, ce massage a pour but de réveiller l'action physiologique de l'estomac, en provoquant d'une part les contractions péristaltiques et antipéristaltiques de cet organe, et d'autre part en activant la sécrétion glandulaire.

On obtient ce résultat en percutant la région gastrique, soit à l'aide de manœuvres interrompues faites avec la pulpe des doigts (sorte de jeu de piano), les articulations des phalanges entrant seules en jeu sans que le poignet y prenne aucune part; soit à l'aide de l'extrémité des doigts réunis en cône, le mouvement se produisant plus énergique que le précédent au niveau des poignets ; soit enfin en employant le procédé des hachures faites avec la face cubitale de la main, les deux mains restant parallèles, frappant alternativement, actionnées par les articulations des poignets.

Indications. — Atonie gastro-intestinale. — Grande dilatation et tous les cas où il y a ralentissement de la digestion, quel que soit le type chimique de la dyspepsie.

Il peut être fait : *avant* le repas (excite l'appétit), *après* le repas (active la digestion); *à jeun* (adjuvant du massage profond). Durée : 10 à 12 minutes.

Contre-indications. — Ulcère en évolution. — Cancer. Toutes les fois qu'il y a hyperactivité des fonctions de l'estomac (douleur, évacuation rapide, sécrétion exagérée, ou congestion irritative).

2° **Massage profond.** — Il a pour but de tonifier les tuniques de l'estomac et d'aider l'évacuation gastrique.

Si la région gastrique est douloureuse, on devra toujours faire précéder ce massage d'un massage superficiel calmant, que l'on prolongera jusqu'à ce que l'anesthésie soit complète.

Le massage profond se compose d'une série de manipulations semblables à celles que l'on fait subir à un muscle quelconque atrophié. Ces manœuvres comprennent : les *frictions* faites, de plus en plus fortes, de gauche à droite avec l'extrémité de la pulpe des doigts en imprimant une sorte de tremblement aux mains; les *pressions*, parmi lesquelles le « Krammgriff » joue un rôle important (le Krammgriff se pratique à l'aide des poings fermés qui exécutent le mouvement de peigne); le *pétrissage;* les *malaxations*, à l'aide desquelles on cherche à saisir l'estomac entre les doigts écartés. Pour exécuter ce dernier mouvement et bien malaxer la grande courbure de l'estomac, il est bon de se mettre à la gauche du malade et de chercher à saisir l'organe jusque sous les côtes, en se servant des pouces placés en arrière, et de la pulpe des doigts placée en avant; la main d'abord ouverte à son maximum se ferme et s'ouvre de nouveau en emprisonnant successivement toutes les parties accessibles de la grande courbure.

Enfin, nous avons dit que la percussion, les hachures, tout ce qui constitue le massage excitant superficiel était un précieux adjuvant du massage profond.

Indications et contre-indications. — Les mêmes que pour le massage superficiel excitant. Il sera toujours fait à jeun, ou 4 heures environ après un grand repas. Sa durée sera de 15 à 20 minutes.

FORMULAIRE [1]

Hyperchlorhydrie et ulcère rond

Bicarbonate de soude...............	0,60 centigr.
Craie préparée....................	0,20 —

Mélanger avec soin. Pour un cachet. 15 à 20 par jour. (Debove.)

En cas de constipation, remplacer la craie préparée par de la magnésie.

Bicarbonate de soude...............	1 gr.
Craie préparée....................	} ãa 0,20 centigr.
Magnésie calcinée.................	

pour un cachet. Un de demi-heure en demi-heure pendant les trois heures qui suivent le repas.

DEBOVE.

Magnésie hydratée	1 gr. 50
Sous-nitrate de bismuth...........	0,25 à 0,60
Craie préparée....................	0 gr. 50
Chlorhydrate de morphine..........	0,0005 à 0,002
Bicarbonate de soude..............	1 gr.

Mêlez exactement pour un paquet ou pour trois cachets. Prendre un paquet ou successivement les

---

(1) Nous reproduisons la plupart des formules citées dans le texte. Nous y ajoutons, à titre de renseignement, des formules empruntées à d'autres auteurs, mais sans en prendre la responsabilité.

trois cachets à 10 minutes d'intervalle dès le début de l'accès douloureux dans l'hyperchlorhydrie.

A. ROBIN.

Les alcalins peuvent être mélangés d'une façon très variable suivant les indications ou les préférences.

Magnésie calcinée...................	6 gr.
Bicarbonate de soude................	} ãa 5 —
Poudre de racine de rhubarbe........	
Extrait de belladone.................	0,10 centigr.

Trois fois par jour une demi-cuillerée à café après le repas.

ROSENHEIM.

Sulfate de soude.....................	} 10 gr.
Bicarbonate de soude................	
Poudre de racine de rhubarbe........	5 —

trois fois par jour une pincée sur la pointe d'un couteau.

Id.

Extrait de belladone.................	0 gr. 20
Eau distillée de laurier-cerise........	20 —

Trois fois par jour vingt gouttes.

Ergotine Bonjean....................	2 gr.
Eau distillée........................	4 —

Dissoudre, filtrer et mêler lentement avec :

Teinture de ménispermum cocculus...	
— de veratrum viride...	
— thébaïque.................	} ãa, 5 gr.
— de belladone...............	
— de badiane.................	

Filtrer; de IV à VI gouttes dans un peu d'eau avant chaque repas.

A. ROBIN.

Dans les formes très douloureuses, A. Robin conseille :

Solanine......................................	0 gr. 10
Acide sulfurique dilué pour dissoudre.	Q. S.
Chlorhydrate de cocaïne...............	} ãa 0 gr. 10
— de morphine................	
Picrotoxine....................................	} ãa 0 gr. 02
Sulfate neutre d'atropine...............	
Ergotine Yvon...............................	1 gr.
Eau chloroformée..........................	9 gr.

M. S. A. et filtrez. — De V à VI gouttes avant chacun des deux principaux repas.

Médication excitante

Teinture d'ipéca.............................	} ãa 10 gr.
— de Colombo...............	
— de gentiane................	

20 à 30 gouttes après le repas en deux ou trois fois, à une demi-heure ou une heure d'intervalle, dans un peu d'eau.

A. MATHIEU.

Teinture d'ipéca.............................	} ãa 5 gr.
— de gentiane................	
— de noix vomique........	

10 à 15 gouttes après le repas, en deux fois, à une heure d'intervalle.

A. MATHIEU.

Sulfate de strychnine.....................	0,05 centigr.
Eau..	150 gr.

Une cuillerée à café à chacun des trois repas.

GRASSET.

Elixir de Gendrin :

Eau distillée de menthe...............	250 gr.
Extrait de cascarille....................	
— de gentiane...................	ãa 5 gr.
— d'absinthe..................	
— de myrrhe...................	
Fleurs de camomille..................	6 gr.
Ecorce d'oranges amères............	10 —
Sous-carbonate de potasse..........	15 —

J. S. A. Une cuillerée à café dans un peu d'eau une heure après le repas.

Mixture de Vigier :

Eau distillée...........................	220 gr.
— de fleurs d'oranger............	30 —
— de menthe.....................	15 —
Teinture de quina..................	ãa 10 —
— de Colombo...............	
— de badiane.................	ãa 6 —
— d'écorces d'oranges amères..	
— amère de Baumé............	3 —

Mêlez et filtrez, une à deux cuillerées à bouche avant le repas.

Teinture de fèves de Saint-Ignace....	6 gr.
— d'ipéca........................	1 —
— de badiane...................	5 —

M. S. A. et filtrez. — VI gouttes dans un peu d'eau de Vichy à la fin de chaque repas.

A. Robin.

Teinture de gentiane.................	
— de badiane	ãa 4 gr.
— de noix vomique...........	
— d'écorces d'oranges........	XL gouttes.
Chloroforme.......................	XXV —

M. S. A. et filtrez 10 à 20 gouttes en mélange dans l'eau un quart d'heure avant chaque repas.

Huchard.

Extrait fluide de condurango	XXX gouttes.
Acide chlorhydrique	XV —
Sirop d'écorces d'oranges amères	150 gr.

Une cuillerée à bouche après chaque repas.

BARIÉ.

| Ecorce de condurango | 15 gr. |
| Eau | 300 — |

Laisser macérer pendant douze heures ; faire bouillir, réduire à 170 grammes.

Ajouter :

| Acide chlorhydrique | 1 gr. 50 |
| Sirop simple | 30 — |

Quatre fois par jour une cuillerée à bouche avant le repas.

ROSENHEIM.

Dyspepsie avec diarrhée :

| Gouttes noires anglaises | } ãa 5 gr. |
| Gouttes amères de Baumé | |

Quatre gouttes avant chaque repas.

GRASSET.

Chlorhydrate d'orexine	2 gr.
Extrait de gentiane	} ãa Q. S.
Poudre de racine de guimauve	

J. S. A. Vingt pilules qu'on enrobera avec de la gélatine.

Trois à cinq par jour avec une tasse de bouillon.

PENZOLD.

On commence par trois pilules qui seront prises vers les dix heures du matin, c'est-à-dire deux heures environ avant le repas.

Si l'on n'obtient pas de résultat, on donne quatre à cinq pilules. On peut répéter cette dose dans la journée ; au bout de quatre à cinq jours, s'il n'y a pas de résultats obtenus, on suspend le traitement vingt-quatre heures, puis on recommence.

Penzold emploie maintenant de préférence l'orexine basique à la dose de 0 gr. 10 à 0 gr. 30, en cachets.

Atonie stomacale avec constipation

Teinture de noix vomique............	} aã 2 gr.
— de gentiane...............	
— d'écorces d'oranges.........	10 —
Extrait fluide de cascara sagrada.....	45 —
Sirop d'écorces d'oranges............	60 —

Une cuillerée à café avant chaque repas.

BARIÉ.

Teinture de gentiane............	
— de colombo....	} aã 5 gr.
— de quinquina......... ...	
— de rhubarbe...............	3 —
— de noix vomique...........	2 —

Filtrez ; 15 à 20 gouttes avant le déjeuner et le dîner.

Médication acide

Acide chlorhydrique fumant pur......	4 gr.
Eau.................................	1000 —

Un ou plusieurs verres à Bordeaux, espacés après le repas.

BOUCHARD.

HCl..................................	2 gr.
Eau distillée........................	200 —

Une cuillerée à bouche dans un quart de verre d'eau sucrée, deux ou trois fois par jour après le repas.

HAYEM.

Acide sulfurique chimiquement pur... 2 gr. 40
Acide nitrique...................... 0 — 80
Alcool à 80°........................ 18 —

Laisser en contact pendant 48 heures, puis ajoutez :

Sirop de limons................... 100 gr.
Eau de fontaine................... 150 —

Une cuillerée à soupe après le repas dans un demi-verre d'eau ou d'eau rougie. COUTARET.

A. Robin préfère la formule de Coutaret à toutes les autres :

Acide nitrique chimiquement pur..... 3 gr.
Acide chlorhydrique................ 4 —
Alcool à 80°....................... 12 —
Eau distillée...................... 16 —

M. S. A. et ne bouchez que deux heures après avoir fait le mélange. De X à XX gouttes après le repas dans un peu d'eau ou d'eau rougie.

COUTARET.

Médication pepsinogène.

Dextrine........................... 10 gr.
Rhum............................... 20 —
Sirop de sucre..................... 70 —
Eau................................ 160 —

DUJARDIN-BEAUMETZ.

Antisepsie gastro-intestinale

Solutions pour le lavage de l'estomac.

Acide borique...................... 5 à 20 p. 1000.
— thymique......................... 1 à 2 —
— salicylique...................... 1 à 3 —
Salicylate de soude................ 5 à 10 —
Benzoate de soude.................. 5 à 20 —
Permanganate de potasse............ 0,5 à 1 —
Résorcine pure..................... 1 à 5 —
Créoline........................... 10 à 15 gouttes
                                    pour un litre d'eau.
Lysol.............................. Même dose.

Cachets antiseptiques.

Naphtol β .... 15 gr.
Salicylate de bismuth .... 7 — 50

Mêlez et divisez en 30 cachets, 3 à 12 en 24 heures.
BOUCHARD.

Benzonaphtol, 4 à 5 grammes par jour en cachets de 0,50.

Salicylate de bismuth ....
Magnésie anglaise .... } āā 10 gr.
Bicarbonate de soude ....

en 30 cachets.
DUJARDIN-BEAUMETZ.

Naphtol β ....
Salicylate de bismuth .... } āā 10 gr.
Bicarbonate de soude ....

en 30 cachets.
DUJARDIN-BEAUMETZ.

Salol .... } āā 15 gr.
Salicylate de bismuth ....

en 30 cachets.

Prendre un de ces cachets au déjeuner et au dîner.
DUJARDIN-BEAUMETZ.

Salicylate de bismuth ....
Naphtol α .... } āā 10 gr.
Charbon ....

en 30 cachets.

Salicylate de bismuth ....
Naphtol α ....
Craie préparée .... } āā 10 gr.
Phosphate de chaux ....

en 40 cachets.

Acide lactique	10 à 15 gr.
Eau.............................	200 —
Sirop de sucre....................	800 —

Limonade antidiarrhéique conseillée en particulier contre les diarrhées cholériformes et le choléra :

Acide chlorhydrique................	) ãa 2 gr.
Résorcine........................	)
Eau.............................	180 —
Sirop d'écorces d'oranges...........	20 —

Une cuillerée à bouche toutes les 2 ou 4 heures.

Menche.

Résorcine médicinale................	2 gr.
Eau distillée	180 —
Teinture d'opium camphrée..........	5 —
Sirop simple......................	20 —

Une cuillerée à bouche toutes les 2 heures (dans les affections de l'estomac qui s'accompagnent de diarrhée et de vomissements).

Menche.

Racines de rhubarbe concassée.......	6 à 8 gr.

Faire infuser dans :

Eau bouillante.....................	180 gr.

Ajouter

Résorcine médicinale................	2 gr.
Bicarbonate de soude...............	8 —
Oléosaccharure de menthe...........	10 —

Une cuillerée à bouche toutes les deux heures en cas de constipation.

Décocté d'écorce de condurango......	180 gr.
Teinture vineuse de rhubarbe........	5 —
Résorcine........................	2 —
Sirop d'écorces d'oranges amères.....	20 —

Une cuillerée à bouche toutes les 2 heures dans le cancer de l'estomac.

MENCHE.

Fluorure d'ammonium............ 1 gr.
Eau distillée................. 300 —

Une cuillerée à soupe à la fin du repas.

A. ROBIN.

Traitement de la douleur

Gouttes blanches de Gallard :

Chlorhydrate de morphine.......... 0,10 centigr.
Eau distillée de laurier-cerise........ 5 gr.

Une à deux gouttes sur un morceau de sucre au commencement du repas.

Extrait de belladone................ } ãa 0,01 centigr.
Poudre de belladone................ }

pour une pilule. TROUSSEAU.

Chlorhydrate de cocaïne............ 0,10 centigr.
Eau......................... 300 gr.

A prendre par cuillerées à bouche en deux jours.

Extrait gras de cannabis indica... 0,02 à 0,03 centigr.
Julep gommeux............. 150 gr.

A prendre en quatre ou cinq fois dans les 24 heures.

Menthol.................... 0,10 à 0,25 centigr.
Alcool..................... Q. S. pour dissoudre.
Eau distillée............... 180 gr.

A prendre par cuillerées à bouche.

Menthol.................... 2 gr. 5
Alcool..................... 30,—
Sirop de sucre.............. 100 —

Toutes les heures une demi-cuillerée à thé.

Rosenheim.

Eau chloroformée saturée............	150 gr.
Eau de tilleul.....................	100 —
Sirop simple......................	40 —

A prendre par cuillerées à bouche espacées.

Nitrate d'argent..................	0,20 à 0,30 centigr.
Eau distillée.....................	100 gr.

Une demi-cuillerée à bouche trois fois par jour. A prendre dans un demi-verre d'eau distillée.

Rosenheim.

Craie préparée.....................	} ãa 0,50 centigr.
Bicarbonate de soude...............	
Poudre d'opium....................	0,02 —

pour un cachet. 2 ou 3 au commencement du repas.

Ou bien :

Magnésie.........................	} ãa 0,50 centigr.
Bicarbonate de soude..............	
Poudre d'opium brut...............	0,02 —

Pour combattre une hyperacidité légère avec hyperesthésie de la muqueuse gastrique.

Chlorodyne. Première formule :

Chloroforme......................	120 gr.
Ether............................	30 —
Alcool...........................	120 —
Thériaque........................	120 —
Extrait de réglisse................	75 —
Chlorhydrate de morphine..........	0,50
Essence de menthe.................	XVI gouttes.
Sirop............................	530 gr.
Acide cyanhydrique dilué...........	60 —

Dissoudre le chlorhydrate de morphine et l'essence dans l'alcool, ajouter le chloroforme et l'éther ; d'autre part, dissoudre l'extrait de réglisse dans le sirop. Ajouter la thériaque, joindre les deux solutions, agiter, ajouter l'acide cyanhydrique.

Dose : 5 à 15 gouttes.

Deuxième formule. — Formule de Gilman :

Chloroforme purifié..................	8 gr.
Glycérine..........................	60 —
Alcool rectifié......................	60 —
Acide cyanhydrique dilué............	8 —
Teinture de capsicum................	8 —
Chlorhydrate de morphine...........	0,50
Sirop..............................	90 gr.

Dose : Une cuillerée à thé pour un adulte.

Flatulence

Liqueur ammoniacale anisée :

Alcool.............................	96 gr.
Essence d'anis......................	3 —
Ammoniaque pure...................	24 —

Dix gouttes 4 fois par jour dans un verre d'eau sucrée.

Essence d'anis......................	X gouttes.
Éther sulfurique....................	XX —
Sirop simple........................	50 gr.
Eau................................	150 —

A prendre par cuillerées à bouche espacées.

Lavements nutritifs

Jaune d'œuf......................	n° 1.
Peptones sèches..................	2 cuillerées à dessert.
Laudanum.......................	V gouttes.
Bicarbonate de soude.............	0 gr. 50

pour un lavement. Un matin et soir.

DUJARDIN-BEAUMETZ.

Lait...	) āā 100 gr.
Bouillon...	}
Jaune d'œuf...	n° 1.
Peptones...	5 gr.
Rhum...	30 —

Bouillon...	250 gr.
Jaunes d'œuf...	n° 2.
Peptone sèche...	4 à 20 gr.

JACCOUD.

Lait de vache...	250 gr.
Jaunes d'œuf...	n° 2.
Chlorure de sodium...	1 cuillerée à café.
Vin rouge...	1 — à bouche.
Amidon...	1 — à bouche.

BOAS.

Bouillon de bœuf...	200 gr.
Œufs...	n° 3.
Pepsine sèche...	10 gr.
Chlorure de sodium...	3 —

SAHLI.

A ces formules nous préférons les lavements aux œufs salés ou les lavements pancréatisés, dont il a été question dans le texte.

TABLE DES MATIÈRES

Préface de la deuxième édition.................... i
Préface de la troisième édition................... iii

PREMIÈRE PARTIE

Technique séméiologique........................... 1
Exploration extérieure......................... 2
Exploration intérieure et examen chimique de la digestion gastrique........................... 8
Examen chimique du contenu de l'estomac....... 15
    Méthode de Winter............................ 22
    Recherche des acides organiques.............. 26
    Motricité gastrique.......................... 29
    Méthode Mathieu-Hallot....................... 31
Étude des excreta............................. 32
    Urines....................................... 33

DEUXIÈME PARTIE

Considérations générales sur le régime alimentaire.

Ration d'entretien................................ 39
Equivalence calorique des substances alimentaires. 41
Régimes de Leube.................................. 45
Régimes de Penzold................................ 47
Règles générales du régime des dyspeptiques....... 49
Viande crue....................................... 51
Viande cuite...................................... 53
Viandes dissoutes. Peptones....................... 54

Lait et ses dérivés.................................... 55
Poudres alimentaires................................. 61
Régime végétarien 64
Cure de raisin.. 66
Cure de petit-lait .;.................................. 67
Boissons. Alcool..................................... 67
Vin. Bière.. 68
Eaux de table. Boissons chaudes.................... 69

TROISIÈME PARTIE

THÉRAPEUTIQUE DES PRINCIPALES FORMES CLINIQUES DE LA DYSPEPSIE ET DES PRINCIPAUX ÉLÉMENTS SYMPTOMATIQUES DES MALADIES DE L'ESTOMAC.

Généralités. Division 74

CHAPITRE PREMIER

Hyperchlorhydrie................................... 78
  Formes cliniques de l'hyperchlorhydrie............ 79
  Indications thérapeutiques générales................ 87
  Régime alimentaire................................. 90
  Médication antiacide............................... 97
  Sels de soude...................................... 101
  Sels de calcium.................................... 102
  Mode d'administration des alcalins dans l'hyperchlorhydrie.. 104
  Hyperchlorhydrie avec stase stomacale.............. 109
  Traitement de la douleur........................... 112
  Existe-t-il une médication curative de l'hyperchlorhydrie?... 113

CHAPITRE II

Dyspepsie sensitivo-motrice....................... 118
  Climatothérapie.................................... 123
  Gymnastique....................................... 124
  Hydrothérapie..................................... 125
  Massage... 126
  Electrisation....................................... 127
  Passage de la sonde œsophagienne................. 129
  Médication excitante de la sécrétion et de la motricité. 130
  Amers, noix vomique.............................. 132

TABLE DES MATIÈRES

Condurango 132
Alcool... 133
Alcalins comme excitants de la sécrétion gastrique.... 134
Képhir. Orexine................................. 142
Substances diverses 143
Excitation de la motricité....................... 144
Médication acide................................ 145
Ferments digestifs.............................. 150
Substances pepsinogènes......................... 154
Formes cliniques de la dyspepsie sensitivo-motrice.. 155
Forme commune.................................. 157
Forme douloureuse............................... 160
Formes graves................................... 161
Régime alimentaire.............................. 163
Boissons.. 167
Traitement médicamenteux........................ 173
Emploi des sels alcalins........................ 179
Médicaments divers.............................. 182
Entéroptose et néphroptose...................... 186

CHAPITRE III

Dilatation de l'estomac avec stase permanente.. 191

CHAPITRE IV

Antisepsie stomacale............................ 211
Flatulence stomacale............................ 217

CHAPITRE V

Traitement des phénomènes douloureux dans les maladies de l'estomac. Traitement des crises gastriques.................................. 224

Crises gastriques............................... 227
Opium et ses dérivés............................ 231
Belladone....................................... 234
Eau chloroformée................................ 234
Sulfure de carbone.............................. 235
Chlorhydrate de cocaïne......................... 235
Extrait gras de cannabis indica................. 236
Solanine.. 237
Chlorodyne...................................... 237
Ether... 238
Menthol... 238
Condurango...................................... 238
Nitrate d'argent................................ 239

Antipyrine 239
Bromures 240
Applications chaudes 240
Sous-nitrate de bismuth 240
Electricité 241
Gastralgie et crises gastriques 243

CHAPITRE VI

Viciations de l'appétit. Médication apéritive 245

CHAPITRE VII

Traitement des vomissements 248

CHAPITRE VIII

Hémorrhagies de l'estomac 251

QUATRIÈME PARTIE

Maladies organiques de l'estomac 254

CHAPITRE PREMIER

Gastrites 256

CHAPITRE II

Traitement de l'ulcère simple 264
   Traitement chirurgical 279

CHAPITRE III

Cancer de l'estomac 282
   Traitement chirurgical 288

Appendice

I. *Eaux minérales* 291
   Eaux indifférentes 295
     (Evian, Aix-en-Provence, Sail-les-Bains, Alet, Contrexéville, Vittel.)
   Plombières, Luxeuil 298
   Eaux acidulées gazeuses 298

TABLE DES MATIÈRES

Eaux bicarbonatées sodiques........................ 299
    Vichy.. 305
    Vals... 306
Eaux bicarbonatées calciques....................... 307
    Pougues.. 308
Eaux chlorurées sodiques........................... 308
Eaux sulfatées sodiques............................ 310
Eaux ferrugineuses................................. 311
Eaux sulfureuses................................... 312
Eaux bicarbonatées chlorurées...................... 313
    (Saint-Nectaire, Royat, Châtelguyon, Ems.)
Eaux sulfatées bicarbonatées et chlorurées.......... 315
    (Carlsbad, Marienbad.)

II. *Lavements alimentaires*........................ 317
III. *Technique du massage de l'estomac*............ 320

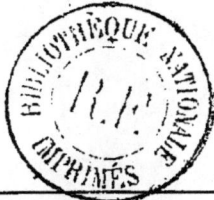

PARIS. — IMPRIMERIE F. LEVÉ, RUE CASSETTE, 17.

OCTAVE DOIN, ÉDITEUR
8, PLACE DE L'ODÉON, PARIS

OUVRAGES D'HYGIÈNE ET DE MÉDECINE
DESTINÉS

AUX GENS DU MONDE

L'HYGIÈNE DE L'ESTOMAC 8e mille, GUIDE PRATIQUE DE L'ALIMENTATION, par le Dr **E. Monin**, secrétaire de la Société d'hygiène, 1 joli vol. in-18 de 450 p., cart. avec fers spéciaux. 4 fr.

L'HYGIÈNE DE LA BEAUTÉ FORMULAIRE COSMÉTIQUE, 8e mille, par le Dr **E. Monin**, 1 joli vol. in-18 de 450 p., cart., avec fers spéciaux.. 4 fr.

L'HYGIÈNE DES RICHES 3e mille, DYSPEPSIE-CONGESTION, ARTHRITISME, MALADIES VISCÉRALES, OBÉSITÉ, DIABÈTE, ALBUMINURIE, ECZÉMAS, NERVOSISME, etc., par le Dr **E. Monin**, 1 joli vol. in-18, 300 p., cart. avec fers spéciaux...................... 4 fr,

---

L'HYGIÈNE DES SEXES 4e mille, par le Dr **E. Monin**, 1 joli volume in-18 de 300 p. cart. avec fers spéciaux... 4 fr.

LES REMÈDES QUI GUÉRISSENT CURE RATIONNELLE DES MALADIES, par le Dr **E. Monin**, 1 joli vol. in-18, de 308 p. cart., avec fers spéciaux.................................. 4 fr.

LA SANTÉ PAR L'EXERCICE ET LES AGENTS PHYSIQUES, 3e mille, par le Dr **E. Monin**, avec une préface de PH. DARYL, 1 joli vol. in-18 de 320 pages, cart., avec fers spéciaux............. 4 fr.

LA SANTÉ DE LA FEMME ENTRETIENS SUR L'HYGIÈNE ET LA MÉDECINE FÉMININES, par le Dr **E. Monin**, 1 joli vol. in-18, de 385 p., cart avec fers spéciaux...................... 4 fr.

LES ARTHRITIQUES MÉDECINE ET HYGIÈNE, par le Dr **E. Monin**, 1 joli vol. in-18, de 328 pages, cart. avec fers spéciaux................. 4 fr.

GENS NERVEUX (MALADIES ET HYGIÈNE DES), par le Dr **Gélineau**, 1 vol. in-18 de 440 p., cartonné, avec fers spéciaux.................................... 4 fr.

GUIDE DU VÉLOCIPÉDISTE POUR L'ENTRAINEMENT, LA COURSE ET LE TOURISME. Peau, respiration, circulation, digestion, système nerveux, muscles. articulations, entraînement, application médicale du vélocipède (obésité, goutte, rhumatisme, anémie, neurasthénie, hypocondrie, hystérie, folie, surmenage cérébral, névroses diverses, etc.). — Vélocipédie féminine. — Vélocipédie militaire. 2e édition de l'HYGIÈNE DU VÉLOCIPÉDISTE, par le Dr **P. Tissié**, 1 vol., de 400 p. et 42 fig., cartonné, fers spéciaux. 4 fr.

L'HYGIÈNE DU TOURISTE Locomotion en général, le muscle, l'homme en marche, la marche en montagne, l'entraînement, l'alimentation et l'équipement, les accidents, les contre-indications aux longues marches, par le Dr **R. Nogué**, 1 vol. in-18 raisin de 300 pages.. 3 fr.

LE NOUVEAU-NÉ PHYSIOLOGIE, HYGIÈNE, ALLAITEMENT, MALADIES LES PLUS FRÉQUENTES ET LEUR TRAITEMENT, par le Dr **A. Auvard**, accoucheur des hôpitaux de Paris. 3e édition, 1 vol. in-18 jésus, cart., avec 88 fig. dans le texte et une planche en couleur hors texte............ 2 fr. 50

HYGIÈNE DE L'ENFANT EN NOURRICE ET AU SEVRAGE, guide pratique de la femme qui nourrit, par le Dr **E. Toussaint**, inspecteur du service de protection des enfants du premier âge, etc., etc., 1 vol. in-18 jésus de 150 p. 1 fr. 50

LA SANTÉ DE L'ENFANT GUIDE PRATIQUE DE LA MÈRE DE FAMILLE, par le Dr **A. Godleski**, 1 joli vol., in-12 de 210 pages.... 2 fr. 50

L'ART DE DONNER LES SOINS et d'administrer les médicaments aux enfants malades par le Dr **Caradec**, Médecin de l'hôpital civil de Brest, directeur du journal *la Mère et l'Enfant* etc. Un volume in-12 de 145 pages. Prix: broché, 2 francs ; cartonné... 2 fr. 50

HYGIÈNE DES DENTS ET DE LA BOUCHE, par le Dr A. Dam, in-18 de 158 p., cartonnage souple .... 2 fr. 50

L'HYGIENE ALIMENTAIRE par le Dr Dujardin-Beaumetz, membre de l'Académie de médecine, médecin de l'hôpital Cochin, 1 vol. de 240 p. avec fig. et 1 pl. en chromo hors texte, br. 6 fr.; cart. 7 fr.

MALADIES DE L'ESTOMAC (TRAITEMENT DES), par le Dr Dujardin-Beaumetz, 1 vol. gr. in-8° de 380 p. avec fig. et 1 pl. en chromo, 2° édition revue et corrigée .... 7 fr.

TRAITEMENT DES MALADIES DU FOIE par le Dr Dujardin-Beaumetz, 1 vol. in-8° de 180 p., br. 4 fr. cartonné toile tête dorée .... 5 fr.

LE RÉGIME DES DIABÉTIQUES par le Dr W. Ebstein, professeur, traduit de l'allemand par le Dr J. Dagonet, médecin adjoint de l'asile Sainte-Anne. 1 volume in-8° de 205 p. .... 5 fr.

LA GOUTTE ET SES RAPPORTS AVEC LES MALADIES DU FOIE ET DES REINS, par le Dr Robson-Roose, membre du Collège royal de médecine d'Edimbourg. Ouvrage traduit d'après la 3° édition anglaise, par le Dr Deniau. 1 vol. n-18 .... 3 fr. 50

LA PHTISIE PULMONAIRE (TRAITEMENT CLIMATÉRIQUE DE), par le Dr J.-A. Lindsay, traduit et annoté par le Dr P. Lalesque, ancien interne des hôpitaux. 1 vol. in-8 de 250 p .... 4 fr.

L'HYGIÈNE DES VIELLARDS par le Dr G. André, professeur à la Faculté de médecine de Toulouse. 1 vol. in-18 jésus. 1 fr. 50

DES MOYENS DE SE PRÉSERVER de toutes les maladies épidémiques, contagieuses ou parasitaires, suivis des mesures à prendre contre les empoisonnements, les asphyxies et les piqûres venimeuses, par le Dr Galtier-Boissière, membre de la Société française d'hygiène, officier d'Académie, officier du Nicham-Iftikhar. 1 vol. in-18, cartonné, de 200 pages ... 3 fr. 50

SCIENCES DIVERSES

LE SPIRITISME FAKIRISME OCCIDENTAL, par le Dr **P. Gibier**, ancien interne des hôpitaux de Paris. 2° édition, 1 vol. in-18 de 400 p. avec figures........ 4 fr.

LA SUGGESTION MENTALE par le Dr **J. Ochorowicz**, ancien professeur agrégé à l'Université de Lemberg, 2° édition, 1 vol. in-18 jésus de 500 pages.. 5 fr.

LE SOMMEIL PROVOQUÉ et les États analogues, par le Dr **A. Liébault** (de Nancy. 1 vol. in-18 de 340 pages.................... 4 fr.

THÉRAPEUTIQUE SUGGESTIVE son mécanisme, propriétés diverses du sommeil provoqué et des états analogues, par **A. Liébault** (de Nancy). 1 vol. in-18 de 320 pages........ 4 fr.

DE LA SUGGESTION ET DU SOMNAMBULISME dans leurs rapports avec la jurisprudence et la médecine légale, par **J. Liégeois**, professeur à la Faculté de Droit de Nancy. 1 beau vol. in-12 de 760 p......................... 7 fr. 50

LE MORPHINISME HABITUDES, IMPULSIONS VICIEUSES, ACTES ANORMAUX, MORBIDES ET DÉLICTUEUX DES MORPHINOMANES, par le Dr **G. Pichon**, chef de clinique à la Faculté de médecine de Paris, 1 vol. in-18 jésus de 500 pages... 4 fr.

MANUEL PRATIQUE DE PHOTOGRAPHIE par **A. Rossignol**, professeur de photographie, 2 vol. in-18 d'environ 300 p. avec de nombreuses figures dans le texte et 3 pl. photographiées hors texte........................... 8 fr

MANUEL DE PHOTOGRAPHIE AU GÉLATINO-BROMURE D'ARGENT, par **E. Egasse**, 1 vol. in-18, cart″ toile................ 3 fr

Tous ces volumes seront expédiés francs de port contre un mandat postal ou des timbres-postaux

Paris. — Imprimerie F. Levé, rue Cassette, 17.

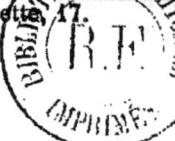

www.ingramcontent.com/pod-product-compliance
Lightning Source LLC
Chambersburg PA
CBHW050745170426
43202CB00013B/2309